北京高等学校青年英才计划项目

（Beijing Higher Education Young Elite Teacher Project）

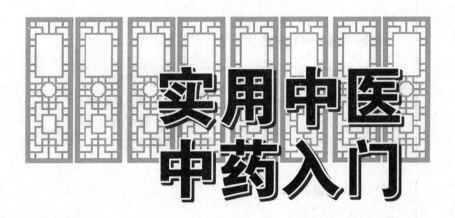

实用中医中药入门

刘恩钊 编著

人民卫生出版社

图书在版编目(CIP)数据

实用中医中药入门/刘恩钊编著. —北京：人民
卫生出版社，2015
ISBN 978-7-117-20185-8

Ⅰ.①实… Ⅱ.①刘… Ⅲ.①中国医药学－基本知识
Ⅳ.①R2

中国版本图书馆 CIP 数据核字(2015)第 058569 号

人卫社官网	www. pmph. com	出版物查询，在线购书
人卫医学网	www. ipmph. com	医学考试辅导，医学数据库服务，医学教育资源，大众健康资讯

实用中医中药入门

编　　著：刘恩钊
出版发行：人民卫生出版社（中继线 010-59780011）
地　　址：北京市朝阳区潘家园南里 19 号
邮　　编：100021
E - mail：pmph @ pmph. com
购书热线：010-59787592　010-59787584　010-65264830
印　　刷：三河市博文印刷有限公司
经　　销：新华书店
开　　本：710×1000　1/16　印张：17
字　　数：305 千字
版　　次：2015 年 5 月第 1 版　2018 年 10 月第 1 版第 4 次印刷
标准书号：ISBN 978-7-117-20185-8/R·20186
定　　价：32.00 元
打击盗版举报电话：010-59787491　E-mail：WQ @ pmph. com
（凡属印装质量问题请与本社市场营销中心联系退换）

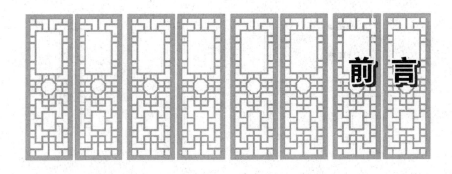

前　言

　　中医药学博大精深，堪称中华民族之瑰宝。中医以其防、治、康、养四位一体的个体化治疗体系的特色，在人民大众的健康道路上发挥了重大的作用。在现代医学占主导地位的今天，越来越多的人看到了中医药理论体系的优越性。其和谐而非对抗的治病思想、其预防为主，养生为先的大健康的理念，无论是对人口众多而医疗资源相对不足的中国，还是医学先进、医疗资源充足的西方，都有其积极的意义和深远的影响。但传统中医药理论晦涩难懂，使很多有志于学习中医药知识的大众止步于中医药学大门之外，实为憾事。为了使没有中医药学基础的读者能够容易且全面地了解中医药知识，特编写本书。本书将中医学基础、中药学基础、中成药应用等知识进行有机整合，从基础到临床应用一气呵成。本书的特点是用通俗易懂的语言和生动、丰富的实例以及现代研究成果来解释复杂难懂的中医药理论，使读者能够有兴趣读、读得进去、学得扎实、便于应用。同时，在对中医理论的解释上，结合了现在最新研究观点，同西医特点进行比较，在比较中使读者掌握中医药的特点。

　　本书适用于医药院校的学生、欲从事中医药学工作的人员、中医药爱好者和大众患者。由于作者水平所限，书中不当之处还请专家、读者批评指正。

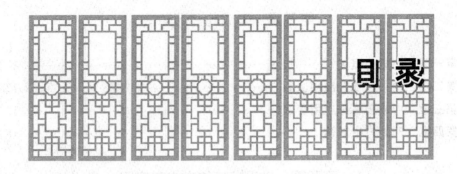

目 录

第一篇 中医学基础知识

第二篇 方药学基础知识

第三篇　中成药基础知识

第四篇　常见病症的中成药应用

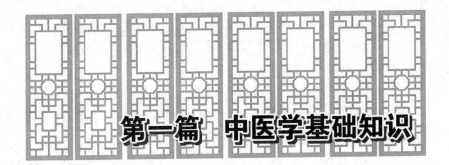

第一篇　中医学基础知识

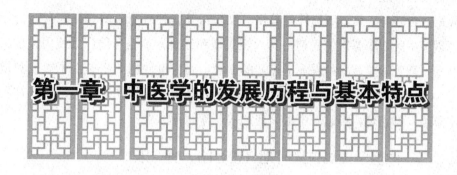

第一章 中医学的发展历程与基本特点

第一节 中医学的发展历程

中医学作为中国文化的代表，千百年来为了人民的健康做出了重大的贡献。中医学是在古代巫与医的斗争中逐渐产生的。它有着自身严密的理论基础，有着数千年的临床实践，并逐渐为世界人民所熟知，为现代人留下了宝贵的医学财富。

一、中医学发展萌芽时期（远古时期）

中医学在不断试误当中积累了一些原始经验，古人通过不断的尝试，逐步认识和积累了一些植物、动物和矿物的医疗价值以及身体某些部位被刺激以后产生的医学效应。但这个时期却没有形成中医学的基本理论，因此，称之为中医学发展的萌芽时期。

二、中医学发展确立时期（奴隶社会—汉代）

中国传统哲学思想阴阳五行理论的确立，为中医学奠定了坚实的理论基础。一些医学名词如气、血、精、神的出现，也为其提供了理论支持。在此时期，出现了中医学的奠基之作《黄帝内经》。可谓中医学当中的百科全书，记载了人的生理、病理、治疗、养生等环节，采用了针灸、导引、中药等治疗方法，强调了人的自和状态和天人合一理念，为后世中医学的发展奠定了坚实的理论基础。此后的《难经》补充了《内经》的不足，又提出命门、三焦等概念，进一步发展了中医理论。华佗在2世纪创制了麻沸散，开展了世界第一台外科手术，堪称外科鼻祖。汉代医圣张仲景所著的《伤寒杂病论》，开创了中医临床著作的先河。其六经辨证和经典方剂至今仍广泛使用。东汉时期，药物学专著《神农本草经》的面世，为后世使用药物提供了规范和指导。到此为止，中医四大经典《黄帝内经》、《难经》、《伤寒杂病论》、《神农本草经》的出现，标志着中医学理论基本得到确立。

三、中医学发展持续时期（晋、隋、唐、宋）

在两晋、隋唐时期，中医学理论和临床持续发展，各个方向都有一定的建树。如在中医基础理论方面，隋代巢元方等编著的《诸病源候论》，该书总结了隋以前的医学成就，对临床各科病证进行了详尽的搜集整理工作，并系统地分类。是我国现存第一部病因病机证候学专书，书中关于人工流产、肠吻合术、拔牙等手术的记载，都是世界外科史的首创。宋代陈无择的《三因极一病证方论》一书，将病因归纳为"内因"、"外因"、"不内外因"三因，形成了著名的"三因学说"，对于中医病因学的发展有重要的指导作用。在中医诊断方面，西晋医家王叔和编纂的《脉经》，可谓我国现存最早的脉学专著，本书集汉以前脉学之大成，首次将脉象归纳为浮、芤、洪、滑、数、促、弦、紧、沉、伏、革、实、微、涩、细、软、弱、虚、散、缓、迟、结、代、动二十四种，并对每种脉象均作了具体描述。在中药方剂方面，唐朝宫廷颁行了由苏敬等人主持编撰的《新修本草》（又名《唐本草》），是一部以政府名义编纂的药典，也是世界上最早的国家药典。正文部分收录了850种药，比前代药学家陶弘景的《本草经集注》新增药物114种。比欧洲纽伦堡政府1542年颁行的《纽伦堡药典》早883年。唐代有"药王"之称的著名医家孙思邈所著的《备急千金要方》、《千金翼方》，被誉为中国最早的临床百科全书。详细记载了唐代以前主要医学著作中的中医基础理论、中药方剂、诊治方法以及养生食疗方面的知识。宋代太平惠民合剂局颁布的处方规范著作《太平惠民和剂局方》，是一部成药配制典范。雷教所著的《雷公炮炙论》成书于南北朝时期，是我国第一部中药炮制学专著。在针灸学发展方面，晋皇甫谧所著的《针灸甲乙经》是中国现存最早的一部针灸学专著。系统地论述了脏腑、经络、腧穴、病机、诊断、治疗等内容，是最早将针灸学理论与腧穴学相结合的一部著作。在各科临床的发展上，宋代钱乙所著的《小儿药证直诀》，是我国现存最早的儿科专著，开创了脏腑辨治的先河。南宋医家宋慈的《洗冤集录》，是世界上现存第一部系统的法医学专著。它比国外最早由意大利人菲德利斯写的法医著作要早 350 多年。宋代陈自明的《妇人大全良方》系统总结了前人关于妇产科的成就，加上作者丰富的妇产科临床经验编纂而成，是中国第一部完善的妇产科专著。

四、中医学发展繁荣时期（元、明、清）

在本时期，中医学各个专业的发展十分繁荣，无论是从理论还是临床方面都有很多新的建树。也产生了各具特色的不同中医流派。其中"金元四大家"影响较大，包括"寒凉派"的刘完素，"攻下派"的张子和，"养阴派"的朱丹溪以及"补土派"的李东垣。刘完素他认为"五志过极皆能生火"、"六气皆从火化"，因此用药大多以寒凉清热为主。张子和认为病因多为外邪伤正，病以热证、实证为多，主张祛邪以扶正，"邪去正自安"。治病善用汗、吐、下三法。朱丹溪创立了"相火论"，以及"阳常有余，阴常不足"的论点，强调保护阴气的重要性，主张"滋阴降火"的治疗大法。李东垣提出"内伤脾胃，百病由生"的论点，重视调理脾胃和培补元气，扶正以祛邪。在此时期，药物学的研究也达到了巅峰。明代李时珍所著的《本草纲目》是集16 世纪以前中国本草学大成的著作，全书共 190 多万字，载有药物 1892 种，收集医方 11096 个，被誉为"东方药物巨典"。同一时代的张介宾在《景岳全书》中将中医基本理论、诊断辨证、内外妇儿各科临床、治法方剂、本草药性等内容囊括无遗，全面而精详。书中更首创"补、和、攻、散、寒、热、固、因"的方药八阵分类新法，是记载了张介宾毕生治病经验和中医学术成果的综合性著作。明代朱橚等人编著的《普济方》是我国现存最大的一部方书，载方达 61739 首。

明清时期是中医温病学发展的蓬勃时期，叶桂以及吴瑭创立了温病学说。其中叶桂创立了"卫气营血"辨证方法，其所著的《温热论》，是对治疗温热病的大量临证经验的高度概括和总结，是温病学派的开山之作。吴瑭提出了"戾气"学说，创立的三焦辨证方法，并于 1798 年著成《温病条辨》一书，为温病学的重要代表著作之一。他如王士雄、薛雪等人，亦为温病学派之大家，为中医温病学发展做出了巨大的贡献。

清代医家王清任清代所著的《医林改错》，改正了古代医书在人体解剖方面的一些错误，并绘制图形，强调了解剖知识对医生的重要性，并发展了瘀血致病理论，善用活血化瘀的方法治疗疑难重症。唐容川是中西医汇通早期代表人物之一，著有《血证论》，于血证的论治颇有独到之处。

五、中医学当代的发展（民国—今）

随着西方医学逐渐传入中国，对我国传统医学造成了一定的冲击。如何能够融合两种医学，成为当代时期一个重要的话题。生于清朝末年的张锡纯是中西医汇通学派的代表人物之一，著有《医学衷中参西录》一书，书中结合中西两种医学理论和作者的医疗经验阐明医理，颇多独到见解；并制定许多行之有效的经验方剂。初步尝试了沟通中西医学。如创制了阿司匹林石膏汤，将中西药放在一起使用，反映了中西汇通派中西药物并用的思路。

中医学的发展在经历了民国时期、抗日战争时期以及国内战争时期的短暂停滞之后，随着中华人民共和国的成立，中医学又恢复了发展步伐。在西医学占有主导地位的今天，如何能够继承和发扬中国医学的传统优势，也成了摆在每一个中医人面前的严峻问题，需要我们不断开拓进取，将中医药学事业发扬光大。

延伸阅读

西方医学发展简史

公元前 1000 年到公元 300 年

这 1300 年国外的生命科学发展主要是以希腊为中心，西方世界开始了对生命科学的研究。这期间出现了很多人和事，大家只要记住三个团队就够了。一个是泰勒斯以及他的徒弟阿那克西曼德、阿那克西曼德的徒弟阿那克西美尼这三个人。这三代人的主要贡献，是完全靠累计和总结宇宙现象，将宇宙的组成、地球的组成与生命的起源相联系。这样观察和思维的方式启发了很多科学家。泰勒斯一边看天一边走路，掉进一个大坑里。周围没有人来救他，我们说"坐井观天"，他是"坐坑观天"，观了三天。我们看天什么都看不出来，他一看不得了，看出了明年的日食会在什么时候出现，看出了明年会风调雨顺，橄榄会大丰收。他第三天被人救起来以后，用家里仅有的一点钱，还借了点钱，把周围所有的榨橄榄油的车子在冬天都买回来了。第二年橄榄油大丰收，大家都来租他的榨橄榄油的车子，他发了一笔财。于是真正尝到了"科技是第一生产力"的甜头。

　　第二个团队是由亚里士多德、他的师父柏拉图、他的徒弟、他的徒弟的徒弟四个人组成。这个团队主要的贡献是把宇宙的变化与人类的一些基本现象相联系。柏拉图是哲学家，在古时候就是生命科学家。他做出了很多贡献，最大的贡献在于办了所学校，前后办了900年。多的时候人山人海，少的时候只有一个学生就是亚里士多德。亚里士多德有很多贡献，包括植物、动物的分类学，还有哲学。他对遗传学作出了非常大的贡献，他提出的有些观点至今仍没有得到证实或只部分得到了证实。他说跳蚤是由灰尘变的，这当然是错误的。但他提出的有性生殖和无性生殖很重要。人一定要有爸爸妈妈才有自己吗？那最初的人呢？有的爬行虫，随着气候的变化而变化，气温高了是公的，气候低了是母的；有的蛋，23度孵出来是母的，32度孵出来是公的，26度孵出来是两者之间；蜗牛是雌雄同体，公的母的都在一个身体上。人是怎么来的？人一定要有爸爸妈妈才有人类吗？这样的话，那人类就惨了。据一项研究表明，50年前男人的精子每毫升6千万。那时生七八个小孩没问题。现在每毫升只有2千万，所以不育症很多，有的小群体不育症已达20％。生不出来了，这主要是"种子"不好，还有人去怪"基地"。精子只有一百万时就生不出来了，那人类再过50年、100年怎么办呢？大家不要紧张，起码我们这几代人是没有问题的。

　　第三个团队，是以盖伦为首的。盖伦是古代西方的医圣，他把人类对自然的认识与人的疾病相联系。盖伦从13岁开始写书，写了256本，医书131本。出版他的书要12年，读完也要12年。那时和现在不一样，现在写书多数是抄书，那时没地方抄。他的理论和发现统治了医学和生命科学1000多年，后人甚至错了也以他为准。作为科学家他身处的时代是那么神秘，在那个神秘的时代他的观点又是那么科学。他的死亡标志着整个古希腊医学与生命科学的结束。

公元300年到13世纪

　　到了这一千年，西方生命科学退步，几乎为零。为什么呢？政治腐败、社会动荡、宗教崛起、神学流行，科学发展受到严重破坏，到最后就没了。

13世纪到16世纪

这是他们崛起的三百年。因为文艺复兴发生了。为什么会发生文艺复兴呢？因为政治腐败到"官逼民反，民不得不反"的地步，另外鼠疫流行，有的国家几天之内四分之一的人都死了。第三个是因为有个中国人把中国的四大发明带过去了，这个人是谁？成吉思汗。于是医学复兴了，出现大量科学家。比如解剖学家达·芬奇。过去学解剖，不是当画家就是当医生。达·芬奇是个左撇子，写了很多东西别人看不懂。第二个是比利时的维萨里，他做了大量的解剖，找到了一些真凭实据。有个女孩子死了，他的伯父说这是中毒，他说不是，是束腰造成的。那时候西方的女性要束腰，肚子越束越小。他说这是因为长时间血脉不通引起的。这之后，对西方社会产生了重大影响，女性都不再束腰了，这是个革命性变化。另外，他还纠正了盖伦统治了一千年的错误，光骨骼解剖就达200多处错误。他说，人的大腿骨是直的，盖伦说是弯的。人们辩解说盖伦是对的，过去就是弯的，现在直了，这是因为人类穿裤子穿了一千年，变直了。盖伦说人类的胸骨是七块，他说只有一块。人们辩解说盖伦那时的人心胸坦荡因此有七块，现在是小肚鸡肠就只一块了。维萨里非常气愤，他对学生说，你们不能只相信权威，你们自己实践学到的东西比追随权威学到的要好。后来他受到迫害，连怎么死的都不知道。又比如桑图雷顿开启了代谢学。他发现人吃了那么多，拉出来没那么多，中间的差额哪里去了？为了弄个明白，他弄了把藤椅，一杆秤。天天坐在藤椅上吃喝拉撒，称自己。一称称了三十多年，终于发现人是要"出汗"的，由此代谢学产生了。科学家太多，根本讲不完，总之，西方医学在此前一千年落后了，在这三百年一下子赶上来了。

16世纪至今400年

就在这一时期，国外出现了大量的科学家。比如说列文·虎克，他是把世界从宏观引到微观的重要人物。他是荷兰一个小市政官员，没上过大学也不懂英文。他做小官员也不好好当，经常跑到大街上去吹玻璃、拧螺丝。但就是这个人，发明了世界上第一台真正意义的显微镜。他一生发明了400多台显微镜，他首先进入到微观世界，观察人的唾液、尿液、精液。遗憾的是，这个人保密，他的一些发现直到两三百年后才公之于众。

　　大家知道达尔文，他的爸爸和爷爷都是科学家，外公和舅舅也是有名的科学家。很遗憾，他不好好学习，转了很多次学都学不好。他爸爸生气，说他只配抓老鼠捉虫子。那时候，英国舰队有个为期5年的航行，周游列国，要选2名群众去参加。可惜没有人报名。达尔文说要去。他爸爸就不同意，说除非有另外一个和你一样笨的人把我说服了，我就让你去。结果是达尔文的舅舅来劝，说反正他在家也是抓老鼠捉虫子，还不如让他出去见识见识。他爸爸就同意了。过了5年，悟出了物种起源，"物竞天择、适者生存"的道理。在长期进化中，能够适应环境的变化而变化，就能生存下去。没想到达尔文回家后，还是喜欢玩，玩了十年，也不写论文。后来华莱士写出一篇论文，比他还好，尽管后者没参加航行。达尔文开始着急了，就把他的论文扣下来，不发表。后来达尔文的朋友说你也写出来，把你们俩的文章都发在同一本杂志上。就这样，两篇论文都发表了。后来华莱士提出把这个归名为"达尔文主义"。达尔文很感动，没想到世界上还有人受到这么大委屈，还把自己的东西送给别人。

　　（摘自：樊代明畅谈三千年生命科学的进与退）

中医药学历代著作简要汇总如下（表1-1）：

表 1-1　中医药学历代著作及其意义

书　名	作　者	年　代	意　义
《五十二病方》	不详	约战国晚期	我国现存最古老的一部医学方书
《黄帝内经》	不详	战国至秦汉	标志着中医学理论体系初步形成
《难经》	秦越人	汉	中医经典著作之一，补充了《黄帝内经》的不足
《伤寒杂病论》	张仲景	汉	确立了辨证论治的理论依据，奠定了中医临床医学的坚实基础
《神农本草经》	不详	汉	我国现存最早的药物学专著
《脉经》	王叔和	晋	我国现存最早的脉学专著
《针灸甲乙经》	皇甫谧	晋	我国现存最早的一部针灸学专著
《雷公炮炙论》	雷敩	南北朝	我国第一部中药炮制学专著
《诸病源候论》	巢元方	隋	我国第一部病因病机和证候学专著
《备急千金要方》	孙思邈	唐	我国第一部医学百科全书

续表

书　名	作　者	年　代	意　义
《新修本草》	苏敬等	唐	世界上最早由政府组织编修并公开颁布的药典
《太平惠民和剂局方》	太平惠民和剂局	宋	我国第一部国家颁布的成药方典
《小儿药证直诀》	钱乙	宋	首创了脏腑辨证和用药方法
《三因极一病证方论》	陈无择	宋	奠定了中医病因学基础
《妇人大全良方》	陈自明	宋	我国第一部完善的妇产科专著
《洗冤集录》	宋慈	宋	世界上第一部法医学专著
《本草纲目》	李时珍	明	集16世纪以前中国本草学大成的著作，被誉为"东方药物巨典"
《景岳全书》	张介宾	明	首创方药"八阵"分类新法
《普济方》	朱橚等	明	我国现存最大的一部方书
《瘟疫论》	吴有性	明	我国第一部系统研究急性传染病的医学书籍
《温病条辨》	吴鞠通	清	创立了温病三焦辨证理论
《医林改错》	王清任	清	纠正了解剖学的错误并发展了瘀血理论
《医学衷中参西录》	张锡纯	民国	经典的中西医结合著作

第二节　中医学的基本特点

　　中医学是研究人体的生理病理，疾病的诊断与防治以及养生康复的一门学科，至今已有数千年的历史。中医学理论体系形成于中国古代，以《黄帝内经》的出现为其标志，与中国传统文化体系一脉相承，是中国古代哲学的一个重要分支。中医学理论体系对于事物的观察分析方法与现代科学截然不同，中医学注重事物的整体性和普遍联系性，研究自然、气候、环境、地理、社会等与人体之间的关系。其根据"有其内必形于外"的理论基础，以"取象比类"、"思外揣内"等"象"思维为核心，采用整体性观察方法，通过对外在现象的分析，来探求事物的内在机理。因此，中医学这一独特的理论体系具有两大基本特点，一是整体观念，一是辨证论治。

一、整体观念

整体观念是以中国为代表的古代东方哲学思想在中医学中的具体体现；它贯穿于中医学的生理、病理、辨证、立法、处方、用药和预防保健等各个方面。具体来说，首先，人是自然界的一部分，与自然界的节奏应保持一致，因此，人和自然实质上是一个整体。此外，人体自身是一个有机的整体，人体的各个部分都是由"气"组成，彼此间存在着密切的联系。

1. 人与自然界是一个统一的整体　中国古代哲学认为，天地万物都是由充斥在宇宙间的"气"所组成。不同的物体只是"气"的聚合形式不同而已。宇宙间存在着同气相感，因此，人的变化应该与天地万物的变化是一致的。它们都有共同的变化规律。因此我们说这是"天人相应"。所以我们可以通过我们周围事物变化规律来推断人的变化规律。比如，生活在赤道附近的人类皮肤腠理稀疏，同样生长在赤道附近的阔叶林叶片大，气孔多。而生活在寒带的人皮肤腠理致密，同样生长在寒带的针叶林叶片表面积很小，气孔少。可以看出，无论是人还是植物，在赤道或寒带特有的环境下都有共同的特征，都是为了适应寒温的不同。影响人的自然环境包括季节变化、气候变化、昼夜变化、地域差异以及更高层次的宇宙星球的变化。

潮汐变化与情绪波动

海洋中的海水，由于受月亮的引力作用，每天都在发生周期性的涨落运动。也就是人们常说的"潮汐"。海面涨到最高的时候，称为"高潮"，落至最低的时候，称为"低潮"。海水发生高潮和低潮，是由月亮对海水引力——引潮力的大小决定的。太阳和月亮一样，也能产生潮汐，由月亮引起的潮汐称为"太阴潮"，由太阳引起的潮汐称为"太阳潮"，但太阳距地球比月亮距地球远389倍，其引潮力只相当于月亮的5/11左右。所以，月亮起主要作用。

每当农历初一即朔月、新月，农历十五（或十六、十七）即朔月、圆月时，出现一个月中最高的高潮和最低的低潮。这两天潮差最大，海水发生大潮。每当农历初七（或初八）即上弦，农历二十二（或二十

11

三）即下弦时，出现一个月中最低的高潮和最高的低潮。这两天潮差最小，海水发生小潮。从月相和月相的变化规律中可以判断出潮汐的大小及其变化趋势。这对航海人员掌握潮汐变化，有很大的帮助。

既然引潮力的大小能影响潮汐变化，而人体内的液体占体重的百分之七八十，所以，引潮力的大小同样能影响人的液体平衡，使人的生理和病理出现这样或那样的变化。

据观察资料表明：大部分妇女的月经来潮都在望月时，月亏时的分娩率多于望月；圆月时，容易使人感到不耐烦，易激动而引起心绞痛发作，肺结核出血大都在圆月前七天，圆月和新月时，也就是大潮日时，人的情绪波动最大，心潮起伏这段时间，意外事故和离奇犯罪行为比平日增多，犯罪率增高。由此可见，月盈月亏的变化规律，海洋潮汐大小的变化，以及人的情绪波动，存在着互相牵制的联系。

（吴献平．潮汐变化与情绪波动．航海，1987（5）：45）

2. 人体自身是一个有机的整体　人体是由"气"所组成，人体的各个脏腑和组织通过经络贯穿在一起。各个脏腑、组织或器官各自有其独特的生理功能，每个器官或组织的功能都与其他器官或组织有着密不可分的关系，它们在生理上是相互联系、相互制约，在病理上互相影响。比如一个人肢体的正常活动，与脾主肉、肾主骨、肝主筋、心主血脉等都息息相关。那么当肢体出现问题后，可能会牵扯到脾、肾、肝或心的功能障碍。再如失眠，通过中医的四诊，可以发现病人有肝郁化火型、心胆气虚型、心血不足型以及阴虚火旺等类型。分别与心、肝胆、肾等脏腑有关。因此，在局部症状发生以后，要以整体观念来分析病情，并制定治疗措施。

由于中医学"天人合一"的属性和人体自身整体论，使得在具体诊疗活动中，医者要因时、因地、因人制宜，而不是将其孤立地看待，这样才能达到好的治疗效果。

西医发展回归"整体"

整合医学是传统医学观念的创新和革命，是医学发展历程中从专科化向整体化发展的新阶段。这种观念的变革不能简单地视为是一种回归或复旧，而是一种发展和进步。不仅要求我们把现在已知各生物因素加以整合，而且要将心理因素、社会因素和环境因素也加以整合；不仅需要我们将现存与生命相关各领域最先进的医学发现加以整合，而且要求我们将现存与医疗相关各专科最有效的临床经验加以整合；不仅要以呈线性表现的自然科学的单元思维考虑问题，而且要以呈非线性表现的哲学的多元思维来分析问题，通过这种单元思维向多元思维的提升，通过这四个整合的再整合，从而构建更全面、更系统、更科学、更符合自然规律、更适合人体健康维护和疾病诊断、治疗和预防的新的医学知识体系。这就是整合的统一。

20世纪80年代以来，美国人率先开始寻求突破，并提出了"整合医学"的新概念，希望能在现代医学体系中，重新整合传统医学的精髓，以此突破医学发展的"瓶颈"。

在由阜外心血管病医院和国家心血管病中心共同主办的"首届整体整合医学高峰论坛"上，国家心血管病中心主任、阜外心血管病医院院长胡盛寿在会上表示，如何以人的整体化角度进行疾病预防与个体化治疗，是临床医学当前急需解决的问题。

不能将人体"碎片化"

"整合"顾名思义就是将一些零散的东西通过某种方式而彼此衔接，将其视为一个整体。在分科越来越细化的今天，医疗界一直在呼吁，医学需要整合。

中国工程院院士、第四军医大学校长樊代明认为："还器官为患者，还症状为疾病，从检验到临床，从药师到医师，身心并重，医护并重，中医西医并重，防治并重。让患者活得更长，活得更好。"

大连医科大学杜治政教授指出，当前临床医学的分科和专业划分越来越细，将人体"碎片化"，单一专科体制难以形成对生命和疾病的整体认识，客观上助长了技术万能的观点。

一些研究者指出，由于长期"技术至上"的思维，使一些医生对技术本身产生了迷恋，而他的对象反而变得无足轻重。一场手术下来，医生关注的是难度的大小，被切除的面积和重量，而对手术台上是男是女、多大岁数毫不关心。"在自己专业化的小天地，病人早已经蜕变为器官、组织，有血有肉不假，却无情无感。手术刀在拿起的那一刻，闪着令人心寒的、冰冷的光芒。"

　　分化与整合是对立统一的，是科学发展的两种相反相成的趋势。它们贯穿于科学发展的全过程，体现在每一科学发展阶段之中。整，即整理的整，是方法，是手段，是过程；合，即适合的合，是要求，是标准，是结果。这样做是顺应历史潮流，顺乎科学规律，顺合社会民意，有其历史和哲学的根据。

　　樊代明认为，现代医学过于强调学科细分，但人是一个不可分割的有机整体，这种细分的结果只能是与有机整体的人体生命事实背道而驰。"目前，医生缺乏整体观念，只注重器官和病变，这对医学发展很不利。"

　　"近二十年来，很多医学三级学科再次细分，例如骨科再分为脊柱、关节、四肢等科，消化内科再分为胃肠、肝病、胰病等科。"樊代明表示，由于临床分科越来越细，医生的整体观念在逐渐消失。而且过细的专业化分工导致一个专科的医生对其他专科的疾病非常陌生，同一个学科内亚专科的分化导致一个医生只能看好一个系统内的一个疾病。"一位肝癌病人就诊，肝胆外科的医生可能只会针对癌变器官进行治疗。在个别医生的眼里，面对的并不是一个得了癌症的人，而是一个病变的器官。"诚然，这种以分为主的发展方式确实带来了现代医学的进步，但我们也不得不承认它的不利。樊代明将其主要表现概括为以下九个方面：患者成了器官；疾病成了症状；临床成了检验；医师成了药师；心理与躯体分离；医疗护理配合不佳；西医中医相互抵触；重治疗轻预防；城乡医疗水平差距拉大。

　　由"整体病"变为"系统病"，再由"系统病"转为"器官病"，这种医学发展趋势应当加以适度的控制，否则必然阻碍医学发展。

　　实践表明，将学科性质相似的专科融合在一起，或针对同一器官的不同手段的整合，一方面有利于在临床医疗、科学研究和学术思想方面开阔视野，也使医生对疾病的理解更透彻。内外科的携手合作对患者来说非常有利，可以为患者找到一个最佳的治疗方案。当今时代，专业越划分越细，围墙文化和故步自封终归被人唾弃，多学科整合模式已经呼之欲出。

　　整合医学的时代就要来临，其顺势而生，呼之欲出。

　　（樊代明.整合医学初探.医学争鸣，2012，3（2）：3－12；李颖."专科医疗'技术至上'弊端凸显，学界呼唤回归整合医学".科技日报，2013年1月10日）

二、辨证论治

辨证论治是中医学诊疗的一大特色，是区别于西医学辨病治疗的一种特殊的研究和处理方法。证，是机体在疾病发展过程中的某一阶段的病理概括。由于它包括了病变的部位、原因、性质，以及邪正关系，反映出疾病发展过程中某一阶段的病理变化的本质，因而它比症状更全面、更深刻、更正确地揭示了疾病的本质。辨证，就是把四诊（望诊、闻诊、问诊、切诊）所收集的资料、症状和体征，通过分析、综合，辨清疾病的病因、性质、部位，以及邪正之间的关系，概括、判断为某种性质的证。论治，即根据辨证的结果，确定相应的治疗方法。辨证和论治，是诊治疾病过程中相互联系不可分割的两个方面，是理论和实践相结合的体现，是理法方药在临床上的具体运用，是指导中医临床的基本原则。然而中医学不只是进行辨证，同时也辨病。通过千百年来的理论总结和实践积累，中医学不但找到了每个病的特点和规律，也找出了每个病当中不同证的区别。比如闭经，其总的特点是胞宫气血不充，血海不能满溢，致使月经停闭。然可有肝郁气滞，或肝肾虚损，气滞血瘀，或痰湿阻滞、寒凝经脉因素能导致胞宫气血不充，血海不能满溢。治疗上，即要抓住闭经病的特点，又要把握证的特点，治疗起来就能有的放矢，疗效显著。基于以上观点，同一疾病在不同的发展阶段，可以出现不同的证型；而不同的疾病在其发展过程中又可能出现同样的证型。因此在治疗疾病时就可以分别采取"同病异治"或"异病同治"的原则。"同病异治"即是指同一种疾病，由于其发病的时间、地区及患者机体的反应性不同，或处于不同的发展阶段，出现了不同的病机，所表现的证不同，因而治法就各异。如同样是感冒，甲患者所患为风寒型感冒，采用疏散风寒的感冒清热颗粒治疗，乙患者是风热型感冒，采用的是疏散风热的双黄连口服液治疗，同样的感冒病采用的不同药物，因为他们的证是不同的。而"异病同治"则是指不同的疾病，在其发展过程中，由于出现了相同的病机和相同的证候，因而也可以采用同一种方法来治疗。如甲患者所患为瘀血阻滞型腹痛，乙患者所患是瘀血阻滞型痛经，因为都是血瘀类型，因此，都可选用活血化瘀的血府逐瘀口服液进行治疗。

中医思维的特点

20世纪末，世界医学界已经认识到当今世界最佳的治疗方法是个体化治疗。而中医作为个体化治疗体系的代表，千百年来为人类的健康作出了不可磨灭的贡献。在国外，特别是欧美国家，一直把中医作为替代医学来使用，而以西医的群体化治疗为主。远没有发挥出中医的优势。如对于感染性疾病，西方医学以抗感染的对抗治疗为主，抑制或杀灭病原微生物。但更多的却使病原微生物加速的变异，以至无药可救。

而传统的东方医学思维却截然相反。强调的不是对抗治疗，而是和平共处的思想。也就是中国传统文化中的"和"。"和"的思想是中医治病的一个重要特色。中医从来不主张将病原微生物赶尽杀绝，而是要与它们和平共处。但如何才能和平共处呢？《黄帝内经》告诉我们"正气存内，邪不可干；邪之所凑，其气必虚"。也就是说，当人的机体免疫力正常时，一些致病的病原微生物是无法危害人体的。而当人体免疫力低下时，它们就会入侵人体而造成各种疾病。中医的特点不是杀灭病原微生物，而是"给邪以出路"。通过汗、大小便等将邪排出体外。

近年来，经过大量的中医研究表明，中药的有效成分并没有西药抗生素的抗菌能力强。但是对于一些严重的感染性疾病，有时西药抗生素无能为力，而使用中药则能发挥神奇的作用。这是一个非常值得思考的问题。看来只有中医的经典理论可以回答这个问题。中药改变了病人的内环境这点十分重要。

中医强调"和"，强调"阴阳平和"，这些都是源于中国传统文化思想。中医认为，当人体阴阳不调和的时候，人就会生病。当人体阴阳平和之后，病就会好。

但这里的阴阳调和，应该是人体主动的调和。中医称之为"阴阳自和"。也就是人体的自我修复能力。一个被刀子划伤的伤口，不是通过任何药物长好的，而是通过人体的自我修复能力长好的。所以中医的另一个特色就是恢复人体的自我修复能力。中药、针灸、按摩、导引、气功都可以做到这点。比如针灸，没有任何化学药物进入人体，而只是通过用一根细细的针来刺激特定的位置，达到治病的目的。针灸调动的就是人体自我修复的能力，从而恢复人体的"生机"。而西医的替代治疗，比如治疗闭经的病人，用外源性激素来治疗，这样就会进一步减少内源性激素的分泌。所以当停用外源性激素后，就会出现内源性激素更加不足的情况。而中医的着眼点是恢复机体内源性激素的分泌功能，恢复卵巢的功能，而不是用外源性激素来替代，这样的效果就会更好而没有副作用。

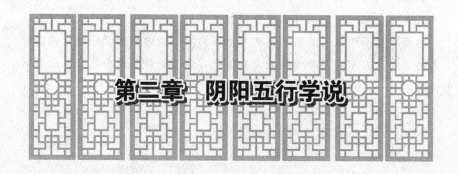

第二章　阴阳五行学说

阴阳五行学说，是中国古代宇宙观的具体体现，是中国古代哲学思想以及中医学理论核心。它认为世界是物质的，是由"气"所组成的，是在阴阳二气作用的推动下产生、发展和变化；并认为世界的万事万物可受其属性分为五类，分别称木、火、土、金、水。虽分为五类，但类与类之间却紧密联系，互相影响。它们相互资生、相互制约，处于不断的运动变化之中，并保持各个类别的相对平衡。这两种学说都在探讨物质变化的规律，对东方的发展影响巨大。中医学也利用其作为本学科的方法论和认识论，用以说明生命起源，生理，病理，指导诊断和防治等各个方面。

第一节　阴阳学说

一、概述

阴阳作为哲学范畴最早起源于《易经》。阴阳学说是关于自然界物质运动对立统一的学说。自然界中，无论是有生命的物体还是无生命的物体，都具有阴阳两个方面。也就是说，阴阳学说认为世界上所有物质不是具有"阳"的属性，就是具有"阴"的属性。也即"非阴即阳"。阴阳的对立和消长是宇宙的基本规律。应知于人亦如此（图1）。

凡是剧烈运动着的、上升的、外向的、明亮的、温热的，都属于阳；相对静止着的、下降的、内守的、晦暗的、寒冷的，都属于阴。以天地而言，天气轻清为阳，地气重浊为阴；以水火而言，水性寒而润下属阴，火性热而炎上属阳。以人体而言，则背为阳而腹为阴。以人体脏腑而言，则脏者为阴而腑者为阳。那么如果以静止的汽车和运动的汽车而言，则静止的汽车为阴，而运动的汽车为阳。

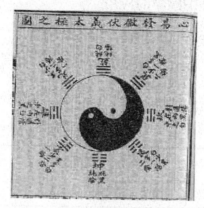

图 1　伏羲太极图

二、阴阳学说的基本内容

阴阳学说的基本内容包括阴阳对立制约、互根互用、消长平衡、阴阳转化、阴阳主从等方面。阴阳对立制约，是阴阳双方的互相排斥、互相斗争又相互制约，不使任何一方太过或不及；阴阳互根，是指阴阳之间相互依存、相互化生、相互为用、相互吸引地共处于一个统一体中；阴阳消长，是指阴阳双方不是一成不变的，而是处于此消彼长的不断变化之中；阴阳转化，是指在一定条件下阴阳之间可各自向其对立的属性转化；阴阳主从，是指在阴和阳的关系中，阳居主要地位，而阴居从属地位。

阴阳学说言明事物之间是普遍联系的，它们相互依存，互根互用。又言明阴阳是相对的，在不同环境当中阴阳属性可以发生变化，甚至互相转化。如白天属阳，夜晚属阴。那么白天的上午阳光逐渐增强，则相对于下午属阳，相应的，下午属阴。当阳气达到最大释放量时的正午之后，阳气就开始收敛，直到子夜，阳转为阴。阴阳学说中比较容易忽视的是阴阳之间的从属关系。根据《黄帝内经》对阴阳的记载可以看出，阳相对于阴显得更加重要。在《黄帝内经·生气通天论》中有言"凡阴阳之要，阳密乃固，两者不和，若春无秋，若冬无夏，因而和之，是谓圣度"、"阳气者，若天与日，失其所，则折寿而不彰，故天运当以日光明。"可见阳气的重要性。就人体生死而言，阳为功能，阴为物质。人能活动、思考是阳的作用；人体的骨骼肌肉为物质，属于阴。人活着是躯体物质与功能共同作用的结果，也即阴阳二气共同作用的结果。而人死躯体还在，也就是阴还在，但生命功能却失去了，也就是阳不在了。可以看出，阳对于维持人体生命的重要作用。

三、阴阳学说在中医学的应用

在中医理论体系中，处处体现着阴阳学说的思想。用阴阳学说来阐释人体的组织结构、生理功能、病理变化，以及药物性能等，并指导疾病的诊断和治疗。

（一）说明人体的组织结构

阴阳学说将人体的各个组织结构均进行了阴阳属性的划分。

阴阳属性　　组织结构	阴	阳
部位	下部、腹	上部、背
气血	血	气
经络	手足三阴经	手足三阳经
脏腑	脏	腑
五脏	肝、脾、肾	心、肺

（二）说明人体的生理功能

"阴平阳秘，精神乃治"。说的就是人体各项功能的正常有赖于阴阳平衡。根据阴阳的属性可知，阳代表功能（如运动、思考等），阴代表物质（如骨骼、肌肉、血、津液等）。阴是阳的物质基础，阳是阴的外在表现。即为"阴在内，阳之守也；阳在外，阴之使也"。因此，阴阳平衡也即物质和功能的协调统一。

（三）说明人体的病理变化

疾病的发生及发展，都是人体正邪斗争，阴阳消长变化的状态。具体表现为阴阳的偏盛和偏衰。

1. 阴阳偏盛　是指阴或阳过于亢盛的病理变化，多由感受阳邪或阴邪导致。

（1）阳偏盛：是指阳邪致病，导致阳气亢盛的病理变化。表现为一派实热之象，故有"阳胜则热"的说法。病人可出现高热、烦躁、面赤、脉数等实热证。由于阴阳具有此消彼长的特点，因此阳胜偏盛时，阴就会消耗，表现出口唇干燥、鼻干、目干、口渴喜饮等阴伤之象，即所谓的"阳胜则阴病"。

（2）阴偏胜：是指阴邪致病，导致阴气亢盛的病理变化。表现为一派实寒之象，故有"阴胜则寒"的说法。病人可出现畏寒肢冷、脘腹冷痛、泻下如水、舌淡苔白、脉沉迟或沉紧等实寒证。由于阴阳具有此消彼长的特点，因此阴胜偏盛时，阳就会消耗，表现出精神萎靡、乏力嗜睡、食欲不振、小便清长等阳气不足之象，即所谓的"阴胜则阳病"。

2. 阴阳偏衰　是指阴或阳不足的病理变化，多由正气不足，阴阳之气虚损导致。

（1）阳偏衰：也称为阳虚，是指人体阳气虚损，推动和温煦能力等明显下降的病理变化。阳虚则阴相对偏盛，会出现"阳虚则寒"虚寒证，病人可出现神疲乏力、面色青白、畏寒肢冷等证。

（2）阴偏衰：也称为阴虚，是指人体阴气不足，濡养和滋润作用等明显不足的病理变化。阴虚则阳相对偏盛，会出现"阴虚则热"虚热证，病人可出现五心烦热、潮热盗汗、颧红骨蒸、口干舌燥等证。

（3）阴阳互损：由于阴阳之间存在互根互用的关系，一方以另一方的存在为基础，因此，当机体的阳气或阴液中的任何一方虚损到一定程度，就会导致另一方也不足的病理变化。无论是阴损及阳还是阳损及阴，最终都会出现阴阳两虚临床表现，称为"阴阳互损"。

此外，还有阴阳格拒和阴阳转化等病理变化。

（四）确定药物性的阴阳属性

药物的性质，包括药物的四气五味，升降浮沉、归经和毒性等。阳性药物可以治疗阴寒之证，反之，阴性药物可以治疗阳热之证。通常将药物的四气中具有温热之性的归属为阳，如附子、肉桂、干姜等；将具有寒凉之性的归属为阴，如石膏、知母、黄芩等。药物五味中的辛甘之味归属为阳，如辛味之麻黄、桂枝，甘味之人参、甘草；酸苦咸之味归属为阴，如酸味之乌梅、山茱萸，苦味之黄连、黄柏，咸味之牡蛎、海藻。将药物升降浮沉中的升浮之性归属为阳，如菊花、桑叶等，沉降之性归属为阴，如磁石、代赭石等。

（五）指导疾病的诊断

中医诊断的方法主要是指四诊，即望、闻、问、切。可以通过症状的性质来判断其阴阳属性。如望诊中的望五色，青、赤、黄、白、黑当中，黄、赤为阳，青、白、黑属阴；闻诊中的声音高亢属阳，声音低微属阴；问诊中的问寒热，但寒不热者为阴，但热不寒者为阳；切诊中的浮类脉（浮、洪、芤、濡、散、革）属阳，沉类脉（沉、伏、弱、牢）属阴。

（六）指导疾病的防治

1. 指导疾病的预防　未病先防是中医学当中先进的医学理念，当中无不贯穿者阴阳思想。如"春夏养阳，秋冬养阴，"说的就是在春季和夏季，自然界的阳气开始释放，万物生长生发的阶段，人体也要适应这种状态，适当增加活动，适当出汗，以此来养阳，这里的阳即指人体生长、生发的状态。秋季和冬季，自然界的阳气开始收敛，万物处于收敛、闭藏的状态，因此人体也要适应这种状态，避免剧烈、大量运动、大量出汗等，即养阴。这里的阴，即是收敛、闭藏的状态。以此养生，则能促进人体阴阳平衡，达到防病的目的。

2. 指导疾病的治疗 由于疾病的根本原因是阴阳失调，因此，治疗的过程就是恢复阴阳平衡的过程。如果阴阳偏盛，则采用泻其有余的办法来恢复其平衡。如当病人出现发热、口渴、大汗的阳盛证时，可使用清热泻火的石膏、知母、芦根等药物泻其热，弱其阳，使之复归平衡。而当病人出现怕冷、手脚冰凉、口淡不渴等阴寒症状时，则可使用附子、肉桂、干姜等药物温其寒，弱其阴，使之复归平衡；反之，如果阴阳偏衰，则采用补其不足的方法恢复其平衡。如当病人出现神疲乏力、少气懒言、自汗等阳虚证时，可使用人参、鹿茸、白术等温阳补虚的药物治疗，以补其阳的不足；而当病人出现五心烦热、腰膝酸软、盗汗等阴虚证时，则可使用熟地、麦冬、山萸肉等滋阴补虚的药物治疗，以补其阴的不足。

阴阳学说和植物神经功能的诸多相似之处

1. 相互对立

（1）阴阳相互对立：阴阳学说认为自然界一切事物或现象都存在相互对立的阴阳两个方面。阴阳两方面的相互对立，主要表现在它们之间的相互制约，相互消长。在人体的正常生理状态下，阴阳两个对立面，不是平静和互不相干的共处于一个统一体中，而是阴阳不断地相互排斥、相互斗争的过程中推动着人的生长壮老的变化。

（2）交感和副交感神经系统相互对立：大部分内脏器官均接受双重神经支配，而且其效应往往是相反的。如交感神经系统促进心脏的活动，而副交感神经则抑制心脏的活动。

2. 相互消长

（1）阴阳相互消长：阴阳的相互对立、相互依存不是处于静止不变的状态，而是始终处于"阳消阴长"和"阴消阳长"的运动变化中。在正常情况下，这种阴阳消长是处于相对平衡状态的。如果这种"消长"关系超过一定的限度，不能保持相对平衡，就会出现阴阳某一方的偏盛偏衰，在人体即是病理状态。

（2）交感副交感神经系统活动相对消长：当机体处于安静状态时，副交感神经系统的活动相对地占优势，这时胃肠活动加强，消化液分泌增加，从而有利于食物的消化和吸收；同时心搏减慢、减弱，血糖降低，瞳孔缩小，这些都有利于机体能量的贮备。

3. 相互转化

（1）阴阳的相互转化：阴阳对立的双方，在一定条件下，可以向其各自相反的方向转化，阴可以转化为阳，阳也可以转化为阴。

（2）交感和副交感神经功能的相互转化：交感与副交感神经系统的作用在某些特殊情况下，也可以相互转化。如在胃肠的紧张性已经很高时，副交感神经的作用将不再引起兴奋而是起抑制作用；而在胃肠的紧张性已经很低时，则交感神经的冲动将对它起兴奋作用。这说明植物神经的作用并不是固定不变的，而是与所支配器官本身功能状态相关联的。

（刘克强，张重军．中医阴阳五行学说的解剖生理学基础探讨．时珍国医国药，2009（2）11：1）

第二节 五行学说

一、概述

五行学说作为朴素的系统论，与阴阳学说一样，同样强调了整体观念，但与其不同的是，五行学说更关注组成部分之间的结构和联系。五行是指木、火、土、金、水五种物质的运动。五行学说将世界万物按照特定的规律分别归属于木、火、土、金、水的范畴当中。它认为：凡是具有生长、升发、条达舒畅等作用或性质的事物，均归属于木；凡具有温热、升腾作用的事物，均归属于火；凡具有生化、承载、受纳作用的事物，均归属于土；凡具有清洁、肃降、收敛等作用的事物则归属于金；凡具有寒凉、滋润、向下运动的事物则归属于水（表 1-2）。

表 1-2　五行定义

"木曰曲直"	凡是具有生长、升发、条达舒畅等作用或性质的事物，均归属于木
"火曰炎上"	凡具有温热、升腾作用的事物，均归属于火
"土爰稼穑"	凡具有生化、承载、受纳作用的事物，均归属于土
"金曰从革"	凡具有清洁、肃降、收敛等作用的事物则归属于金
"水曰润下"	凡具有寒凉、滋润、向下运动的事物则归属于水

二、五行学说的基本内容

1. 五行的特性　五行具有相生、相克、相乘、相侮的特性。分别为木生火、火生土、土生金、金生水、水生木；木克土、土克水、水克火、火克金、金克木；木乘土、火乘金、土乘水、金乘木、水乘火；木侮金、金侮火、火侮水、水侮土、土侮木。相生，即相互资生和相互助长；相克，即相互克制和相互约束；相乘，即五行中的某一行对被克的一行克制太过；相侮，即五行中的某一行本身太过，使克它的一行无法制约它，反而被它所克制，所以又被称为反克或反侮。在五行相生的关系中，任何一行都具有"生我"和"我生"两个方面的关系。"生我"者为母，"我生"者为子。如以土行为例："生我"者为火，火为土之母，土为火之子。"我生"者为金，土为金之母，金为土之子。因此，火与土、土与金都可称为母子关系。五行母子之间和存在者相及（连累）得关系。母子相及包括"母病及子"和"子病犯母"两大类，属于五行之间异常的变化。母病及子是指五行中作为母的一行出现异常，必然影响到子的一行，导致的结果是母子皆异常。如：木生火，木为火之母，火为木之子。若木不足，无力生火，肝气不旺则心气衰败，结果为木败火竭，母子俱衰。子病及母是指五行中作为子的一行出现异常，势必会影响到作为母的一行，结果是母子皆异常。如：木生火，木为母，火为子。若火太旺，则耗木太多，从而导致木之不足。木不足则生火无力，火势亦衰。结果子耗母太过，母子皆不足。

这四大特性即表现了五行之间的整体属性，又反映了它们之间相互关系，尤其是动态的平衡关系。作为共同属于一行而不同类的事物，有相通的联系。中医学正是应用了五行之间的相应相通的理念来指导诊断和治疗。而五行的动态平衡对于中医学来说具有重要的意义（图 2）。

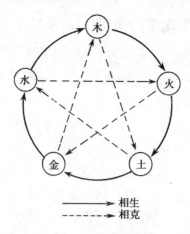

图2　五行相生相克

2. 五行的生理病理调节意义　相生与相克是正常生理情况下的机体调节。如木生火指正常情况下，肝对心有滋生的作用。金克木则指正常情况下肺对肝有抑制作用。但是，五行之间的关系是相互的，金制约木得同时，由于木生火，火克金，则木也间接地制约金，使得金既不过亢，也不过衰。即正常生理情况下，肝通过五行之间的动态关系使自身保持平衡。

而在病理情况下，五脏通过五行之间的关系也具有自我调节的功能。如金气太盛，则过度的克制木，则木气偏衰，木气偏衰则不能制土，则土气旺盛，土气旺则加剧对水的制约，则水气偏衰，水衰则不能制火，则火气过旺，火旺则能把过盛的金气克制下去，使之恢复平衡。同样的，如果金气过衰，则金不制木，则木气偏盛，木气盛则土气过度被克制，土气衰则不能制水，则水气盛，水气盛则火气收到过度克制，则火气衰，火衰不能制金则使过衰的金气逐渐恢复正常。这就是机体的自我修复能力，也即自愈能力（表1-3）。

表1-3　五行归类表

自　然　界						五	人　　　体								
五味	五色	五化	五气	五方	五季	行	五脏	五腑	五官	五体	五华	五志	五液	五声	五臭
酸	青	生	风	东	春	木	肝	胆	目	筋	爪	怒	泪	呼	臊
苦	赤	长	暑	南	夏	火	心	小肠	舌	脉	面	喜	汗	笑	焦
甘	黄	化	湿	中	长夏	土	脾	胃	口	肉	唇	思	涎	歌	香
辛	白	收	燥	西	秋	金	肺	大肠	鼻	皮毛	毛	悲	涕	哭	腥
咸	黑	藏	寒	北	冬	水	肾	膀胱	耳	骨	发	恐	唾	呻	腐

三、五行学说在中医学的应用

中医药学利用五行理论来阐明天人合一的理念、脏腑的生理功能以及病理变化，还能用来指导疾病的诊断和治疗，是中医药学当中不可或缺的基本理论。

1. 阐明天人合一的理念　五行学说将天地万物归为"木、火、土、金、水"，将自然界的五味、五色、五化、五气、五方、五季等与人体的五脏、五腑、五官、五体、五华、五志、五液、五声、五臭等通过五行配伍起来。如木行，自然界中的酸、青、生、风、东、春具有共同的性质，也就是"木行"的生长、生发、条达舒畅、能屈能伸的性质；人体当中的肝、胆、目、筋、爪、怒、泪、呼、臊也具有同样的性质。由此可以得出如春天多风、春天容易患肝胆病、肝胆病人脸色多发青等种种情况，是天人合一的完美体现。

2. 说明脏腑的生理功能　五行学说将人体的脏腑根据其特点分别归属五行，以五行的特性来说明五脏的生理功能。

"木曰曲直"，其性能屈能伸，枝叶条达，具有生发、条畅的特性。肝主疏泄，又有喜条达而恶抑郁的特性，故肝属木。"火曰炎上"，具有温热、向上的特性，心主血脉，其阳气充沛，可推动血液流行四周，温煦机体，故心属火。"土爱稼穑"，具有生化、承载万物的特性，脾主运化水谷、化生气血精微以营养全身，为气血生化之源，故脾属土。"金曰从革"，具有肃杀、潜降、收敛，清洁的特性，而肺具有清肃之性，以肃降为顺，故肺属金。水曰润下，具有滋润、下行、闭藏的特性，肾主水液，主封藏精气，故肾属水。

3. 说明脏腑的病理变化　五脏六腑分属"木、火、土、金、水"五行，脏腑之间并病理变化存在着相互的影响。如木乘土，即肝病会导致脾功能的异常。慢性肝炎的病人经常出现消化功能减退的症状，就是木乘土的体现。再如肝血不足的病人常常出现失眠健忘，则为肝影响到心，为母病及子，等等。

4. 指导疾病的诊断　既然五行统领万事万物，那么就可以按照事物的五行属性去指导疾病的诊断。如根据土的特性，与黄、脾、肉、思等有关，因此，观其面色发黄、肌肉消瘦，思虑过重，则可考虑为脾病。再如心火旺盛病人反见面色黧黑，则为水来乘火，等等。

5. 指导疾病的治疗　五行学说指导疾病的治疗，主要表现为药物、食物、情志、针灸等按照五行相生相克规律来进行治疗。

（1）根据五行相生规律指导疾病治疗：临床上运用相生规律来治疗疾病，

其基本治疗原则是《难经》所说的"虚则补其母，实则泻其子"。也即"补母"和"泻子"。如肺虚之咳嗽，根据虚则补其母的原则，肺属金，金之母为土，土在五脏中属于脾，因此，用补脾的方法来益肺气是临床上常用的治法，此法也称为"培土生金法"。其他补母的方法还有"滋水涵木法"、"益火补土法"、"金水相生法"等。再如肝火旺盛之眩晕、头痛证，根据"实则泻其子"的原则，肝属木，木之子为火，火在五行中属于心，因此，用泻心火的方法也就治疗了肝火旺盛。再如火邪炽盛之证，火在五行中的五味配伍为苦，因此可用苦味的药物或食物来治疗火邪炽盛，如黄连、大黄、苦瓜等。

（2）根据五行相克规律指导疾病治疗：五脏之间的相克是维持系统稳定的自我调节和制约。因此当一行太过或不及时，就可以采用五行相克规律进行治疗。如当肝火犯胃，导致呃逆反酸、消化不良时，分析其为肝木太盛过度克伐脾土导致的木乘土，因此采用清肝火、和脾胃的方法来治疗，也即"抑木扶土法"。其他如"培土制水法"、"佐金平木法"、"泻南补北法"等，均是利用五行相克规律进行治疗的方法。再如，当一个人的情绪过度悲伤时（金太过），可以用与其相克的情绪来治疗，由于火克金，即用与火行相对应的"喜"的情绪来克制悲伤，此即为"破涕为笑"。

阴阳学说和五行学说在中医学当中解决的是人体各功能之间的平衡问题。阴阳是强调机体之间的整体平衡，而五行告诉我们五行相生相克的多通路调节平衡机制。人体的疾病就是各种因素使人体的平衡打破，中医学利用阴阳五行学说探究人体平衡与打破平衡的机制，为如何恢复人体平衡也即恢复健康提供了突破口。

延伸阅读

阿维森纳《医典》中"体液配属理论"与五行学说的相似性

体液配属理论包含人体动态平衡的合理思想。体液配属"绝不是一个意义上的某一种稳定或者不稳定的状态。体液配属的均衡分布是关乎人体整体而不是某个脏器"；构成人体的"元素精密地混合在一起，彼此之间有着密切的关联。它们的互为相反之力交替性地制约着对方或者被对方制约，直至达到整体上的一种均匀的平衡状态。这种结果即所谓的'体液配属'。"体液配属的平衡态不仅受寒、热、湿、燥4种原始性质相互作用的制约，同时还与生活环境、季节、营养物质等元素的影响。

体液配属状况决定和影响着人们的机体功能、体质状态、生理过程与成长周期："体液配属偏干性能引起虚弱"，"青春期和青壮年时期均衡的配属均为'热'性，而进入衰老与老年两个时期的配属则是'寒'性的"。"如果发生了与正常的均衡相抵触的情况，即体液配属失调"，体液配属失调可能成为疾病诱因或病因诱发而导致疾病，因此，阿维森纳很注意在症状和体征表现中捕捉体液配属失调的信息，例如通过尿检："若体内黄胆汁过剩，出现热性的配属失调，这时尿为白色；而当黏液过剩时，尿为红色"。考量体液配属是否正常的标准有"功能"、"感觉"、"肤色"、"体型"、"头发"、"皮肤"、"睡眠"等十重维度。

"体液配属"理论是病理分析和指导临床诊断和治疗的理论依据。用于病理分析，"决定身体某个部位状态和性质的体液配属发生了质变，从而引起了疼痛"。解释疾病罹患率差异："黏液配属的人容易患癫痫、瘫痪、中风、破伤风、惊厥和相类似的疾病，特别是在寒冷的季节"，"胆汁质配属的人在炎热的季节容易患谵妄、躁狂、急性高热、急性炎症肿胀"；用于鉴别诊断：不同配属的诊断证候可划分为"生理功能状态的体征"、"排泄物性质的征象"、"心理状态的征象"等10类，以供临床辨别；用于药物治疗："药物同样具有热、寒、湿、燥4种原始性质"。针对不同的人并可以改变人体的配属的药物才能够发挥疗效："同一种药物可能在不同的人身上所产生的热力效果不一样。当我们要选择药物来改变人体的配属时，了解这一点非常重要"；用于指导养生，"采用正确的养生方法治疗配属异常"，如对热性配属的纠正他的建议是"不宜激烈活动"、"只宜进半流食"、"合理安排沐浴"等。

阿维森纳的体液配属理论的源头是希波克拉底的"四体液"学说。希波克拉底认为："人体内有血液、黏液、黄胆汁和黑胆汁，这些要素决定了人体的性质。人体由此而感到痛苦，由此而赢得健康。当这些要素的量和能相互适当结合，并且充分混合时，人体便处于完全健康状态。当这些要素之一太少或者太过，或者分离出来不与其他要素化合时，人体便感到痛苦。"四体液分别具有四种性质："它们的冷、热、干、湿各不同。"希波克拉底这段话中的四体液"相互适当结合"、"充分混合"、"过多"、"太少"等表述，已经蕴含着"配属"的含义。

（刘虹．盛名之下的阿维森纳及其《医典》．医学与哲学，2013，34（3A）：922）

"范进中举"中"五行学说"的应用

  《范进中举》是众所周知的一个故事，其实它就是体现五行理论的一个很好的例子。范进得知中举后，痰迷心窍，发起癫狂来。一人出主意道："如今只消他怕的这个人来打他一个嘴巴，说：'这报录的话都是哄你，你并不曾中。'他吃这一吓，把痰吐了出来，就明白了。"范进最怕胡屠户，就令胡屠户去打这一巴掌。胡屠户打后，范进果然不疯了。这是典型的在利用五行进行治病。范进得知中举，大喜而伤心。心属火，根据五行原理，水可以克制火。五脏当中肾属水，而恐为肾之志。因此，利用恐来胜喜，也即水胜火，也就治愈了因大喜导致的癫狂。

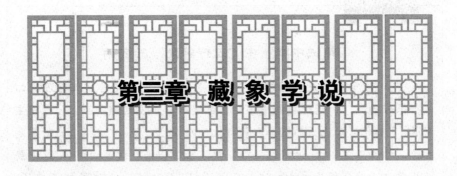

第三章 藏象学说

　　藏象学说是中医学理论的核心部分，藏指藏于体内的内脏，象指表现于外表的各种生理、病理现象。藏象就是人体内部各个脏腑的生理活动或病理变化反映于体表的各种征象。通过"思外揣内"、"由表知里"等方法，通过表象来了解内在脏腑的变化。藏象学说是在阴阳五行学说的指导下，研究各个脏腑的生理功能、病理变化及其相互关系的学说。藏象的整体观，是由阴阳五行的系统结构决定的，把脏腑和与之相应的环境因素联系起来，从整体上认识人体。

　　按照生理功能特点，分为五脏、六腑和奇恒之腑，以五脏为中心，一脏一腑由经络相互络属，互为表里。五脏，即肝、心、脾、肺、肾，其共同特点是贮藏人体生命活动所必需的各种精微物质，如精、神气、血、津液、魂、魄等，它们储藏在五脏内，因此人们称之为"藏"，即内藏的意思，故内经言之为"所谓五脏者，藏精气而不泻也，故满而不能实"。六腑，即胆、胃、小肠、大肠、膀胱、三焦，其共同生理特点是主管饮食物的受纳、传导、变化和排泄，府，具有府库的意思，能出能入，因此内经称之为"六腑者，传化物而不藏，故实而不能满也"。奇恒之腑，即脑、髓、骨、脉、胆、女子胞（子宫），其共同特点是它们外形似腑，同是一类相对密闭的组织器官，却不与水谷直接接触，即似腑非腑；而功能又似脏，具有类似于五脏贮藏精气的作用，即似脏非脏。

　　按照阴阳理论划分，上为阳，下为阴。腑为阳，脏为阴。心、肺居上为阳，肝、脾、肾居下为阴。阴阳之中可再分阴阳。则心为阳中之阳，肺为阳中之阴；肝为阴中之阳，肾为阴中之阴，脾为阴中之至阴。按照五行理论划分，则肝与胆属木，心与小肠属火，脾与胃属土，肺与大肠属金，肾与膀胱属水。它们之间服从五行的相生相克关系，通过五行的结构来调节以达到动态平衡。

第一节 五脏的生理功能与特性

一、心

"心者，君主之官也，神明出焉"。心在体合脉，其华在面，开窍于舌，在志为喜，在液为汗。与小肠为表里。心与脉、面、舌、汗、小肠共同组成心系统。

1. 心的主要生理功能

（1）心主血脉：是指血液的生成、运行以及脉管情况都依赖于心的正常功能。心能生血，心可以将水谷精微物质通过"化赤"作用，变化为血液，从而变成营养全身脏腑的重要物质；心能行血是指心为血液运行的动力，心气能够推动血液在脉管当中正常运行，为脏腑经络提供营养；此外，脉管的好坏也依赖于心的正常生理功能。心气的充沛、血液的充盈、脉道的通利，是血液能够正常运行的重要条件。

（2）心主神明：也称为心藏神，是指心具有主宰人体各脏腑组织的功能活动以及精神、意识、思维活动的功能。心为五脏六腑之大主，各脏腑的功能有赖于心的统帅。具体表现为心的"任物"作用，即心接受外界的信息，产生精神、意思、思维活动，并控制脏腑组织发挥正常的生理作用，并能够使其活动协调统一。心主神明的功能正常与否，依赖于心血。血是神的物质基础。心藏神的功能正常，则人体精力充沛、思维敏捷、各项功能协调统一。如其不正常，则人体精神萎靡、思维迟缓、各项功能失调。

2. 心的生理特性 心居上焦之阳位，五行属火，为阳中之太阳，故为阳脏。为人体火之源，主宰人体一身的阳气。然心火需下降温暖肾水，才能使心肾相交，肾水不寒，人体的阴阳调和，因此说心火主降。此外，夏季属火，心阳在夏季得阳气最旺，因此可以说心与夏气相通应。同气相感，所以又有"火热宜扰心神"的说法。因此夏季要注意养心。

二、肺

"肺者，相傅之官，治节出焉"。肺在体合皮、其华在毛，开窍于鼻，在志为忧，在液为涕，与大肠相表里。肺与皮、毛、鼻、涕、大肠共同组成肺系统。

1. 肺的主要生理功能

(1) 肺主气；司呼吸：气是组成人体和维持人体生命活动最基本的物质，肺主气是指人体一身之气和呼吸之气都由肺所主。司呼吸是指肺能够主管人体的呼吸运动。肺主一身之气是指肺具有主持和调节全身脏腑组织经络之气的作用。而肺主呼吸之气是指肺主管人体的一呼一吸的运动，吸入自然界的清气，呼出体内的浊气。这个作用是依赖于肺司呼吸的正常来实现的。

(2) 肺主声音：是指语言和声调都是由肺来主管的。肺主气，声由气发，通过肺的呼吸运动产生气流，通过声门，使声带发生振动而产生声音。肺气充足，则声音洪亮，语言清晰；肺气不足，则声音低微，语言不清。

(3) 肺主宣发肃降：肺主宣发是指肺气具有向上升宣和向外周布散的作用；肺主肃降是指肺气具有向内向下清肃通降的作用。肺的宣发功能，可以使人体呼出浊气，并且向上向外输布水谷精微和津液，还能宣发卫气，调节腠理的开阖，维持人体的体温。肺的肃降功能，可以使人体吸入大自然的浊气，并且向下向内输布水谷精微和津液，还能保持呼吸道的洁净。肺的宣发与肃降功能，是由肺气的升降运动来实现的。肺气的宣发和肃降，是相互制约、相反相成的。二者协调，则呼吸均匀通畅，而当二者失调的时候，则可见呼吸失常。如外感风寒会导致肺的宣发功能障碍而出现胸闷鼻塞、呼吸不畅，恶寒发热、无汗等症，同时也可引起肺的肃降功能失常而伴有咳嗽喘息。

(4) 肺主通调水道：是指肺气对人体水液的输布和排泄具有疏通和调节的作用。肺主通调水道的功能是通过肺的宣发肃降功能实现的。宣发功能正常，津液得以正常的向体表和人体上部输布，起到润泽皮肤，滋养上部脏腑的作用，同时通过呼吸、汗液蒸发来排出人体部分代谢后的水液。肃降功能正常，津液得以正常的向体内和人体下部输布，滋养下部脏腑，同时通过小便来排出人体部分代谢后的水液。反之如果二者失调，则会出现津液代谢障碍。发生水肿、小便不利等。

(5) 肺朝百脉；主治节：肺朝百脉是指全身的血液都要汇集到肺，再由肺的呼吸运动进行气体交换后再输布到全身。因此，人体的各个脏腑、经脉的功能正常与否都会反映到肺上。主治节，则是肺能够辅助心对全身进行整体控制和调节。

2. 肺的生理特性 肺通过鼻与外界相通，肺叶娇嫩，不耐寒热，六淫侵犯人体，皆易首先犯肺。因此称肺为娇脏。肺位于人体胸腔最高位置，因此也称肺为华盖。此外，秋季属金，肺亦属金，并有肃杀之性，与秋季相合，因此肺气旺于秋，肺与秋气相通应。同气相感，秋之燥气最伤肺气，因此秋季要注意养肺。

三、肝

"肝者，将军之官，谋虑出焉"。肝在体合筋，其华在爪，开窍于目，在志为怒，在液为泪，与胆相表里。肝与筋、爪、目、泪、胆共同组成肝系统。

1. 肝的主要生理功能

（1）肝主疏泄：是指肝具有疏通、宣泄、条达的作用。包括调畅人体气机、调节情志以及促进脾胃消化和调节生殖功能。

气的运动称为气机，升降出入是气机的运动形式，肝的疏泄功能能够协调平衡各脏腑的气机，使得气机调畅，各脏腑生理功能正常。

此外，肝对于情志的正常也起到非常重要的作用。正常的肝之疏泄功能，能保证人体情志的舒畅、情绪的平稳。反之，如果肝失疏泄，则可能引起抑郁或亢奋。不良的情绪同时能使肝疏泄功能失常。

脾胃是人体消化的主要场所，但肝可能调节脾气上升和胃气下降，对于促进脾胃的消化也有重要的意义。而肝失疏泄时，脾胃消化也随之受到影响。可能会出现如腹胀、腹泻、嗳气、反酸等症状，也会导致胆汁排出不畅从而影响消化，同时可能伴见胁肋疼痛、口苦黄疸等。

肝之疏泄还能调节生殖功能。生殖功能由肾所主，肾主封藏精气，但精气也需要疏泄，这就需要肝之疏泄功能的正常。肝与肾的一泄一藏，共同维持生殖功能的正常、当肝疏泄功能失常时，就会出现男子排精、女子排卵以及月经排出的障碍。严重者还会出现不孕不育等生殖系统疾病。

（2）肝主藏血：是指肝具有调节血量和贮藏血液的作用。人卧则血归于肝，人动则血液流行脏腑组织。而这种分配合理与否，是由肝主藏血功能的正常决定的。当肝主藏血功能失常后，会出现肝不藏血的情况，导致人体的各种出血或缺血。如吐血、衄血、崩漏下血或视物模糊、肢体麻木、月经稀少或闭经。

2. 肝的生理特性

（1）肝喜条达而恶抑郁：肝秉承木之性，具有生发之气，故喜条达而恶抑郁。肝气宜保持舒畅条达。如情志抑郁，则最能伤肝，导致肝失疏泄，气机郁结。

（2）肝为刚脏："肝者，将军之官"，其气易亢易逆，具有刚强躁急的热点。临床上常见肝阳上亢、肝火上炎等亢逆之证。肝体阴而用阳，肝主藏血，肝阴血不足则多见亢逆之证。因此，用药应以柔和为主，柔肝、缓肝、和肝，尽量避免燥烈攻伐之药，以防诱发亢逆之证。

（3）肝与春气相通应：春季属木，肝亦属木，并有生发条达之性，与春季相合，因此肝气旺于春，肝与春气相通应。同气相感，春之风气最伤肝气，因此春季要注意养肝。无论从起居、饮食都需要顺应肝之生发之气，保持肝气的条达舒畅。

四、脾

"脾者，仓禀之官，五味出焉"。脾在体合肉，其华在唇，开窍于口，在志为思，在液为涎；与胃相表里。脾与肉、唇、口、涎、胃共同组成脾系统。

1. 脾的主要生理功能

（1）脾主运化：脾主运化主要是两个方面的内容。一是脾主运，二是脾主化。运即为运输，化即为消化、吸收。因此，脾主运化就是脾掌管饮食物的消化和吸收过程。主要包括运化水谷精微和运化水液。

运化水谷即是对饮食物的消化和吸收。饮食入胃后，经过初步的消化，输送至脾，脾对之进一步消化，再吸收其中的精微物质，然后转输至心肺，化生气血并布散于周身。水谷变化为精微物质，都是依赖脾的正常运化功能实现的。因此，脾胃又为"后天之本"和"气血生化之源"。若脾主运化水谷的功能正常，则气血充足，精力充沛，反之。如果脾主运化水谷的功能失常，则会出现气血不足、精力低下、面色无华、形体消瘦等。

运化水液是指脾能够调节人体的水液代谢，对水液的吸收、转输和布散起主要作用。脾将摄入到体内的水饮，通过气化转输成为津液，发挥其滋润和濡养脏腑组织的作用。并且将经过代谢后的水液通过脾的转输作用至肺和肾，通过肺和肾的气化功能，化为汗液和尿液排出体外。维持人体水液代谢平衡。若脾主运化水液的功能正常，则水液能够正常输布，脏腑组织能够保持润泽。反之如果脾主运化水液的功能失常，就会导致水液在体内的代谢障碍，出现水液停滞，出现痰饮水湿、水肿、小便不利、汗液不足、妇女带下异常等。

（2）脾主生血统血：是指脾具有化生和统摄血液的作用。饮食物通过脾的运化作用，化生为水谷精微，水谷精微又是血液的重要原料，因此，脾功能正常，水谷精微充足，血液自然化生正常，反之，如果脾功能低下，则水谷精微化生不足，血液亦化生不足。出现血虚的症状，如面色㿠白、头晕眼花、心悸失眠等。脾气健运，又能统摄血液，使血液能够在经脉中正常运行，而不溢出脉外。脾的统血功能是气的固摄作用的具体体现。如果脾统血功能失常，就会出现各种出血症状，如便血、衄血、尿血、崩漏下血等。

2. 脾的生理特性

（1）脾气主升：脾位于人体的中焦，是气机升降的枢纽。脾的运动是升的趋势，与胃的降的趋势配合，一升一降，斡旋中焦，使得气机运化正常。脾通过升清的作用，将水谷精微物质上输头目、皮肤、脏腑、肌肉，并能维持内脏位置的恒定。如脾不升清，则出现眩晕、乏力、腹胀、腹泻、多尿、带下、胃下垂、肾下垂、子宫脱垂等。

（2）脾喜燥恶湿：脾为太阴湿土，主运化水湿，然水湿过度则可困脾。造成运化无权，出现腹胀便溏的脾湿症状。脾运化水液功能正常，则水湿无留聚，反之则会出现水湿为患。这种水湿需要性燥之药如苍术、厚朴等方可祛除，因此说脾喜燥而恶湿。

（3）脾与长夏之气相通应：长夏为夏秋之间的多雨季，长夏属土，脾亦属土，并有生化承载之性，与长夏相合，因此脾气旺于长夏，脾与长夏相通应。同气相感，长夏之水湿之气最伤脾气，因此长夏要注意养脾。

五、肾

"肾者，作强之官，伎巧出焉"。肾在体为骨，其华在发，开窍于耳及二阴，在志为恐，在液为唾，与膀胱相表里。肾与骨、发、耳及二阴、唾、膀胱共同组成肾系统。

1. 肾的主要生理功能

（1）肾主藏精：是指肾具有封藏精气的作用。精是指组成人体和维持人体生命活动的基本物质之一，有广义和狭义之分。广义之精是指人体内的一切精微物质，包括气、血、津液等。狭义之精是指生殖之精。生殖之精又分为禀受于父母的先天之精和来源于饮食水谷的后天之精。精宜藏不宜泻，肾中精气充足，则人体生长发育正常，气血充足，身体强健，不易得病，生殖功能健康。而当肾不藏精时，人体生长发育就会出现迟缓，气血亏虚，身体羸弱，容易感邪，生殖功能随之低下。

（2）肾主水液：是指肾具有主持和调节水液代谢的作用。而这种作用主要通过肾阳的气化作用而实现。水液代谢主要是指将饮食物中的津液吸收并输布全身，同时将各脏腑组织导泻后的液体排出体外。正常情况下，水液通过胃的受纳，脾的运化和转输，肺的宣发和肃降，肾的蒸腾气化，以三焦为通道，输送全身；各脏腑经过代谢后的水液分别化为汗液、尿液排出体外。若肾主水液功能失常，则会引起水液代谢障碍。肾气化失常可分为开多合少以及合多开少。开多合少会出现尿量增加，尿频等症状；而合多开少则会出现小便量少、水肿等症状。

(3) 肾主纳气：是指肾具有摄纳肺所吸入的清气，而调节呼吸的作用。肺为气之主，肾为气之根。肺吸入的清气必须下归于肾，肾气充沛，纳气功能正常，才能保证呼吸的畅通，防止呼吸表浅。肾气充足，摄纳正常，才能使肺的气道通畅，则呼吸匀调。肾气不足，摄纳无权，吸入之气不能归纳于肾，则可出现呼吸表浅、呼多吸少、动则气喘等症状，通称为"肾不纳气"。

2. 肾的生理特性

(1) 肾主封藏：体现在肾的藏精、纳气、固胎元等方面。人体的各种精微物质贮藏于肾，宜藏不宜泻。肾之封藏与肝之疏泄组成一开一合，有开有合，共同维持人体的正常生命活动。

(2) 肾主一身之阴阳：肾为五脏六腑之根本，为水火之宅。寓真阴而涵真阳。五脏六腑之阴阳均有赖于肾之阴阳的滋养和温煦。肾阴足则全身之阴皆足，肾阳壮则全身之阳亦壮。肾之阴阳相互制约，相互为用。维持着人体正常生理功能的动态平衡。

(3) 肾与冬气相通应：冬天万物封藏，五行属水。肾亦属水，并有封藏之性，与冬季相合，因此肾气旺于冬，肾与冬相通应。同气相感，冬之阴寒之气最易伤肾，正如《黄帝内经》告诫我们的："去寒就温，勿泻皮肤……"因此冬季要注意养肾。要以闭藏为主。

心主神志的现代医学浅释

心主神志是基于心主血的功能之上，心血是心神的物质基础，故有"血者，神气也"之说。现代医学研究认为，心对神明的作用主要通过心血、心激素及心磁场等方面实现。

1. 心血 心血是人体赖以生存的重要物质，通过脑循环运行于大脑。脑循环是特殊区域循环的最重要组成部分，是大脑、小脑、脑干和脊髓血液循环的统称。脊椎动物的脑血流来自两对动脉，包括椎动脉和颈内动脉各1对。左、右椎动脉从枕骨大孔进入颅腔汇成基底动脉，然后与后交通动脉、颈内动脉、前交通动脉会合形成大脑动脉环，由此环发出6条大脑动脉供血给大脑、脑干，从基底动脉发出1对到小脑的动脉，另外在椎动脉汇成基底动脉以前发出脊髓前动脉。颈内动脉供血到大脑半球两侧的前部和中部，椎动脉和基底动脉供血到小脑及大脑的枕叶和后窝。高等脊椎动物大脑循环在脑循环中所占的比重较大，所以也叫大脑循环，而大脑是神志活动的中枢。人脑的耗氧量约为全身耗氧量的 1/5，充足的脑血流量是保证脑部正常活动的首要条件。脑血流供应不足则很快严重影响脑的功能，大脑皮层对脑循环缺血和血中缺氧非常敏感，脑循环血中缺氧半分钟或完全阻断脑血流 10s 即会导致昏迷，缺氧 3min 可能造成脑神经细胞的不能恢复的损伤，缺氧 6min 可以致死。由此可见，脑循环关系到动物的生死存亡。脑循环供给中枢神经系统营养并排出其有害的代谢产物，从而维持其正常功能。正常成年人每分钟流注于脑组织的血液达 750ml 左右，占心输出量的 15%～20%，是肌肉细胞工作时耗血量的 15～20 倍。充足的脑血流量是保证脑部正常活动的首要条件。脑血流供应不足很快会严重影响脑的功能。当大脑半球血流量平均减少到 25～30ml 时，就可能发生精神错乱，甚至意识丧失。

2. 心激素 心激素是近年来发现的由心房分泌的多种肽类激素，这种激素能将心的指令传到全身，包括大脑，使人具有整体的协调功能；同时又能帮助大脑思维，一旦缺乏它，人就会反应迟钝，精神萎靡。以心钠素（ANP）为例，它是心房肌细胞产生和分泌的具有强烈利尿、利钠、扩血管及降低血压等作用的多肽激素。ANP 与 ET（内皮素，目前所知由血管内皮细胞分泌的血管收缩作用最强的生物肽）之间存在着相互拮抗的生理作用，急性脑血管疾病（CVD）患者血浆 ANP 与 ET 含量的变化呈显著正相关关系。ANP 能明显抑制内皮细胞基础和（或）凝血酶等刺激条件下 ET-mR-NA 表达和 ET 释放，并呈浓度依赖性，ANP 对 ET 介导的组织损伤和细胞增殖均有拮抗作用；同时 ET 还可以通过 Ca^{2+} 的流入，增加细胞内 Ca^{2+} 的释放，直接造成神经细胞损害，使神经症状加重，而 ANP 却可以阻止 Ca^{2+} 内流及细胞内 Ca^{2+} 的释放，影响 Ca^{2+} 介导的生物过程，对神经细胞起到一定的保护作用。故认为 CVD 急性期 ANP 含量的升高，可能为机体对 CVD 发生这种不良刺激所产生的保护性应答反应，对其脑水肿的消退及促进疾病恢复有重要意义。ANP 和 ET 这对相互对立的神经肽与体内其他血管调节物质相互制约，形成一个复杂的调节网络，参与脑血管功能的调节。

3. 心磁场 心脏的心房和心室肌肉的周期性收缩和舒张伴随着复杂的交变生物电流，由此而产生了心磁场。在恒定磁场中，由于血管和血液的运动，对磁力性进行切割，均可产生微电流，在磁场作用下，生物电流（如心电、脑电、肌电及神经动作电位）将受到磁场力的作用，引起有关组织器官的功能发生相应变化。另外磁场还对生物体内氧化与还原过程中电子传递过程产生作用而影响生化过程，通过对人体金属离子（Ca^{2+}，Mn^{2+}，Mg^{2+} 或 Zn^{2+}）和非金属离子 Cl^- 等作用影响酶的催化活性，而对人体产生作用。神经和体液系统对磁场的作用最为敏感。神经系统以丘脑下部和大脑皮层最为敏感，主要是对神经系统的抑制作用。动物实验表明在磁场作用正点动物某些激素分泌增加。磁场还可能影响经络的电磁活动过程而起功能调节作用。心磁场要比脑磁场大百倍，所以心磁场能影响及脑磁场而起到调控人的精神意识、思维活动的作用。

（钟艳．心主神志的现代医学浅释．湖南中医学院学报，2005，25（2）：32）

脾主统血与维生素 K 的联系

人体的维生素 K 主要来源于消化系统。维生素 K 广泛地分布于动、植物中，并且人体肠道内的细菌也能合成维生素 K 而被吸收利用。维生素 K 也称凝血维生素，主要在小肠吸收，经淋巴吸收入血，在血液中随 β-脂蛋白转运至肝储存，用于合成凝血因子。不论是消化管和消化腺的疾病，如胰腺疾病、肝胆疾病、小肠黏膜萎缩或脂肪便，以及肠道微生态失衡如肠道埃希菌定位、定性、定量的异常等，都可以影响维生素 K 的吸收和合成，而致机体出现异常出血。脾和胃同属消化系统的主要脏器，机体的消化运动，主要依赖于脾和胃的生理功能。机体生命活动的持续和气、血、津液的生化，都有赖于脾胃运化的水谷精微，而称脾胃为气血生化之源，"后天之本"。中医脾的生理功能几乎覆盖了整个西医消化系统的生理功能，即分散在消化管的口腔、咽、食管、胃、小肠、大肠和消化腺的肝、胆、胰等各器官组织的功能活动中。中医脾的病理表现也体现在西医消化系统的各器官组织的病理表现中。

（强世平．脾主统血与 VitK 的联系．黑龙江中医药，2005（5）：2）

"肺在体合皮、其华在毛"的现代研究

肺是人体与外界环境进行气体交换的器官和场所。人体通过肺，吸入自然界的清气，呼出体内的浊气，实现体内外气体的不断交换。故《素问·阴阳应象大论》曰："天气通于肺。"与肺相合，皮肤之玄府也有散气以调节呼吸的作用。《素问·生气通天论》称玄府为"气门"，即此而言。肺与皮肤相互协调，共同主司呼吸。从简单蛋白体到原始单细胞生物，从低等无脊椎动物中的原生动物到线形动物，均没有专门的呼吸器官，它们的呼吸运动是由细胞膜在水中完成，或由身体表面的细胞直接与外环境进行气体交换。当细胞中线粒体消耗大量氧时，细胞内含氧浓度降低，细胞外环境含氧浓度大于细胞内部，氧即由胞外透过胞膜扩散到胞内。相反，由于细胞外部的二氧化碳浓度低于胞内，细胞氧化过程释放的二氧化碳便透过胞膜扩散于外。对于这些生物而言，细胞膜或身体表面的细胞（皮毛），即可视为执行呼吸功能的"肺"。较高等的无脊椎动物有了独立的呼吸器官，却是由表皮的一部分转化形成的。这部分表皮扩大了它的表面积，或是向外突出成为水生种类的鳃，或是向体内凹入成为陆生种类的气管，但仍明显地表现出肺与皮毛的同源关系。陆生脊椎动物由水生过渡到陆地生活后形成了肺，此时肺的结构比较简单，呼吸功能较差，尚须由皮肤辅助呼吸。例如青蛙的皮肤呼吸表面积与肺呼吸表面积之比为 3：2，在冬眠期几乎全靠皮肤呼吸。若终止其皮肤呼吸，青蛙便会窒息而死。这是在较为高等的动物中，肺与皮肤同功的确证。哺乳动物的肺高度发达，但皮肤仍在一定程度上保持着"主气"的功能。

人体肺脏的最小功能单位是肺泡，肺泡表面存在着液体分子层，这层液体使肺始终在"水"的环境中进行气体交换。这在形式上与低等动物靠皮肤或细胞膜通过水的环境进行气体交换是基本相同的。在人的胚胎期，原始组织包括外胚层、中胚层和内胚层，肺与皮肤均由外胚层发

育而来。有观测表明，人体内含量极少的硅元素，大多分布于皮肤和肺。这不能不说是肺与皮毛相合的体现。

从生物进化的角度可以认为，肺是进化过程中适应内呼吸而产生的特化的"皮毛"。肺与皮毛同源同功，共同主持呼吸功能，完成呼吸运动。在人体，皮肤的呼吸功能虽已退化乃至消失，但玄府尚有散气以调节呼吸之作用。

肺与皮毛对呼吸的相关作用，常在病理上表现出来。外感表证，邪犯皮毛，最易累肺，影响肺的呼吸功能，致宣降失常而出现鼻塞、咳喘等病证。许多皮肤病皮损严重者，易合并肺部病变，致呼吸困难；肺部疾患呼吸困难者，又易继发皮肤病损。中日友好医院呼吸内科、病理科曾联合报道1例皮肌炎伴发肺间质纤维化、自发性气胸、肺部感染、呼吸衰竭而死亡者。斯里兰卡的 Nanayakkara P 曾观察了15例湿疹性皮炎患者，7例在皮炎发病前有支气管哮喘史；5例于皮炎发病前有呼吸困难史，始发皮炎时呼吸困难消失；3例呼吸困难与皮炎交替出现。于此，不难反思到肺与皮毛在主司人体呼吸中的相关功能。

（欧阳兵．"肺主皮毛"的科学内涵和临床意义［J］．安徽中医学院学报，1996，15（4）：12）

"肾主纳气"与肾脏内分泌功能的关系

"肾主纳气"最为直接的证明，就是肾脏所分泌的促红细胞生成素对体内运氧、供氧的调节。很早就有人发现，高山居民和缺 O_2 动物血中可生成一种体液性因子，能刺激骨髓生成红细胞，称为促红细胞生成素，简称"促红素"，其化学本质是由一条肽链组成的糖蛋白。首先，作为激素的促红素已经确定是由肾脏分泌的（具体分泌部位是肾皮质），切除肾脏的动物缺 O_2 后不再发生红细胞增多的现象，而肾脏癌瘤患者的红细胞则明显增加，切除癌瘤后其红细胞也恢复正常，可见，促红素产生确与肾脏有关。用不含血清的组织培养液灌注缺 O_2 动物的肾脏时，流出液中含有促红素，可见缺 O_2 可使肾脏直接产生促红素，进一步用荧光抗体证明，肾皮质（可能是肾小球旁器）就是产生促红素的具体部位。

促红细胞生成素的功能就是对血红细胞具有选择性促进作用，因多次输血而造成体内促红素分泌几乎停止的小鼠，注射促红素后，可见其造血组织脾脏中的原红细胞和幼红细胞以及周围血液中的网织红细胞的百分比相继上升。其脾脏中的血红蛋白（Hb）合成也相应增速，证明肾脏所分泌的促红素具有多重功能：（1）促进干细胞分化成原红细胞。（2）加速幼红细胞的分裂增殖。（3）促进网织红细胞的成熟和释放。（4）促进血红蛋白（Hb）的生物合成。很显然，由肾脏分泌促红素的以上作用，最终对氧在血中运输起到决定性调节作用，从而对整个细胞的内呼吸（生物氧化过程）起到较为深刻的影响作用。

刺激肾脏产生促红素的条件实质是血液供 O_2 和组织耗 O_2 之间的平衡关系，O_2 分压增高，O_2 供过于求，促红素分泌下降；而 O_2 分压降低，O_2 相对供不应求，促红素分泌增加，此增加可使红细胞生成加强，以增加氧的供给，以上事实证明，肾脏确实在通过这种生成促红素的内分泌功能，对机体氧的摄纳施加了根本影响，从而起到了"纳气"之作用。

其次，肾脏还可通过肾素-血管紧张素系统，调节小动脉的口径和血液分布，进而影响到心输出量，从而对体内 O_2 的供求关系进行一系列调节。

另外，肾上腺皮质所分泌的糖皮质激素，肾上腺髓质所分泌的儿茶酚胺类激素和肾上腺素、去甲肾上腺素，通过作用于物质代谢和心血管功能，亦对机体 O_2 的供需产生极大影响和调节，这也从另一方面为"肾主纳气"提供了有力证据。

（钟飞．"肾主纳气"的现代实质与肾脏生化功能的关系．中医药学报，2001，29（6）：1）

第二节　六腑的生理功能与特性

一、胆的生理功能与特性

"胆者，中正之官，决断出焉"。胆位于右胁下，与肝相连，为中空的囊状器官，内藏胆汁。胆汁是精汁，是一种清净、精纯的黄绿色的精微物质，有促进消化的作用，所以胆又有"中精之腑"、"清净之腑"、"中清之腑"之称。

胆既为六腑，又为奇恒之腑。与肝互为表里。

1. 胆主贮存和排泄胆汁　胆汁来源于肝，是由肝之余气所化生，贮存在胆腑中；在肝气疏泄作用下排泄入肠中，促进饮食物的消化和吸收。若肝胆的功能失常，胆汁分泌排泄受阻，就会影响脾胃受纳腐熟以及运化水谷精微的功能，可出现食欲不振、胸胁胀满、腹泻等症状。

2. 胆主决断　胆主决断，是指胆在精神意识思维活动中，具有判断事物，作出决定的能力，若胆气强壮，则对剧烈的精神刺激适应能力强，且能勇敢应变，当机立断；若胆气怯弱，则易受到不良精神刺激的影响，而产生疾病。如胆小易惊、失眠多梦、遇事多疑等。

3. 胆气主升　胆为阳中之少阳，主少阳春升之气。胆气升发条达，则脏腑气机调畅。若胆失升发条达，则脏腑气机不畅，会出现气机失调的各种症状。

二、胃的生理功能与特性

"胃者，仓廪之官，五味出焉"。胃位于中焦，上口为贲门连食道，下口为幽门通小肠。分为上、中、下三部，分别称为上脘、中脘、下脘，统称为胃脘。与脾互为表里。

1. 胃主受纳腐熟水谷　是指胃能够接受容纳所有的饮食物，并将饮食物初步消化形成食糜的过程。故称胃为"太仓"、"水谷之海"。胃主受纳，是主腐熟功能的基础，也是饮食物消化吸收的基础。胃主受纳、腐熟水谷功能的强弱，取决于胃气的强弱。若胃气不足，则胃的受纳、腐熟水谷功能减退，出现纳呆、厌食、胃脘胀闷、嗳腐吞酸等。

2. 胃主通降　是指胃的气机宜保持通畅下降的趋势。饮食物入胃，经胃气的受纳腐熟作用，形成食糜，下传小肠分清别浊，其清者吸收入里，其浊者下移大肠，然后形成粪便排出体外。从而保持"胃实肠虚"、"肠实胃虚"的状态。这是由胃气的通降作用完成。所以胃气贵于通降，以下行为顺。胃的通降是受纳的前提。胃保持了通降，才能不断接受和容纳饮食物。脾升胃降，才能共同促进饮食物的消化吸收。若胃失通降，饮食物和残渣就不能下行，则出现纳呆脘痞、大便秘结、食欲不振等症状，如果胃气不降反升，谓之胃气上逆，则会出现恶心呕吐、呃逆嗳气等症状。

3. 胃喜润恶燥　是指胃喜于滋润而恶于燥之太过的特性。胃为阳明燥土，赖水以济燥，胃的受纳腐熟之作用不仅赖于胃阳的蒸化，同时也需要胃中阴津的滋润。故言胃喜润恶燥。因此，治疗胃病时，须注意护养胃阴。

三、小肠的生理功能与特性

"小肠者，受盛之官，化物出焉"。小肠位于腹中，上端通过幽门与胃相接，下端通过阑门与大肠相连。与心相表里。

1. 小肠主受盛化物　受盛，即接受盛放；化物，即消化食物。是指小肠接受从胃传导下来的食糜，并在小肠内停留一定的时间，对其进一步消化，化为水谷精微。若小肠受盛化物功能失常，则可见腹胀、腹泻等症状。

2. 小肠主泌别清浊　是指小肠将消化后形成的水谷精微和食物残渣分开，将水谷精微和津液吸收上行，输布全身，将食物残渣下传至大肠、将多余的水液下传膀胱的功能。即升清降浊。如小肠泌别清浊功能正常，则水液和糟粕各行其道，二便正常。若小肠泌别清浊的功能失常，清浊不分时，则水液归于糟粕，导致水谷混杂，出现大便溏泄而小便短少等症状。

四、大肠的生理功能与特性

"大肠者，传导之官，变化出焉"。大肠居于腹中，上端与小肠交接与阑门，下端为肛门。与肺相表里。

1. 大肠主传化糟粕　大肠接受经过小肠泌别清浊后的食物残渣，并将多余的水液吸收，从而形成粪便，经肛门排出体外。如果大肠传化糟粕功能失常时，则可见排便功能异常，如便秘或泄泻。

2. 大肠主津　是指大肠所吸收的水分，参与调解人体水液代谢的功能。大肠主津功能失常，则不能吸收糟粕中的水分，从而出现水与糟粕俱下，出现泄泻等症状。

五、膀胱的生理功能与特性

"膀胱者，州都之官，津液藏焉，气化则能出矣"。膀胱位于下腹，上有输尿管与肾相通，下有尿道，开口于前阴相连。是一个中空的囊性器官。与肾相表里。

1. 膀胱主贮尿排尿　人体代谢的多余的津液，经肾的气化作用，生成尿液，下输于膀胱贮存。尿贮存于膀胱，达到一定充盈程度时，经肾和膀胱的气化作用，可自主排出体外。膀胱功能失调，主要表现为贮尿、排尿异常。如尿频、尿急、尿痛、尿失禁、遗尿等。

2. 膀胱司开阖　开，即排尿；阖，即贮尿。膀胱司开阖即为掌管尿液的贮藏与排泄的开阖有度。膀胱的贮尿和排尿作用有赖于肾的气化和固摄功能，若肾气不固，则膀胱气化失司，开合功能失常。开多合少，则出现小便清长、失禁、遗尿等；合多开少，则出现小便排出不畅、癃闭等。

六、三焦的生理功能与特性

"三焦者，决渎之官，水道出焉"。

1. 三焦主通行元气　元气，是人体最根本的气。元气根于肾，通过三焦而敷布于五脏六腑，温养于全身，三焦是气之升降出入的通道，又是气化的场所。故三焦是元气运行之通道。

2. 三焦主疏通水道　三焦是水液升降出入的道路，全身水液代谢主要由肺、脾、肾三脏协同完成，三焦通畅，水液才能正常升降出入。三焦水道不利，则可发生水液代谢障碍的病变。

3. 上焦如雾；中焦如沤；下焦如渎　"上焦如雾"是指上焦宣发卫气，输布精微的作用。有如"雾露之溉"。"中焦如沤"是指脾胃运化水谷，化生气血的作用。沤，就是形容水谷腐熟成为食糜的状态。主要是指中焦脾胃的受纳、腐熟、运化水谷精微，化生气血的功能。渎，是水道、沟渠，形容水浊不断向下、向外排泄的状态。"下焦如渎"是指下焦的肾、膀胱、大肠、小肠等具有排泄糟粕和尿液的功能。

第三节　奇恒之府的生理功能

奇恒之腑包括脑、髓、骨、脉、胆及女子胞。

一、脑

脑居于颅内，与脊髓相通，由髓汇集而成。中医认为，脑隶属五脏，与肾的关系密切。自古有髓通脑，髓养脑之说。脑与精神活动，思维意识、情志活动以及感觉功能有关。五脏功能正常则髓充，髓充则脑灵。而当出现脑病的时候，会产生精神活动和感觉功能障碍，如记忆力减退，思维迟钝，头晕目眩，视觉、听觉、嗅觉不灵敏等。

二、髓

髓是骨腔内的膏状物质，由先天之精化生，并由后天之精充养。具有充骨、充脑、养脑以及化生血液等作用。髓藏骨中，骨又赖髓的营养，肾精充足，骨髓化生有源，骨骼则发育正常；反之肾精亏虚，骨髓化生乏源，骨骼发育障碍，则见骨骼易折等。"脑为髓之海"。脑髓充盈，则脑力充沛；髓海空虚，则两目昏花、头晕耳鸣、记忆力减退，反应迟钝。肾生精，精生髓，髓又可以化生为血液。因此部分血虚的病人可以使用补肾填精的方法治疗。

三、骨

骨，具有贮藏骨髓，支撑形体以及保护内脏等功能。骨中间有腔隙，里面藏有骨髓。骨是支撑人体和维持形态的总支架。具有保护重要器官如心、肝、肺、脑等的作用，此外，骨与肌肉、筋膜还具有协同作用。骨与五脏当中的肾关系最为密切。《黄帝内经·素问》中就说："肾主骨"的说法。肾生精，精生髓，髓充骨，髓养骨。因此，只有肾中精气充足，骨骼才能健康发育。如果肾精亏虚，则多可累及到骨。如龟背、小儿囟门迟闭、软骨、迟立迟走、高年之人骨质疏松、骨脆易折等，都与肾中精气亏虚有关。

四、脉

脉又称为脉道、脉管、血腑，是血液运行的通道，遍及周身，无处不至。具有运行血液、约束血行以及反映全身信息的作用。若脉道通利，则血行流畅，且在规定的通路中运行而不至于溢出脉外。若脉道不利，则血行不畅，会产生瘀血、出血的现象。生理上，心主脉，心的功能正常，则血脉流畅；反之，心功能异常则血行障碍。此外，脉与肝、脾、肺都有密切的关系。

五、女子胞

女子胞，又称胞宫、子宫、子处、子脏等。位于小腹部。女子胞的主要生理功能是主持月经和孕育胎儿。女子胞是女性生殖功能发育成熟后产生月经的主要器官。女子到了青春期（二七），肾中精气旺盛，天癸至，任脉通，太冲脉盛，女子胞发育完全，月经来潮。到 49 岁（七七）左右，肾精渐衰，天癸渐绝，冲任二脉的气血也逐渐衰少，终至绝经。女子胞主月经的功能与肾、天癸、冲任二脉以及肝、脾、心有密切的关系。此外，月经正常来潮后，女子胞就具备了生殖和养育胎儿的能力。受孕以后，胎儿在母体子宫中发育，女子就聚集气血以养胎，成为保护胎元和孕育胎儿的主要器官。此外，女子胞还主能够润泽阴部的生理性阴液，又称带下。

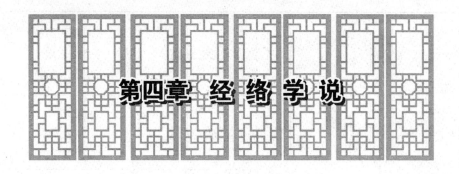

第四章 经络学说

一、概述

经络是中医学理论中的一大特色。在中医学理论体系中占有重要地位。中医学有关人体的生理知识、针灸技术、推拿技术、药物归经等都依赖于经络学说。最早详尽阐述经络的著作是具有两千多年历史的中医巨著《黄帝内经》,《灵枢·邪气脏腑病形》有言:"阴之与阳也,异名同类,上下相会,经络之相贯,如环无端。"书中将经络描述为贯穿全身四肢百骸的密集网络。《灵枢·海论》指出:"夫十二经脉者,内属于腑脏,外络于肢节。"《灵枢·脉度》说:"经脉为里,支而横者为络,络之别者为孙。"经络是经脉和络脉的总称。经,有路径的意思。经脉贯通上下,沟通表里,是经络系统的主干。络,有网络的意思。络脉是经脉的分支,较经脉细小,纵横交错,遍布全身各处。经络内属脏腑,外络肢节,沟通于内外,将人体各脏腑、各组织联结成为一个有机的整体。

二、经络的组成

经络系统,由经脉、络脉、十二经筋和十二皮部所组成。经络在内能连属于脏腑,在外则连属于筋肉、皮肤(表1-4)。

表1-4 经络系统

经络系统	经脉	正经十二 (十二经脉)	手三阴经	手太阴肺经 手厥阴心包经 手少阴心经

47

续表

经络系统	经脉	正经十二 (十二经脉)	手三阳经	手阳明大肠经 手少阳三焦经 手太阳小肠经
			足三阴经	足太阴脾经 足厥阴肝经 足少阴肾经
			足三阳经	足阳明胃经 足少阳胆经 足太阳膀胱经
		奇经八脉 十二经别		
	络脉	十五络脉 孙络 浮络		
		十二经筋		
		十二皮部		

三、经络学说的主要内容

经络学说，即是研究人体经络的生理功能、病理变化及其与脏腑的相互关系之学说。与藏象学说一起解释人体的生理，病理现象并指导基本的诊断和治疗。如中医认为，如足太阳膀胱经主表，为一身之藩篱，人体感受风寒邪气，首先侵犯足太阳膀胱经，导致经络拘急，出现头项痛、身痛、肢体关节酸楚等症状，而这些症状的所在地即为足太阳膀胱经所过之处。治疗时，药用羌活散风寒湿止痛，能减轻这些症状，即认为羌活归膀胱经。

四、经络的作用

中医将经络的功能活动表现称为"经气"。主要表现为沟通内外，联系脏腑；运行气血，濡养机体；抵御外邪，调节平衡等功能。

五、经络学说的临床应用

1. 针灸 针灸的运用已有数千年之久。针灸的前身是砭石，也就是石针，它的历史可以追溯到公元前 6 世纪。远古人患病后，由于还没有认识药物，所以它们往往会出于本能地用一些石头或者徒手按摩身体的某些部位，然后身体的症状就会得到缓解。经过不断的尝试，逐渐有了砭石疗法。随着科技的发展，到了秦汉时期，砭石逐渐改进成金属针。这些金属可以是金、银、铜、铁等。这些都得益于冶炼技术。现在我们通常使用的针具已经改进成不锈钢的了。

灸法的起源也很早，可以追溯到人类能使用火以后。用火燃烧某种介质，然后烘烤人体的某些部位，会缓解痛苦的症状。但是最早使用的植物可能是一些树枝、树叶等。经过千百年来不断的尝试，才发现用艾叶来灸的效果是最好的。现代我们常用艾炷、艾条来行灸法。

针和灸都是以经络穴位为基础的。随着中国古代医学的发展，经络学说已逐渐完善。11 世纪，宋代医生王唯一铸造了 2 座真人大小的针灸铜人模型。并用于针灸考试。铜人身上每个穴位都有一个孔。用蜡包裹铜人全身。铜人体内灌有水银。如果考生用针一次就能扎中穴位且扎入的深度合适的话，那么相应的孔里就会流出水银。这个考试要求非常严格。如果扎后没有水银流出，那么就说明考生没有找准穴位，那么它将被取消考试资格。只有这样的要求，才能培养出一个又一个医术娴熟的中医大夫来。

针刺麻醉的效果也得到了世界的公认。不少国家都对此展开了深入的研究。我国于 20 世纪 60 年代就已经尝试针刺麻醉后的手术治疗。也为针灸在世界树立了良好的形象。

2. 拔罐 拔罐法就是以罐为工具，利用燃烧消耗罐内的空气，然后利用罐内的负压吸附在体表一段时间，使皮肤产生充血、淤血现象，通过局部的损伤，调动人体的自我修复能力，也就是提高人体的抗病能力，从而达到防治疾病的目的。常用的罐有三种材料，竹制的、陶制的和玻璃制的。现代常用玻璃罐进行拔罐治疗。

具体操作时，用镊子夹住一个蘸有酒精的棉球，用火点燃后，伸入罐中，使火在罐内绕2～3圈，然后退出镊子，迅速将罐扣在要拔的部位上。停留10～15分钟，待拔罐的皮肤充血、淤血后，将罐取下即可。注意，不要将罐口烧热，以免灼伤皮肤。

3. 刮痧　刮痧疗法相传是从推拿演变而来的，是用边缘光滑的嫩竹板、瓷器片、小汤匙、硬币、头发等工具，蘸清水或食用油在体表部位进行由内向外、由上而下反复刮动，以治疗的疾病的方法。刮痧疗法是临床常用的一种简便的治疗方法，流传甚久。多用于治疗夏秋季时病，如感冒、中暑、胃肠道疾病。刮痧疗法具有发汗解表，宣通气血，舒筋活络，调理肠胃等功能。五脏之俞穴皆分布于背部，刮治后可使脏腑秽浊之气通达于外，促使周身气血流畅，逐邪外出。现代研究发现，刮痧疗法有明显的退热镇痛作用。其作用于神经系统，借助神经末梢的传导来加强人体的自身防御功能。也作用于循环系统，使血液回流加快，循环增强；淋巴液的循环加快，新陈代谢旺盛。

4. 推拿　推拿又称按摩，作为在中国广泛开展的一项传统中医治疗手段，近年来受到了越来越多的国外朋友的推崇。其神奇的效果和简便的操作吸引着很外国人来华学习这门古老而又神奇的技术。推拿是以中医的脏腑、经络学说为理论基础，手在人体上按经络、穴位用推、拿、提、捏、揉等手法进行治疗，以达到疏通经络、运行气血、扶正祛邪、疗伤止痛、调和阴阳的疗效。推拿，属于非药物的自然疗法、物理疗法、中医外治法范畴。推拿广泛应用于骨伤科疾病的治疗。如各种扭伤、关节错位、肌肉劳损、颈椎病、风湿性关节炎、肩周炎、骨质增生等。推拿不仅善于治疗骨伤科疾病，对内、妇、儿等科也有较好的疗效。特别对于儿科，针对小儿的感冒、咳嗽、哮喘、腹痛、腹泻、疳积、呕吐、便秘、佝偻病、遗尿、夜啼、瘘证等疗效较佳。

推拿这一中医治疗方法不需要医疗设备，不受地点、时间、气候等外部条件的限制，随时随地都可实行。推拿学习起来也比针灸简单。其理论基础与针灸十分类似，都是以中医经络、腧穴学说为基础的。

推拿的手法要求持久、有力、均匀、柔和、深透。正像太极拳一样，手法不但有形，而且有神。很多初学者能做到形似，但要做到神似就需要长时间的练习和揣摩了。因此，你可能发现初学者和经验丰富的推拿师在手法上表面很相似。但作为推拿对象的病人就能明显感到不同。新手的手法比较生硬、表浅，感觉不很舒服。而老手的手法连贯、自然、有穿透力，感觉非常舒适。

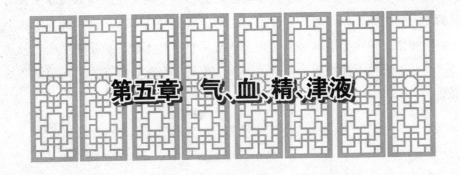

第五章 气、血、精、津液

第一节 气

一、概述

气是中国古代哲学中最基本的范畴。是构成天地万物的本源。在中医学中，气被定义为构成人体和维持人体生命活动最基本且具有很强活力的精微物质。也就是人体的原动力。这似乎不好理解，但你可以把它想象为组成人体的微小粒子，且提供给人体以能量，维持人的正常生命活动。中医认为，人体之气是由三部分构成的。它们分别是来自于父母、来自于食物和水、来自于空气。气无时不有、无处不在、运动不息、虽无形而有其象。

中医强调的天地人一体，即天人合一，就是因为气即构成人体、又构成万事万物。天、地、人均统一于气。故而人的生命活动必然和自然界的变化规律息息相关。即人与自然界是和谐统一的。时间、地域、环境、气候与人的疾病密不可分。《黄帝内经》就记载，夏天人们容易得腹泻、冬天容易得关节炎。说得就是气候与疾病的关系。所以治病也要考虑这种种的联系。

中医认为，气是构成人体的最基本的物质基础，也是人体生命活动的最基本物质。人体的各种生命活动均可以用气的运动变化来解释。

二、气的生成

气的生成来自于三个方面：

1. 先天之精气　即受之于父母的先天禀赋之气。其生理功能的发挥有赖于肾藏精气。

2. 水谷之精气 即饮食水谷经脾胃运化后所得的营养物质。

3. 吸入之清气 即由肺吸入的自然界的清气。

三、气的运动

气的运动，称为"气机"。人体的气无处不到，流行全身，正是有了气的不断运动，才产生了人体的各种生理活动。气的运动形式可归纳为四种，即升、降、出、入。升，是指气自下向上的运动；降，是指气自上向下的运动；出，是指气自内向外的运动；入，是指气自外向内的运动。气的升降出入对于维持人体正常的生命活动有着至关重要的作用。故《素问·六微旨大论》有云："出入废则神机化灭，升降息则气立孤危。故非出入，则无以生长壮老已；非升降，则无以生长化收藏。是以升降出入，无器不有。"

四、气的生理功能

气有五大功能。这对于人体的正常功能有着至关重要的作用。

1. 气的推动作用 就是指气具有激发和推动作用。能激发人体的各种生理功能如生长、发育、生殖、各个组织的正常运转等。能促进血液和津液的生成、推动血液和津液运行全身。也就是说，人从婴儿长到成人、人的血液能够流动，都就是气的推动作用在起作用。故而当气的推动功能减弱时，就可能出现生长缓慢，血液运行缓慢，或血液生成不足等。

2. 气的温煦作用 气给机体带来热量，能够维持人体正常的体温，维持各个组织器官的正常工作，以及血和津液的正常输布。当气的温煦功能失常时，人体就会出现如手脚冰凉、怕冷、脏腑功能减退等。

3. 气的防御功能 指气具有护卫体表，防御外邪入侵，祛邪外出等作用。气的防御功能正常时，人体就不容易得病，或即使得病也容易好。而当气的防御功能低下时，人体就容易得病，而且得病后不容易好。

4. 气的固摄功能 是指气能够维持人体内脏的位置恒定，防止出血以及出汗过多。如果气的固摄功能失常，就可能导致内脏下垂，如胃下垂，子宫脱垂等。还可能导致各种出血症状和多汗症状。

5. 气化作用 指的是气通过运动而产生各种变化。表现为气血精津液的代谢和转化。相当于新陈代谢作用。气化作用可以使饮食转化为能量，生成气血；食物的残渣转化为糟粕排出体外。当气化失常，就会影响到整个物质代谢的过程，产生一系列病理改变。

五、气的病理状态

气的失常主要包括气的化源不足、消耗过多或气的某些功能减退所导致的气虚，以及气的运动失常，导致气滞、气逆、气陷、气闭或气脱等情况。

六、气的种类

气根据其存在部位、功能和来源，可以分为元气、宗气、卫气、营气等。其他类型的气还有如水饮食物形成的成为水谷之气，肺部吸入的叫呼吸之气，循行于经络之中的称为经络之气，保证脏腑正常功能的叫脏腑之气等。

1. 元气　是指禀受于先天，藏纳于肾中，又赖后天精气之充养，维持人体生命活动的基本物质与原动力，其主要功能是促进人体的生长和发育，温煦和激发脏腑、经络等组织、器官的生理功能。

2. 宗气　是指由肺吸入的自然界清气与脾胃所化生的水谷精气相结合而成，积聚于胸中，灌注于心肺，主要功能是出喉咙而司呼吸，灌心脉而行气血。

3. 卫气　是指由饮食水谷所化生的彪悍之气，行于脉外，具有温煦皮肤、腠理、肌肉，司汗孔开阖与护卫肌表、抗御外邪的功能。

4. 营气　是指由饮食水谷所化生的精气，行于脉内，具有化生血液，营养周身的功能。

如何认识气？

在中国古代哲学和医学范畴内的"气"应该怎么样理解呢？19世纪前，科学家们都以为原子是最小的单位，而在19世纪末，玛丽·居里打开了原子的大门，证明原子不是物质的最小粒子。很快科学家就发现了两种亚原子粒子：电子和质子。1932年，詹姆斯·查德威克发现了中子，这次科学家们又认为发现了最小粒子。1964年，美国物理学家默里·盖尔曼和G.茨威格各自独立提出了中子、质子这一类强子是由更基本的单元——Quark组成的。此后的部分科学家们也证实了夸克的存在。认为其是至今发现的最小粒子。但没人敢说没有比夸克再小的粒子了。随着科技的进步，可能还会有更小的粒子被发现。

而中国的智慧就在于，他已经给人们定义了一个这世界最小的不能再分的粒子的名称，这就叫做"气"。这里请注意，不是发现了，而是定义了。因为这种最基本粒子肯定是存在了。我们虽然看不见它的"象"，但是我们能够知道它具有的功能，因此我们能够证明它是存在的。这也是"黑箱原理"的体现。例如氢气球能飞上天空。通过现象我们可以知道氢气一定比空气轻。

由于给"气"下了那样的定义，那么也就是说"气"构成了这万紫千红的世界。花能开、动物能跑、人能思考都以"气"作为其功能基础。

那么有气就有生命了吗？这个问题很重要。我们说，"气"以不同的组合方式组成了万事万物。中医有句话叫做"气聚而生，气散则死"。也就是说，气按照一定的规律组成生命。但一旦生命终结，"气"只是变换了另一种形式，而没有消失。正如热力学第一定律所说的"宇宙的能量总是守恒的，只是从一种形式转变成另一种形式，从一个物体转移到另一个物体"。你看，在大草原中，如果哪个地方埋葬着动物的尸体，那么那个地方的土地就很肥沃，长在上面的植物就生机勃勃。

从上面的论述我们可以看出，宇宙中的"气"以不同方式存在着。我们人类和其他动物、植物、矿物，以至于恒星、行星、彗星都是气组成的。那么人类的生活就与它们息息相关。这就是中国哲学和中国医学所讲的"天人相应"的道理。也就是说，人和自然是一个整体。

既然我们和它们的成分都是一致的，都是由"气"组成，那么我们和万事万物就会有相似的表现。比如在赤道附近的植物多为阔叶，叶的气孔很大，因为赤道阳光充足，雨水充沛，植物需要散热和蒸发水汽，以维持其正常生长。而在高纬度地区，植物多为针叶林，气孔很小。因为那里的气候寒冷，光照少，水分少，植物为了适应那里的环境就要减少散热和蒸发水汽，以维持其正常生长。我们再看看生活在这两个地方的人类。赤道附近的人皮肤疏松，汗孔扩张，蒸发散热快，和阔叶植物类似，都是为了适应那特有的气候。而高纬度生活的人类，皮肤紧致，汗孔紧闭，蒸发散热慢，和针叶植物类似，也是为了适应那特有的气候。

既然我们和它们的成分都是一致的，都是由"气"组成，那么我们就可以互相帮助。这就是为什么草根、树皮、石头能治病的道理。举例来说，夏天炎热，人们容易中暑。因此人们就会多吃西瓜来防止中暑。中医认为，西瓜皮就是具有清热解暑的功效。那么为什么西瓜皮能清热解暑呢，那么我们就来看一下西瓜的生长环境。夏季是西瓜生长的时节，而且我们知道，光照越足，西瓜就越好吃。让我们想想这之间有什么关系吧。阳光带来了热量，西瓜生长需要热量，但是过多的热量就会使西瓜腐烂。而西瓜皮起到的作用就是防止过多的热量伤害西瓜。因此我们可以看到，完整的西瓜在夏季可以保存很长时间，而切开的西瓜在常温下很快就会坏掉。夏天很热，阳光带来的热量很强，而西瓜瓤却不腐烂，因此我们可据此推测，西瓜皮有很强的抗热作用。所以我们吃了西瓜皮也可以帮我们抗热，防止中暑。这就叫做"天人相应"。在用西瓜皮用于治疗中暑上，我们并没有首先从微观上分析西瓜皮有哪些有效成分可以治疗中暑。中国的思维方式是从宏观用黑箱理论把握他的性质，从其能帮西瓜瓤"防暑"联想到他也能帮人类防暑。而实际情况就是我们在夏天吃西瓜和吃西瓜皮确实能帮我们防暑。因为我们和万事万物都是有气组成，有相似的性质。从表象来推测它的功能，这就是中医"象思维"的特点。

第二节　血

一、概述

血是行于脉管之中具有营养和滋润作用的红色液体，也是构成人体和维持人体生命活动的基本物质之一。脉作为血液的循行通道，被称为"血之府"。血与脉密不可分，同由心主宰。

二、血的生成

血主要是由水谷精微中的营气和津液所组成，其主要来源是由脾胃摄入的饮食物。肾精的充足、饮食的好坏以及脾胃功能的强弱，直接影响着血的化生。精与血之间可相互资生、相互转化。

三、血的运行

血在体内贵在运行通畅。血液能够运行通畅的条件首先是血液要充盈；

其次是脉管系统的完整而通畅；还必须有全身各脏腑发挥正常生理功能，特别是与心、肝、脾、肺的推动、贮藏、化生等关系尤为密切。

四、血的生理功能

血的主要生理功能是滋润和濡养全身。血循行于脉中，内达脏腑，外至皮肉、筋骨，不间断地为全身各个脏腑提供营养，从而维持其正常的生理活动。《素问·五脏生成》有言："肝受血而能视，足受血而能步，掌受血而能握，指受血而能摄。"指出了血液是人体各种功能的物质基础。同时血又是精神活动的主要物质基础。人的精神、神志、感觉等均有赖于血液的营养和滋润。正如《灵枢·营卫生会》所言："血者，神气也。"

五、血的病理状态

如果血液功能失常，则会出现神志方面的改变。如心肝血虚常见失眠、多梦等神志不安的症状，失血甚者还可出现精神烦躁、神情恍惚甚至昏迷等神志失常的改变。

第三节 精

一、概述

中医学认为，精是一种多为液态的有形的精微物质。有广义之精和狭义之精之分。广义之精，泛指构成人体和维持生命活动的精微物质，包括了精、髓、血、津、液、水谷精微在内。而狭义之精则是指肾中生殖之精，具有促进人体生长、发育和维持生殖功能的作用。

二、精的来源

人之精根源于先天而充养于后天，固有先天之精和后天之精之分。先天之精来自于父母交媾时的生殖之精，以及胚胎在母体中所获得的水谷之精。是人体出生前所获得的，因此成为先天之精。《幼幼集成》有云："以人之禀赋言，则先天强厚者多寿，先天薄弱者多夭。"是说先天之精充足，则人体禀赋强健，发育良好，不易生病；若不足，则见人体禀赋羸弱，发育不足，体弱多病。后天之精是在人体出生以后，依靠饮食所获得的，用以充养先天之精和维持人体正常生命活动。因此，即使先天之精充足，禀赋强健，然而后

57

天不加爱惜，且缺乏后天之精的滋养，则未必体强无病。同样，即使先天之精不足，禀赋羸弱，然而后天倍加爱惜，且注重后天之精的滋养，则未必体弱多病。

三、精的生理功能

精是人体生命活动的基础，精对于人体的繁衍生殖、促进生长发育、生髓充脑、化生血液、濡养脏腑官窍等有着十分重要的作用。

四、精的病理状态

精气不足，人体正气随之虚弱，抗病能力亦随之减弱，会出现各种疾病的表现。人体会更容易感受外邪，也更容易出现内在的紊乱。

第四节 津 液

一、概述

津液是体内各种正常水液的总称，包括各脏腑组织器官的内在体液及正常的分泌物。如胃液、肠液、唾液、尿液、汗液、关节液等。与气、血一样，津液也是构成人体和维持人体生命活动的基本物质（表1-5）。

表1-5 津与液的比较

	津	液
性状	质地较清稀	质地较浓稠
特点	流动性较大	流动性较小
分布	布散于体表皮肤、肌肉和孔窍，并可渗入血脉之内	灌注于骨节、脏腑、脑、髓等
作用	起滋润作用	起濡养作用

二、津液的生理功能

津液有滋润和濡养的作用，可以滋润皮毛、肌肤、鼻、眼、口，濡养内脏、骨髓及脑髓；另一方面津液还可以化生血液，并有滋养、滑利血脉的作用，是组成血液的主要成分。此外津液的代谢还有助于体温的恒定（汗）及体内废物的排出（二便）。

三、津液的病理状态

津液不足，人体可出现各种干燥的表现，如咽干、口干、鼻干、目干、皮肤干燥等。津液不足也会导致血液生成不足或者血稠的表现。

第五节　气、血、精、津液之间的关系

气、血、津液三者的形式及其生理功能虽各有自己的特点，但均是构成人体和维持人体生命活动的最基本物质。气、血、津液三者的生理功能，存在着相互依存、相互为用、相互制约的关系。

一、气与血的关系

气属于阳，血属于阴，它们之间又存在气能生血、气能行血、气能摄血和血能载气四个方面的关系。其中，气能生血、气能行血、气能摄血称为"气为血帅"。血能载气称为"血为气母"。

1. 气能生血　气能生血，是指血的组成及其生成过程中均离不开气的作用。由血的含义可知，营气和津液，是血液的主要组成部分，它们均来自脾胃所运化的水谷精气。从摄入的水谷，转化成为人体所需的精微物质，再转化成营气和津液，最后转化为红色的血液，均离不开气的作用。所以叫做气能生血。气的功能强盛，则化生血液的功能也强。气的功能不足，则化生血液的功能也弱。在临床中，经常有患者一开始是气虚，神疲乏力，少气懒言，如果没有治疗或者治疗不当，就会导致血虚，出现头晕眼花，失眠健忘等症状。那么在实际临床中治疗血虚病证时，常配合补气药物，可达到补气生血的作用。如当归补血汤中的当归与黄芪。当归的作用是补血和血，而黄芪的作用就是补气而生血。

2. 气能行血　根据阴阳理论，气属阳主动，血属阴而主静。气的功能正常，则血液通过气的推动作用循行到身体各处。如果气虚或气滞，则气的推动作用减弱，推动血行的力量随之减弱，导致血行阻滞，即为临床所称之为"气虚血瘀"与"气滞血瘀"。那么临床治疗因气虚或气滞导致的血瘀时，除了用活血药之外，还要配合使用补气、行气的药物。如血府逐瘀汤，方中桃红四物汤活血化瘀，四逆散理气行滞，辅助其活血之作用。即行气活血化瘀。

3. 气能摄血　气具有固摄作用。气能摄血，是气的固摄作用作用于血液的具体体现。气的功能正常，可以维持血液循行于脉中而不溢出脉外。如果气虚，则对血的固摄功能减弱，可能导致血不循经而行，而溢出脉外，则可导致各种出血，即为"气不摄血"。临床治疗气不摄血的出血病证时，要用补气摄血的方法治疗。如气虚导致的崩漏下血，除了用固摄止血的棕榈炭、血余炭等止血治标之外，必须要用补中益气汤来固摄止血。能够起到很好的止血作用。

4. 血能载气　血能载气，是指血是气的载体，气推动血并随着血一起运行到全身各处，并给气以充分的营养。由于气属阳易动，如果没有阴的约束很容易外脱，因此必须依附于血和津液而存在于体内。如果血虚不足以约束气，或在大出血时，气失去了阴的约束，很容易发生脱失。

西医学当中"气"与"血"的关系新理论

传统的医学中，首先看有几千年历史的中国医学。中医认为人是一个不可分割的有机整体。中医特别值得推崇的两个概念：整体论和相互联系、相互影响的辨证施治。从临床医学角度研究呼吸循环代谢，呼吸循环之间的关系，气血之间的关系，中医讲"血为气之母，气为血之帅"，血是存气的地方，血液怎么运行，到哪里去，要听气的，所以是以气为主。生命整体调控的核心源就是氧气、二氧化碳和能量物质（即糖、蛋白质和脂肪等）三位一体的信号，它们决定了呼吸、血液循环、代谢和消化吸收等生理学功能的一体化自主调节和控制。

循环在呼吸里所起的作用是什么？首先要修正传统生理学的误区，动脉血液中氧气和二氧化碳是非恒定值，是随着呼吸周期而呈现逐渐升高随后又逐渐降低的波浪形信号，这才是呼吸调控主信号。用波浪曲线来描述肺通气/换气造成的肺泡（肺静脉）氧气和二氧化碳分压的变化；正常离开肺泡毛细血管的肺静脉血液与肺泡达到平衡，具有相同的氧气和二氧化碳分压波动幅度。

一个正常心脏（心搏量＝120ml，射血分数＝75％），肺静脉呼吸信号到达动脉形成的波浪式幅度有所降低。如果一个衰竭心脏（心搏量＝50ml，射血分数＝25％），同样的肺静脉呼吸信号变成动脉形成的波浪式幅度不足正常心脏的一半。这个信号被衰竭的心脏更大幅度地衰减了，在心脏衰竭的时候发生呼吸不稳定，怎么控制呼吸的平稳？一个正常呼吸信号经过衰竭心脏到了动脉变成低信号，使下一次的呼吸减弱，形成低通气；此时慢反应中枢化学感受器感受到的仍然是约半分钟前的信号（延迟），即还是高氧、低二氧化碳（过度通气）的信号，神经电信号中枢更受抑制（敏感性降低），由此通气逐渐降低，直至呼吸停止；随时间推移，中枢感受到的过度通气状态开始逐渐转为低通气状态，中枢调节的敏感性增高，继之形成下一个过度通气；这个同一个血液信号到达外周快反应化学感受器和慢反应中枢化学感受器时相不同，由此造成肺通气（动脉血）与中枢慢反应感受器之间的位相差异。笔者称之为"时相错位"。用左室功能对呼吸调控信号的衰减和肺通气（动脉血）快反应与中枢慢反应的时相错位结合起来可以解释心衰患者表现出潮式呼吸的机制。在这个过程中同时反过来又形成了呼吸对循环的调节，最重要的调节部位在肺，因为肺的循环对氧敏感性非常高，但是肺的氧气上升下降，这个过程造成的肺血管张力改变，所以就影响到左心室功能指标收缩压、舒张压和心率等改变，这个自主神经（交感神经和副交感神经）张力受到氧信号的调节，从这个概念上去看，正常状态下循环系统三个变异性，自主神经张力变异性、动脉血压的变异性，特别是收缩压和心率的变异性完全取决于呼吸，所以简称为心肺功能一体化自主调控。

（孙兴国. 生命整体调控新理论体系与心肺运动试验. 医学与哲学，2013，(34) 3A：25）

二、气与津液的关系

津液、血从性质上分均属于阴，因此气与津液的关系与气与血的关系类似，也存在气能生津、气能行津、气能摄津以及津能载气的关系。

1. 气能生津　与气能生血类似，气能生津，是指气对津液的化生能力。津液的生成，与血同样来源于摄入的水谷而化生的精微物质。气的功能贯穿于津液生成的全过程。因此，气的功能正常，则津液充足，反之则津液匮乏。

因此，当津液生成不足而出现口干、眼干、皮肤干燥时，滋阴补津液的方法不能解决问题，需要通过补气生津的方法治疗。

2. 气能行津　津液可以通过气的作用输布于全身各处，并且可以化津为汗、尿等排出体外。这个作用成为气能行津。因此，当气的功能正常时，津液可以顺利的输布至全身各处，使得脏腑、官窍、骨节、皮肤等到润泽，使得汗液、尿液可以正常排泄。而当气的功能失常时，就会出现津液的输布和排泄亦随之而受阻，中医称之为气滞水停。而水停以后，又会加重气的阻滞，进入恶性循环。因此，在治疗津液输布和排泄障碍时，要时时考虑气的功能是否正常。

3. 气能摄津　津液能够正常的输布和排泄，与血一样，同样依靠气的固摄作用。在气的功能正常的情况下，津液可以不过度的输布和排泄，表现在人体可见汗与尿的正常排泄。而在气的固摄作用减弱时，则会出现体内津液的过度流失，发生多汗、多尿、遗尿、流涕、流泪等病理表现。临床治疗时，需采用补气摄津之法。

4. 津能载气　津液同血一样同属阴，也是气的载体，气也需依附于津液而存在。因此，当发生多汗、多尿等津液流失的情况时，气也会随之流失，从而形成"气随津脱"之证。治疗时，需用滋阴纳气的治法止汗和尿。如用山萸肉止汗、缩尿。

三、血与精的关系

精与血可以相互化生，此谓之"精血同源"。临床常见血虚甚则出现肾精亏虚之证，而肾精亏虚也常常能导致血虚。因此在治疗量上往往补血与填精相伍为用。

四、血与津液的关系

血与津液有"津血同源"的说法。它们的共同之处是都属于液态物质，都有滋润和濡养作用。与气相对而言，血与津液都属于阴。同时，血和津液的生成都来源于水谷精微物质。在病理情况下，血和津液也常相互影响。津液与血在一定条件下可相互转化。如果血容量不足如失血等情况出现时，津液会渗入于脉中，即成为血液的组成部分，而如果血液容量过多时，血液中的津液又会渗出血管。从而调节血量。因此，对于失血病证，不宜采用发汗方法，伤津则更伤血。而对于多汗或吐泻等津液耗伤的患者，也同样不可轻用破血、逐血之峻剂，以防更加耗伤津液。因此对于失血病证，要注意补阴生津，而对于伤津的病证也要适当配合养血补血之药。

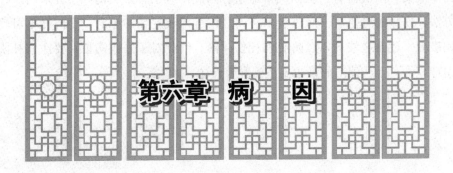

第六章 病 因

人与自然是和谐统一的。人体的内环境与大自然的外环境处于一种动态平衡中。如果这种平衡因为某种原因而遭到破坏，而人体又不能自行调节恢复的时候，疾病就产生了。

能够破坏人体的相对平衡状态而发生疾病的原因称为病因。在宋代陈无择提出将病因分为内因，外因和不内外因三大类。即六淫侵袭为外因，七情所伤为内因，饮食劳倦、跌仆损伤等为不内外因（表1-6）。

表1-6 三因

外 因	内 因	不 内 外 因
六淫、疠气	七情内伤、饮食失宜、劳逸失常	饮食劳倦、跌仆损伤、寄生虫等

一、六淫

所谓六淫，就是风寒暑湿燥火六种外感病邪的统称。风寒暑湿燥火本为自然界的六种正常气候。是万物生长的条件。对于人体是无害的。但是如果气候变化异常，六种气候太过或不及，如大风、大热、过于潮湿的气候；非其时而有其气，如秋天本该凉爽而气候却十分炎热；或气候变化过于急骤，如天气突然降温10℃以上等。使机体不能适应，就会导致疾病的发生。这种不正常的、极端的气候就叫六淫。

六淫之邪多从体表、口鼻侵犯人体而发病。所以把六淫致病称为外感病。六淫致病有明显的季节性。如春天多风病、夏天多暑病、长夏多湿病、秋天多燥病、冬天多寒病等。如不同季节的感冒也具有不同季节邪气致病的特点。如夏天感冒多为暑湿感冒，冬天感冒多为风寒感冒等（表1-7）。

表 1-7　六淫致病特点

病邪	阴阳配属	邪气特点	主要症状
风	阳	风为阳邪，其性开泄；风邪善行数变；风性主动	汗多、恶风、风疹、风痹、眩晕、抽搐
寒	阴	寒为阴邪，易伤阳气；寒性凝滞，主痛；寒性收引	恶寒发热、四肢厥冷、全身冷痛、拘挛
暑	阳	暑为阳邪，暑系夏日火热之气所化，其性炎热；暑性升散，伤津耗气；暑多挟湿	高热、面赤、烦躁、汗多、口舌干燥、气短、四肢困倦、胸闷恶心、大便溏薄
湿	阴	湿性重浊；湿性黏滞；湿为阴邪，阻遏气机，损伤阳气	泄泻、水肿、头身困重、湿疹、唾液、大便或白带黏腻
燥	阴	燥性干涩，易伤津液；燥易伤肺	口干舌燥、皮肤干燥、毛发干枯、小便少、大便干
火	阳	火性上炎；火易伤津、动血、生风	发热、头痛、疖疮、衄血、咽喉疼痛、小便短赤、大便干燥、心烦失眠、狂躁谵语

六淫致病机理的研究

　　六淫是指异常变化而导致人体发病的气候条件，包括风、寒、暑、湿、燥、火六种因素。从气象因素角度而言，这六种因素可分别归属于气温、气湿与气流的范畴。六淫中的寒、暑、火属于气温范畴，湿与燥归属于气湿，风归属于气流。如此则可对六淫致病的某些特点及机理作出现代医学的解释。

　　如"寒性凝滞收引"，现代研究成果表明，寒冷刺激会引起人体功能一系列的生物反应，诸如血管收缩、血压升高、心肌需氧指数增加、血液黏稠度增高等。当机体局部温度下降至组织冰点（-4～-5℃）以下，组织会发生反应。这种反应的可能机理有二：一是温度过低，使机体血流速度减慢，血液黏滞性增加，血管内膜出现炎症。在小血管内出现微小血栓，造成局部循环障碍；二是寒冷使局部组织冻伤。细胞外液中有细小冰晶形成，造成细胞外高渗压，迫使细胞内水分移向细胞外，造成细胞内液浓缩，使电解质浓度升高；此外，由于缓冲物质被结晶，酸碱度也发生变化，尿素增多。二种因素共同作用，最终使电解质浓度达到有害程度，造成细胞损伤。

又如燥，属于大气中相对湿度的范畴。中医学认为，"燥性干涩，为秋季之主气"。现代研究认为，当气温适中时。大气中的相对湿度变化对人体的影响并不十分明显。但秋季气温下降，在低温低湿的环境中，鼻黏膜的毛细血管收缩，血流减少。鼻黏膜易发生细小皲裂，当鼻腔局部温度降至32℃左右，此种环境适宜于病毒的生存繁殖，且鼻腔局部血管收缩。分泌物中免疫物质明显减少，因此，极易因感冒而诱发支气管炎。有研究发现，当相对湿度降至30％以下时，能使上呼吸道黏膜出现干燥不适感。并可产生黏膜的破损和感染。

虽然运用气象因素与某些病理变化之间的联系，可以对六淫的某些致病特点及病症机理作出相应的阐释和说明。但六淫与某一具体气象因素之间的关系并非是简单的一一对应。有时六淫中的某一淫。可能涵盖了气象因素中的多种因素在内。如六淫中的风，"风性善行而数变"，风邪致病具有病位游移、病情变化迅速的特点。风疹的主要病因就在于风邪的入侵。仅从气象角度而言，风可归属于气流范畴，但从致病特点而论，则风的含义远远大于气流。现代研究认为，气流主要对人体体温起调节作用，对机体免疫系统影响较小，而风疹属于过敏性疾病。光照强度、空气离子浓度变化、气湿程度及风媒花粉等均可以成为导致此病的过敏源。此时六淫中的风邪便涵盖了日照、大气电磁特性、气湿、空气悬浮物等多种气象因素，从而使风邪具有综合气象因素的意义。

（郭蕾，乔之龙．论开展六淫现代研究的重要意义．辽宁中医杂志，2004，31（7）：548-549）

二、疠气

疠气，即疫疠之气，又称为"戾气"、"疫气"、"疫毒"、"异气"、"毒气"、"乖戾之气"等。是一类具有强烈传染性的病邪。疠气致病，具有发病急骤、病情较重、症状相似、传染性强、易于流行等特点。《温疫论·原病》有言："疫者，感天地之疠气……此气之来，无论老少强弱，触之者即病，邪从口鼻而入。"这里明确指出了疠气可通过空气传染，多从口鼻入侵人体而致病。疠气病邪可通过空气传染，多从口鼻侵入人体而致病。隋代巢元方的著作《诸病源候论》对疠气的严重性有这样的表述："人感乖戾之气而生病，则病气转相染易，乃至灭门。"可见疠气对人类的健康有巨大的破坏作用。

中医药治疗"疠气"

大自然化育了万紫千红的世界，化育了植物、动物和我们人类。有一些植物、动物的性味比较平和，就成了我们的食物；而有些性味不是很平和，有一些有偏性的动植物，就成了药物，来纠正人体阴阳的偏差。这是大自然对人类的恩赐。智慧的中国古人，明白了大自然的意图，创立了神奇的中医药学，将大自然当中的动物、植物，还有一些矿物质分别按照寒热温凉和辛甘酸苦咸进行了分类。然后根据人体阴阳的偏差，选择合适性味的药物对人体阴阳的偏差进行纠正，这就是中药疗法的精髓所在。

众所周知，传染病在西方是非常可怕的疾病。每次大流行都会带来巨大的灾难。如1918年的西班牙大流感，导致五十万美国人以及大约全球五千万人丧生，大约有20%至40%的世界人口受到感染。14世纪的鼠疫大流行以及登革热、疟疾、埃博拉病毒等。都造成了巨大的人员死亡。

中国自古至今每隔一段时间都会发生传染病的流行，中医称之为"瘟疫"。但每次流行都能被很快地控制下去，这当中中药立下了汗马功劳。2003年初，一场史无前例的瘟疫SARS突然袭卷我国，从广州开始北上，一直蔓延至全国多个省市。据报道用中药治疗的患者平均退烧时间、住院率、死亡率和致残率都明显低于西医治疗者。

2003年1月7日，广东省中医院急诊室收治了第1例非典型肺炎。该院按照常规采用了中医药治疗。到4月份时，该院收治的112例患者已大部分痊愈出院。广州的南方医院收治了136名SARS病人，四成用中西医结合治疗，结果未有一人死亡。世界卫生组织专家詹姆斯博士于2003年4月7日上午对广东省中医院一分院进行考察，并认为中医治疗非典的经验很重要。到2003年5月6日为止，中国大陆SARS死亡率为4.8%，而基本上以纯西医为主要治疗手段的中国香港则高达12.3%。

2003年6月中旬，世界卫生组织代表马克索尔特肯定了中医药用于治疗疾病的功效，并认为今后中医药一定能更广泛地被用于治疗疾病，国际医疗研究机构正密切研究中医药的疗效。

我们知道，SARS是一种新型的病毒引起的疾病。人们对他没有免疫力。也没有哪种西药对SARS病毒有效。因此西医对此基本上束手无策，以减轻症状为主，后期使用大量激素治疗的方法虽然有效地缓解了症状和降低了死亡率，但是也带来了巨大的副作用，股骨头坏死。而中医对于一个未知病毒引起的疾病为什么能够有办法呢？就是因为中药针对的是主要人而不完全是病。中医的思路是辨证治疗，调节人体的内环境。

中药治疗疾病的主要机制就是扶正祛邪。通俗地说就是通过中药调节人体功能，增强机体免疫力，驱除致病因素。而这个驱除不是消灭。中药对于病毒来说不是杀死病毒，而是让病毒不侵犯人体。无论是SARS病毒，甲流病毒，抑或是高致病性禽流感病毒，都是如此。不侵犯人体有两个办法。一方面通过增强免疫力使病毒不能入侵。另一方面当病毒已经入侵，中药通过调节人体内环境，使病毒排出体外。所以，不论是什么病毒，中医统称为"邪气"。祛邪的方法有发汗、利尿等。通过这些方法来使人体与病毒"和谐相处"。如果一味地研究杀死病毒的方法，那么带来的结果就是病毒不断地变异，不断地变强大。这样对于人类的生存确实不是什么好事。因此，中药就是通过调节人体的内环境，而使人体达到阴阳平衡的健康状态。

三、七情内伤

七情，是指喜、怒、忧、思、悲、恐、惊七种情志变化，是机体的正常情感状态。七情是人体对客观事物的不同反映，正常的情况下，一般不会使人致病。当人体经受了突然的、强烈的或长期持久的情志刺激后，超出了人体自身的正常适应范围，使人体脏腑气血阴阳失调、气机逆乱，则会导致疾病的发生。也就是说，过度的七情表达就成了致病因素。由于它是造成人体内伤病的主要致病因素之一，故又称"内伤七情"，是指喜、怒、忧、思、悲、恐、惊七种情志变化过度而成为致病因素，造成人体患病（表1-8）。

表1-8　七情致病

七情	五行配属	所伤脏腑	病性特点	主要症状
喜过度	火	喜伤心	喜则气缓	心悸、怔忡、失眠
怒过度	木	怒伤肝	怒则气上	急躁、易怒、头晕、吐血
忧过度	金	忧伤肺	忧则气郁	精神郁闷
思过度	土	思伤脾	思则气结	纳呆、腹胀、便溏
悲过度	金	悲伤肺	悲则气消	气短、乏力、少气懒言、声低气微
恐过度	水	恐伤肾	恐则气下	大小便失禁、遗精、带下
惊过度	水	惊伤肾	惊则气乱	惊悸、不安、精神错乱

七情学说与妇女身心疾病

七情内伤可引起妇产科疾病，反之，妇产科疾病或脏腑功能失调也可导致情志异常。例如：妇女脏躁，喜悲伤欲哭。现代临床观察到许多疾病可引起下丘脑调节功能紊乱，如闭经、崩漏、习惯性流产、不孕症等常可导致情绪低落，悲伤欲哭。社会家庭环境因素对女性造成忧怒较多，如家务操劳、子女养育、工作繁杂等，常致情志不顺，故女性情志病多于男性。七情致病还与个人体质素质有关。女子为阴柔之体，以血为用，在性情方面，女性多怯懦好静，不耐情伤，情绪易于波动。正如《备急千金要方》所云："女子嗜欲多于丈夫，感病倍于男子，加以慈恋爱憎，嫉妒忧恚，染着坚牢，情不自抑，所以为病根深，疗之难瘥。"王米渠统计《续名医类案》等670例七情医案中，女性患者是男性的2.8倍。在《中医心理治疗》100例医案中，女性患者是男性的2.2倍。女子最易发为情志病。女性对激烈的社会竞争，工作压力影响，再加上家务烦劳、生活琐事、婚姻情感及经产生育等，使精神心理、身心体能失调，易造成情志改变。《傅青主女科》全面论述了七情内伤作为病因，直接导致经、孕、产、乳、杂病等病证，列有"郁结血崩"、"多怒堕胎"、"大怒小产"、"气逆难产"、"郁结乳汁不通"、"嫉妒不孕"等证治。而在七情中，女子又以怒、忧二气致病为多。

（周佳，潘文，陈学林．七情学说在妇女身心疾病防治中的应用．新中医，2013，45（10）：158）

爱情能治病

　　有这样一个传说。明清时代的名医傅青主，精于妇科，并擅长治疗"心病"。有一次，有一位男子向他求医。说是他与妻子本来相亲相爱，偶因小事发生口角，妻子颇感委屈而闷闷不乐，数日来不吃不喝，终于病倒而卧床不起。傅青主听完后，让男子到河滩捡一个鹅卵石，交代他将这石头放在锅里煮，待煮软后作为药引使用，妻子的病就能好。并嘱他煮药时要不断加水，不能熬干，且不可离人。丈夫遵医嘱日夜不停地熬煮卵石，连续几天下来，他累瘦了，眼也熬红了。但他记住名医的嘱咐，仍旧不间断地煮石。妻子见此情景不禁化怨为爱，转怒为喜，下床主动替丈夫看火煮石，并嘱丈夫再去问问医生，这卵石为什么煮不软。丈夫向傅青主询问后，傅先生笑着说："你回去吧，她的病已经好了！卵石煮不软，但你对她的一片至诚，却把她的心肠软化了。"

四、劳逸损伤

　　劳逸，包括过度劳累和过度安逸两个方面。正常的体力劳动和体育锻炼，有助于保持气血通畅。正常的休息，可以恢复体力、消除疲劳，使机体休养生息。当劳累过度，超出人体的承受限度，会导致疾病的发生和发展。这里所说的劳累过度包括体力劳动过度的劳累过度、思虑过重的劳神过度，还有性生活频繁的房劳过度。因此，合理的劳动对健康有益，而过度的劳动无论是体力还是脑力都会使人体阴阳失衡而影响健康。然而过度的安逸对健康也没有好处，安逸过度如长期不活动、睡眠过多、长期不思考，能够使得人对外界的反应不敏感，从而降低人对于疾病的反应能力，对健康不利。因此，要保持合理的休息，既不过多、也不过少，方能保证健康。

五、外伤

　　外伤包括金刃、枪弹、跌打损伤、持重努伤、烫、烧、冻伤和虫兽伤等。诸多外伤可引起皮肤、肌肉、筋骨以及内脏等损伤，严重者甚至危及生命。

六、寄生虫

包括蛔虫、蛲虫、绦虫等寄生虫，通过饮食等途径进入人体，可导致机体损伤。

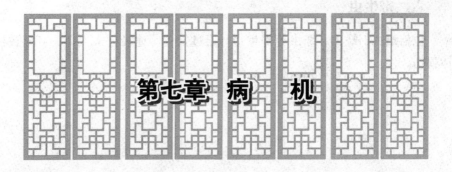

第七章 病 机

是指疾病发生、发展、变化关键的枢纽和中心环节。正如扳机一样，触发扳机，则子弹打出。在疾病的发生发展中，也存在者这个"机"，触发了这个"机"，疾病就会发生或发展。因此，找到这个病发生发展的关键环节，就是找到了这个病的病机，可以有效地指导治疗。《黄帝内经》中系统地阐述过病机十九条，后世许多医家如张仲景、刘完素、张景岳等也有各自的发挥。现代医家认为，病机学说是以阴阳五行、气血津液、藏象、经络、病因和发病等理论，阐述和探讨疾病发生、发展、变化和结局的机理及其基本规律。主要包括邪正盛衰、阴阳失调以及气血失常。

一、邪正盛衰

邪正盛衰，是指在疾病发生和发展过程中，致病因素与机体正气之间的盛衰变化，决定着病性的虚或实，并影响着疾病的发展变化及转归。邪气侵犯人体，当机体正气充足足以压制邪气时，邪气则会退却。而当邪气的力量强于正气时，疾病则趋于恶化，甚则导致死亡（表1-9）。

表1-9　虚实对比

实	虚
邪气盛则实	精气夺则虚
邪气亢盛，正气尚未虚衰	正气相对不足，机体抵抗外邪的能力减弱
邪正之间剧烈斗争	邪正之间斗争的不太剧烈
病理变化相对比较激烈	病理变化相对比较温和
多见于外感病的早、中期；食积停滞，瘀血内阻，痰涎壅盛，水湿泛滥等	多见于素体虚弱或疾病的后期，或因久病、大病、吐利、大汗、大出血等耗伤机体正气；或因致病邪气的久留而伤正等

正气与微生态平衡与免疫的相关性

微生态平衡是指正常微生物群与其宿主共生的生态环境，在长期进化过程中形成生理性组合的动态平衡学。人体的胃肠道中在正常情况下存在着许多生理性细菌，如双歧杆菌、类杆菌、乳杆菌等，它们在生长代谢过程中能产生某些酶类和维生素，酶类能参与机体的消化与吸收，而维生素则能被人体吸收利用，它们共同构成胃肠道的生物屏障。而中医的正气与人体的微生态平衡具有密切的相关性。杨景云研究发现中医的"脾"与消化道正常菌群之间存在十分密切的关系。人体的免疫功能状态与病原微生物的关系就是正气与邪气的关系。机体正气的充裕与否，会影响到机体的微生态平衡，从而使机体免疫力下降。

李庆生等研究发现中医学"正气"与微生态平衡、正常免疫物质及其功能具有一定相关性。在微生态平衡情况下，人体对微生态的定植抗力是机体"正气"的重要内容。微生态平衡状态下形成的微生物系统的生物屏障作用保护机体抗御致病菌入侵、定植、繁殖，从而避免了感染性疾病的发生；在病原微生物的刺激下免疫系统正常的应答反应能力及其所表达的功能是构成正气的重要因素，有利于维持"正气存内，邪不可干"的状态。其具体表现为：菌群密集度均衡、菌群多样性明显、优势菌以有益菌为主；抗体 IgG、IgM、IgA 均正常。CD4/CD8 比值正常，血清补体 C 滴度正常。菌群多样性越高、菌群越复杂，不同细菌之间的关联度也越高，细菌间的相互作用在维持菌群稳定方面起着决定性的作用，使菌群具有较强的自身稳定性，能在一定程度上抵抗微生物参数的变化，有很强的对外源性细菌的抗定植作用，可很好地维护机体健康，显示出"正气"的作用。反之，若菌群多样性降低，平衡被打破，则成为"邪"。贺敏发现秋季时令外邪的致病性与空气微生物状况具有一定的相关性，受相对湿度、最大风速、日均气温、降水量、日照的影响，空气微生物的种类和数量发生相应的变化，从而表现为不同的致病特点，可影响人体上呼吸道微生态及黏膜免疫状况。外感病发病与否除受时令外邪的影响外，还与不同个体的上呼吸道微生态是否平衡及黏膜免疫应答状况密切相关；秋季疾病组的上呼吸道微生态指标和黏膜免疫分子 sIgA 较秋季正常组有明显改变。袁嘉丽等发现冬仙胶囊对 S180 与 Heps 实体瘤具有明显的抑瘤作用，可使荷瘤小鼠的瘤重明显减轻；且随剂量的增加抑瘤效果增强，抑瘤作用与阳性对照组比无显著性差异，表明中医正气的虚衰与免疫及微生态平衡具有相关性。

（李立平，赵亚刚．中医正气与免疫、微生态平衡的研究现状．现代中西医结合杂志，2012，21（31）：3526）

二、阴阳失调

阴阳失调，是指机体在疾病过程中，由于致病素的作用，导致机体的阴阳消长失去相对的平衡协调的状态，可出现阴阳偏胜偏衰、阴阳互损、阴阳格拒和阴阳亡失等情况，是对机体各种病理状态的高度概括（表 1-10）。

表 1-10　阴阳失调

	阴 阳 失 调			
	阳偏盛	阴偏胜	阳偏衰（阳虚）	阴偏衰（阴虚）
含义	是指在正气未衰的前提下，阳热之邪偏盛、机体代谢亢进、功能活动亢奋、机体反应性增强，热量过剩的病理状态	是指在正气未衰的前提下，阴寒之邪侵袭机体所出现的一类阴气偏盛、机体代谢低下、功能活动减弱、机体反应性降低、热量不足、病理性代谢产物积聚等病理状态	是指机体阳气虚损，机体功能活动减退或衰弱，机体反应性低下，代谢活动减退，热量不足的病理状态	是指机体阴液虚亏，阴不制阳，导致阳相对亢盛，功能代偿性亢奋的病理状态
原因	多由感受阳热病邪，或其他病邪郁久化热；或恣食辛辣、肥甘厚味，化生热邪；或过用、误用温补壮阳之品而化热等所致	多由外感阴寒之邪，或过食生冷，阻遏阳气；或由素体阳虚，阳不制阴，而致阴寒内盛	多由于先天禀赋不足，或后天失养，或劳倦内伤，或久病损伤阳气；或阴寒邪盛伤阳，或误用、过用寒凉之品伤阳等所致	多由于阳热邪气耗伤阴液，或因五志过极而化火伤阴，或久病耗损阴液等所致
主证	多见阳气亢盛而阴液未虚的实热证	多见阴邪偏盛而阳气未衰的实寒证	多为脾肾阳虚，肾阳虚衰（命门火衰）	多见肺肾阴虚与肝肾阴虚
临床表现	临床多见壮热恶热、烦渴、面红、尿赤、便干、苔黄、脉数等实性热性症状	临床多见四肢不温、恶寒喜暖、脘腹冷痛、踡卧少动、水肿泄泻、口淡不渴、苔白脉迟等实性寒性症状	临床可见畏寒喜暖、形寒肢冷，舌淡脉迟等虚寒性症状	临床可见五心烦热，潮热盗汗，消瘦乏力，口干，舌红，脉细数等虚热性症状

三、气血失常

气血失常，是指气或血的亏虚以及各自的生理功能障碍。气的失常主要包括气的化生不足、损耗过多或气的生理功能减退所导致的气虚，以及气机失调，形成气滞、气逆、气陷、气闭或气脱等状态（表1-11）。

表 1-11 气机失调

	气虚	气机失调				
		气滞	气逆	气陷	气闭	气脱
含义	是指气的不足及其生理功能减弱的状态	是指气机郁滞，气运行不畅的状态	是指气的上升太过或者下降不及所导致的脏腑之气逆上的状态	是指气升举无力的状态	是以脏腑气机闭塞为主要表现的状态	是以气的脱失，机体功能衰竭为主要表现的状态
原因	多由禀赋不足或后天失养等原因引起的气的生成不足或消耗太多所导致	多由情志抑郁，或痰饮、食积、瘀血等阻滞气机，导致气行不畅	多由于伤于七情，或饮食不适，或痰浊壅阻等因素所致	多由气虚发展而来	多由于突然的情志刺激，或痰瘀、外邪等严重阻滞气机所致	多由长期的正邪斗争中正不胜邪，或大失血、津液大量亡失等因素导致气随血或津脱所致
临床表现	神疲乏力、少气懒言、汗出过多	胸胁、脘腹胀满，嗳气或矢气则舒	恶心、呕吐、咳嗽、气喘、或呃逆、嗳气	胃下垂、肾下垂、子宫脱垂、脱肛	突然昏倒，不省人事，或气道不通或二便不通	面色苍白，汗出不止，手撒口开，二便失禁

血的失常，包括血的化生不足或损耗太过，或血的生理功能减退所导致的血虚，以及血的运行障碍，包括血行阻滞，血行逆乱等状态（表1-12）。

表 1-12 血的失常

	血 虚	血 瘀	血 热	血 寒	出 血
含义	指血不足，或血的濡养功能减退所导致的脏腑经脉失养的状态	指血液循行迟缓、或流通不畅，甚则血液瘀结停滞的状态	指血分有热，热迫血行，血液运行加速，甚则血液妄行而致出血的状态	指血遇寒则凝，以致血行迟缓或不行的状态	指各种原因导致的血液溢出脉外的状态

续表

	血　虚	血　瘀	血　热	血　寒	出　血
原因	多由脾胃不足，血液生化乏源，或失血过多，新血不及补充；或因久病不愈，血液慢性损耗而致	多由情志失调、饮食劳逸不适、外伤或外邪等原因，致使血液流行不畅或停滞	多由外感温邪入于血分或他邪入里化热或情志内伤,郁而化热等导致	多由素体阳虚生内寒或外感寒邪等因素导致	多由外伤损及血络或热迫血妄行,或气虚不摄血等因素导致
临床表现	面色无华,肌肤爪甲色淡、头昏眼花、心神不宁、两目干涩等	肌肤甲错、颜面色斑、刺痛、肿块、出血等	身热夜甚,心烦躁扰,发狂或各种出血等	肌肤爪甲青紫,冷痛等	各种出血

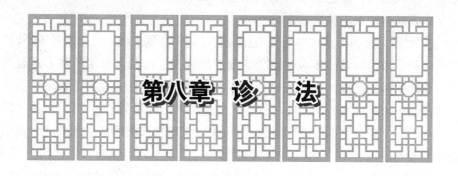

第八章 诊 法

即望、闻、问、切四种中医常用的收集病情信息的方法。是中医药学独特的疾病诊断方法。根据中医"有其内必形于外"的藏象学说思想，人体体内一切的变化都会在体表有一定的反映。因此，四诊就是要通过收集病人外在的"象"，来为辨证提供基础。此外，四诊也利用了人体整体观念的思想。人体是一个有机的整体，机体局部病变可以影响全身，全身的病变也可以反映在局部。从诊察疾病反映在各方面的客观症状、体征，有助于从整体上把握疾病的原因、性质、部位，为辨证论治提供依据。

第一节 望 诊

望诊是医生运用自己的视觉，观察患者整体和局部情况，以获得与疾病有关的资料，作为分析机体病变的依据。望诊包括望精神、辨气色、观形态、辨部位以及望眼目、舌、耳、鼻、唇等。对舌的望诊及对排出物的望诊也是望诊的重要内容。

一、望神

望神，是医生观察病人表现于外的精神状态、意识思维、面部表情等，以反映患者精神的好坏，病情的轻重以及判断预后。一般分为得神、失神和假神、神乱四种。

1. 得神　又称有神。病人表现为神志清晰，目光炯炯，思维敏捷，语言清楚，反应灵敏，面色有荣，肌肉丰实，活动自如等。是人体正气充足，神气旺盛，病情轻浅，预后良好的反映。

2. 失神　又称无神。病人表现为精神萎靡，目光晦暗，思维迟缓，语言不清，反映迟钝，面色无华，肌肉消瘦，活动不利等。是人体精气亏虚，正气已伤，病情较重，预后不良的反映。

3. 假神　久病、重病等精气极度衰弱，病势垂危的病人，原本神志不清、言低语微、面色晦暗、不欲进食等，突然出现神志清楚，言语不休，声音洪亮，颧红如妆，食欲大增的表现。这是由于精气极度衰弱，阴不敛阳，虚阳外越，阴阳离绝，暴露出一时"好转"的假象，因此称为"假神"，俗称"回光返照"或"残灯复明"。常提示病情危重，脏腑精气将绝，阴阳离绝，是临终前的预兆。

4. 神乱　是指精神错乱、神志异常的表现。常因痰气郁结、痰热内扰、肝风夹痰、闭阻心窍，导致神明被蒙、心神浮越等，而出现神志异常，举止失常，表情淡漠或哭笑无常、胡言乱语、躁扰不宁、打人毁物，或猝然昏仆、牙关紧闭、痉挛抽搐等表现。

二、望色

望色，是观察病人的皮肤色泽变化以诊察疾病的方法。面部色泽是脏腑气血的外部反映，其变化可推断脏腑气血盛衰，疾病的性质，病情的轻重和预后。因此望色主要观察面部色泽。常色即为正常人的面色，中国人的正常面色为红黄隐隐，明润含蓄。异常颜色称为病色，包括青、赤、黄、白、黑五色的变化。不同颜色有不同的主病（表1-13，表1-14）：

表 1-13　常色与病色

常色	病色
红黄隐隐、明润含蓄	晦暗枯槁

表 1-14　五色主病

五色	青	赤	黄	白	黑
主病	寒证、痛证、瘀血证、小儿惊风	热证、戴阳证	虚证、湿证	气虚证、血虚证、阳虚证、寒证、失血证	肾虚证、寒证、痛证、瘀血证、水饮证

三、望形

望形，是观察病人形体强弱胖瘦以及体质形态来诊断疾病的方法。

骨骼粗大、发育良好、胸廓宽厚、形体强壮、肌肉壮实、肌肤润泽是气血旺盛、内脏坚实、身体强壮的表现，属于体强；骨骼细小、发育不良、胸廓窄薄、形体衰弱、肌肉瘦削、肌肤枯槁是气血不足、内脏虚弱、身体羸弱的表现，属于体弱；形体肥胖、肌肉松弛、肤白无华、神疲乏力、少气懒言、大腹便便多为阳气不足、多湿多痰，属于体胖；形体瘦弱、胸廓狭窄、皮肤干瘪、面色苍黄、形瘦色苍、多阴不制阳、虚火上升，属于体瘦。

四、望态

望态，是观察病人的姿态来诊断疾病的方法。

病人的坐立行走等姿态可反映全身疾病的情况。如见颈项强直、四肢拘挛抽搐、角弓反张多属于痉病；关节肿胀屈伸不利，肢体行动困难多属痹证；半身不遂、口眼㖞斜多属中风；手足痿弱无力、行动困难、不能持物但无疼痛，多属痿证。卧面朝里，喜静蜷卧，头身蜷缩，重衣覆被而欲近热者属寒证、虚证、阴证；卧面朝外，喜动伸足，掀衣去被，怕热喜凉者属热证、实证、阳证。

五、望头项

1. 头形　头形过大或过小，伴智力低下者，为先天禀赋不足，肾精亏虚。佝偻病患者多见方颅畸形，一般属肾精不足。

2. 囟门　小儿 1～1.5 岁时，囟门逐渐闭合。若囟门迟闭，骨缝不合，称为"解颅"，多为肾精不足；若囟门下陷者，称为"囟陷"，多属虚证，多为津血亏虚、脑髓不充；囟门高突，称为"囟填"，多属实热证，因外感时邪，火毒上攻所致。

3. 头发　发为血之余，为肾之华，正常人头发多色黑、浓密、润泽，是肾气充盛，气血充足的表现。头发稀疏易脱，色黄干枯者，多为精血不足，肾气亏虚；突现片状脱发，又称"斑秃"，多属血虚受风；小儿发结如穗，多为疳积所致。青少年过早出现白发，常因思虑过重、血热、肾虚所致。

4. 颈项　颈项是头与躯干连接的部分，前部称为颈、后部称为项。颈前颌下结喉处，有物如瘤状，皮色不变，无脓，可随吞咽而上下移动者，称为"瘿瘤"，多为痰气互结所致；颈项两侧出现肿块，累累如串珠者，称为"瘰疬"，多为肺肾阴虚火旺、灼液成痰所致。头颈强直或头摇不能自主者，多是动风之象。

六、望五官

1. 望目　肝开窍于目，五脏六腑之精气皆上注于目，为之精。因此查目，不单能观察肝的变化，五脏六腑的变化均能反映于目。正常人应目光炯炯，形态色泽正常自然。全目赤肿为肝经风热；目眦色赤为心火；眼胞红肿湿烂为脾火；白睛赤为肺火；白睛显红络为阴虚火旺。两目上视，白多黑少，不能转动者，为"戴眼"，多为癫痫、惊风等；两目上视、斜视，为肝风内动；瞳仁散大，多为肾精耗竭，是濒死危象，亦可见于中毒患者；瞳仁缩小，属肝胆火炽，或中毒所致；小儿睡中露睛，多为脾虚。

2. 望口　脾开窍于口，唇为脾之外荣。故口唇主要反映脾胃的情况。正常唇色红而明润。唇色淡白，主血虚；唇色深红，主实热证；唇色青紫，为气滞血瘀；环口黑色，是肾气将绝或水气内停之象；小儿环口发青为惊风之先兆。口唇糜烂为脾胃湿热；口唇燥裂为燥热伤津。

3. 望鼻　肺开窍于鼻，又为脾之所应，故鼻主要能反映肺和脾胃的情况。鼻头色青多为虚寒、腹痛；色赤多为脾肺有热；色多黄为湿热；色白多为气虚、失血；色黑多为有水气。鼻头色赤有小丘疹，久之色紫变厚或肿大，称"酒渣鼻"，多因肺胃热盛所致。鼻流清涕，为外感风寒邪气；鼻流浊涕，为外感风热邪气；若久流浊涕且腥臭者，名为"鼻渊"，多属湿热蕴蒸；鼻中流血，为鼻衄。

4. 望耳　肾开窍于耳，耳与五脏六腑有紧密的联系，因此查耳不单反映肾的问题，亦能反映五脏六腑之病变。正常人耳部微黄而红润。如耳色淡白，主寒证或气虚；色黑，主肾病，耳轮干枯，甚则焦黑多为肾气衰竭、肾水亏极之象。耳背有红络，耳根发凉者，为麻疹之先兆。耳薄小者为肾虚，耳肿胀者为邪盛。耳内流脓，称"脓耳"，多为肝胆湿热。

5. 望齿、龈　齿为骨之余，足阳明胃经分布于龈，因此齿龈可以诊察胃肾的情况。牙齿黄垢，是胃浊熏蒸；牙齿干燥，多为津液已伤；齿如枯骨，是肾阴枯竭；龈色淡白，多属血虚；齿龈肿痛者，多为胃火上炎；若见出血为胃火伤络；龈肉萎缩而色淡，多是胃阴不足或肾气亏虚。中年牙齿松动、多为肾气早衰。牙龈腐烂，牙齿脱落，口气腐臭，为"牙疳"。

七、望皮肤

望皮肤应注意皮肤色泽形态的变化。正常皮肤荣活润泽，皮肤干瘪枯槁者，多为津血亏虚；皮肤虚浮肿胀，按之凹陷有压痕，为水肿证；皮肤大片红肿，色赤如丹者，名为"丹毒"，多为实热火毒所致；皮肤粗糙如鱼鳞，称为"肌肤甲错"，多见于阴虚或血瘀之证。

八、望排出物

分泌物与排泄物包括痰涎、涕、唾、泪、汗、二便、经、带、呕吐物等。分泌物与排泄物色白清稀者,多属寒证;色黄质黏者,多属热证。寒痰多白且清晰,热痰多黄稠黏腻,咯吐腥臭脓痰或脓血者,多见于肺痈。口流清涎量多,为脾胃虚寒。口涎黏腻多为脾胃湿热,若睡时口角清涎淋漓,是脾虚不能摄津。老年人口角流涎,多是肾虚不摄所致。鼻流清涕为风寒,鼻流黄涕为风热,老年人经常流鼻涕如清水状,遇冷加重,则多为肺肾气虚。呕吐物秽浊酸臭,多为胃热或停食;呕吐物清稀无臭,多因胃寒。

九、望舌

舌诊是中医诊断疾病的重要方法。也是"以表知里"理念的重要应用之一。舌通过经络与脏腑相连,根据藏象理论,有其内必形于外,人体脏腑、气血、津液等变化,都能客观地反映于舌象。医者通过查舌可以了解脏腑的虚实、轻重和变化。望舌包括望舌质和舌苔。其中舌质的变化主要反映脏腑的虚实和气血的盛衰;而舌苔的变化主要用来判断感受外邪的深浅、轻重,以及胃气的盛衰。一般来说,舌苔变化则病轻、舌质变化则病重。

1. 舌质　是指舌的肌肉脉络,是舌的本体,观察舌质的主要内容是颜色、舌形和舌态三方面。正常舌质为淡红色,明润含蓄,胖瘦、老嫩适中,活动自如。见于健康人,也可见于病情轻浅者(表1-15)。

表 1-15　不同舌质的特点及主证

舌 质 颜 色	舌 形	舌 态
淡白舌(舌色较正常舌色浅):主虚证、寒证	嫩舌(舌质纹理细腻):主虚证、寒证	萎软舌(舌体软弱无力):主阴虚或气血虚衰
红舌(舌色较正常舌色深):主热证	老舌(舌质纹理粗糙):主实证、热证	强硬舌(舌体强直板硬):主风痰阻络或阳热亢盛
绛舌(舌色为深红色):主内热深重	瘦薄舌(舌体瘦小且薄):主气血亏虚或阴虚火旺	㖞斜舌(舌体偏向一侧):主肝风夹痰或痰瘀阻滞
紫舌(舌色为紫色):主血瘀	胖大齿痕舌(舌体胖大,舌边或有齿痕):主脾肾不足或心脾热盛	短缩舌(舌体短缩不能伸长):主寒凝血脉、气血虚衰或风痰阻络
	裂纹舌(舌面有明显裂纹):主热盛津伤、血亏阴虚或见于正常舌	颤动舌(舌体不自主的颤动):主气血两虚、热盛、阴虚

2. 舌苔 是舌面生长的一层苔状物，是胃气所生。正常人的舌苔，一般是均匀地平铺在舌面，在舌面中部、根部稍厚。清代医家章虚谷有云："舌苔由胃中生气以现，而胃气由心脾发生，故无病之人，常有薄苔，是胃中之生气，如地上之微草也，若不毛之地，则土无生气矣。"现代医学认为舌苔的形成，主要为丝状乳头分化而成。正常的舌苔为薄白一层，白苔嫩而不厚，干湿适中，不滑不燥。观察舌苔内容为苔的颜色、厚薄及润燥。从苔的颜色来看，白苔一般表示为表证、寒证；黄苔多主里热证；灰黑苔多主里证。从苔的厚薄来看，薄苔一般代表较轻病情；厚苔，则多代表病情较重。在疾病发展过程中，舌苔由薄变厚，表明病邪入里，病情由轻变重；若舌苔由厚变薄，表明病邪外透，病情好转。从苔的润燥来看，舌苔干燥者多为津液不足，舌苔水滑者多为湿气过盛（表1-16）。

表 1-16 舌苔的特点与主证

苔色	白苔：主表证、寒证	黄苔：主里证、热证	灰苔：灰而滑润主寒湿、灰而干燥主热盛	黑苔：主病情严重
苔质	薄苔：主病情浅	润苔：主湿或寒	腻苔：主湿热、痰湿、食积	花剥苔：主胃气阴两伤
	厚苔：主病情深	燥苔：主燥或热	腐苔：主痰浊、食积	光剥苔：主胃阴枯竭，胃气大伤

延伸阅读

舌诊的现代研究

随着科学技术的发展，对舌诊的研究已从临床的肉眼观察进入到细胞、亚细胞水平，并且运用血液流变学、血流动力学、微循环、组织学、组织化学、生物化学、免疫学、微量元素分析等多种现代科学的实验手段对舌诊进行研究，使中医舌诊在客观化、规范化方面取得进展。

淡白舌多见于虚证。临床观察，其形成与贫血、全血黏度、血浆黏度和血浆渗透压降低，白蛋白合成障碍，血浆蛋白偏低，组织水肿，消化功能障碍导致营养不良，基础代谢降低及某些内分泌功能不足等因素有关，用益气、养血、温阳的药物治疗后往往可以纠正。微循环显微镜下观察，淡白舌的舌尖蕈状乳头常萎缩，数量减少，血色变淡。

　　黄苔多见于炎症感染与发热，当白细胞$>15000/mm^3$时，黄苔出现率可达72.9%；溃疡病活动期，浅表性胃炎、胃癌等病症表现为胃黏膜充血、水肿或糜烂出血时，亦多见黄苔。研究发现，黄苔的丝状乳头增生，角化增剧，舌黏膜表面聚集有大量细菌及炎症渗出物。黄苔色的形成与优势菌群产生的色素及真菌生长有关。肝炎或胆管炎呈黄或黄腻苔时，患者舌腺黏液腺内的黏多糖与肝内肝管上皮细胞内的黏多糖均有变化，表明了黄苔与内脏某些病理变化之间的一致性。

　　（陈家旭. 中医诊断学研究. 北京：高等教育出版社，2008.）

第二节 闻 诊

　　听声音和嗅气味属于闻诊的范畴。声音和气味源于脏腑功能，因此，通过问诊可以了解脏腑功能的变化。

　　听声音即是了解病人的语言、呼吸、咳嗽等声音的变化。传统的听声音需要分辨声音的"宫商角徵羽"等声调，如"肝属木，其音角；心属火，其音徵；脾属土，其音宫；肺属金，其音商；肾属水，其音羽"。通过以上声调可以帮助医生判断病位。传统的听声音还需要分辨"呼笑歌哭呻"等声形。"肝病声为呼；心病声为笑；脾病声为歌；肺病声为哭；肾病声为呻。"而现代听声音则主要关注声音的强弱高低。气粗声强多为实证，而气弱声低多为虚证。

　　嗅气味即了解病人的体味、分泌物、排泄物气味的变化。根据五行理论，五脏对应着五种气味，分别是"肝对应臊、心对应焦、脾对应香、肺对应腥、肾对应腐"。辨别气味可以帮助进行病位的定位。此外，如心胃火盛而出现口臭；肺热、鼻渊而出现鼻臭，在当代临床诊断中也发挥着重要作用。

第三节 问 诊

　　中医学诊治疾病历来十分重视问诊。《素问·征四失论》中就有云："诊病不问其始，忧患饮食之失节，起居之过度，或伤于毒，不先言此，卒持寸口，何病能中？妄言作名，为粗所穷。"《景岳全书·十问篇》也言问诊"乃诊治之要领，临症之首务也"。问诊是对病人或其家属进行有目的地询问病情的方法。主要询问病人的自觉症状、起病过程、治疗经过、生活起居、平素体质、既往病史，家族病史等。对诊断疾病的阴阳、表里、寒热、虚实有重要意义。一般认为，问诊首先要问现病史，抓住病人的主诉，即病人就诊时自觉最痛苦的一个或几个主要症状及时间，围绕主诉的症状，深入询问。明代医学家张景岳在总结前人问诊要点的基础上写成《十问歌》，《十问歌》内容简明，实用性强，可作问诊的参考。但在实际问诊中，还必须根据患者的具体病情灵活而重点地询问，不能千篇一律地机械套问。

十问歌

一问寒热二问汗，三问头身四问便。

五问饮食六胸腹，七聋八渴俱当辨，

九问旧病十问因，再兼服药参机变，

妇女尤必问经期，迟速闭崩皆可见，

再添片语告儿科，天花麻疹全占验。

一、问寒热

患者只觉怕冷而无发热的情况，称为但寒不热，多为里寒证。患者只觉发热、无恶寒，或反恶热者，称为但热不寒。多为里热证。恶寒与发热同时出现，是外感表证的典型症状。因外邪客于肌表，卫阳奋起抗邪，正邪交争，卫阳郁遏不宣则发热，肌表失却温煦则恶寒。患者恶寒与发热交替而作，是邪在半表半里。乃因邪正相争，僵持不下，正胜则发热，邪胜则恶寒，故寒热交替发作。

二、问汗

对于表证而言，如出现无汗，多为外感风寒表实证，因寒性收引，使得汗孔闭塞所致；如有汗，则多为表虚证或表热证，因表虚不敛汗或热邪迫津外泄所致。对于里证而言，则又有自汗、盗汗、大汗、绝汗之别。经常汗出不止，动则汗甚者，称为自汗，是气虚或阳虚的表现。入睡时出汗，醒后汗止者，称为盗汗，多为阴虚内热所致。大汗出伴身大热者多为里实热证，大汗出伴脉微肢冷、神疲气少者，多为亡阳证。在病情危重的情况下大量出汗者，称为绝汗，多见于亡阴、亡阳的证候。

头部或颈部出汗较多者，称为头汗，多因上焦实热或中焦湿热所致。肢体的一半出汗者，称为半身汗。无汗的半身为病变部位之所在，由于患侧经络阻滞，气血运行失调所致。常见于偏瘫、痿证等。手足心汗出过多，多由胃肠蕴热所致。

三、疼痛

疼痛首先区分疼痛的部位。头痛有虚有实之分，实证头痛一般起病较急，疼痛比较剧烈，而虚证头痛一般起病较缓，疼痛也比较缓和。胸痛多与心、肺功能异常有关。胁部与肝胆经络相关，因此胁痛与肝胆疾病有关联。脘腹痛则主要与脾胃功能异常有关。腰痛多与肾有关，但也有瘀血或风寒湿邪阻滞经脉所致。

疼痛的感觉又分为刺痛、胀痛、冷痛、灼痛、隐痛、绞痛、窜痛、空痛、掣痛等。刺痛即痛如针刺状，痛处固定而拒按，为瘀血作痛的表现。胀痛即痛而有胀感，为气滞作痛的表现。冷痛为痛处有冷感，得热则痛缓，为寒证作痛的表现。灼痛为痛处有灼烧感，且喜凉，为热证作痛的表现。隐痛是疼痛不剧烈，但绵绵不休，多属虚证。绞痛为疼痛十分剧烈，痛如刀绞，多因有形实邪闭阻气机，或寒盛而气机壅滞的表现。窜痛具有痛无定处，游走不定的特点，常因气机不畅或风邪阻络所致。空痛之疼痛伴有空虚感，多见于虚证。掣痛为痛有抽掣牵引感，多因血虚经脉失养，或寒邪侵袭经脉所致。

四、二便

1. 大便　大便异常包括便秘、泄泻、大便时溏时干、先干后溏、大便完谷不化、排便不爽、里急后重、肛门灼热等情况。便秘是指大便次数减少，大便质地干燥，排解困难。有热结肠道的热秘、阴寒内盛的冷秘、气机不畅的气秘、阳气不足的虚秘等情况。泄泻则是排便次数增加，便质稀溏或呈水样便。常见有湿热泄泻、寒湿泄泻、食积泄泻、脾虚泄泻、肾虚泄泻等。大便时溏时干多由肝郁脾虚所致，先干后溏则多由脾虚所致。大便完谷不化多因脾肾阳虚不能腐谷消食，或伤食所致。排便不爽，多见于大肠湿热、伤食以及肝郁乘脾。肛门重坠，便出不爽、腹痛窘迫，时时欲泻者称为"里急后重"，多因肠道湿热、气血不畅所致。是痢疾病的典型症状。肛门灼热则多由于大肠湿热所致。

2. 小便　小便异常包括小便量多或量少、小便频数、尿痛、癃闭、淋沥不尽等。小便清长而量多，多见于虚寒证，尿量减少，多由热盛津亏、水湿内停所致，小便频数且排尿不畅、淋沥涩痛多是湿热下注的淋证。小便不畅、点滴而出者为癃；小便不通、点滴不出者为闭，二者合称癃闭，实证多因湿热下注，或砂石堵塞尿道所致；虚证常由肾阳不足，气化无力所致。小便后余沥不尽，小便失禁，则是由肾气不足，失于固摄所致。

五、饮食

饮食异常包括口渴多饮、口渴不欲饮、食欲减退、饥不欲食、多食易饥以及饮食偏嗜等。口渴且饮水量多，喜冷饮者，常见于实证、热证、燥证或汗、吐、下太过而津伤的患者，反映体内津液匮乏；口渴而喜热饮者，多为寒湿内停；口渴不欲饮，多见于阴虚、湿热、痰饮或瘀血等证；食欲减退又称纳差、纳呆或纳少，多为脾胃虚弱或久病体虚患者；饥不欲食是病人虽有饥饿感，但是见到食物后又厌或进食不多，多为胃阴不足证；多食易饥多为胃火炽盛；小儿嗜食异物，多见于虫积、疳积。

六、胸胁脘腹

胸胁脘腹问诊主要起到鉴别病位、分清虚实以及推断病情的作用。胸部症状一般多与心肺病变或宗气有关；胁肋部症状多与肝胆以及其经脉病变有关；胃脘部主要诊察脾胃系统疾患；腹部又分为大腹、脐腹、小腹、少腹。其中肚脐周围称为脐腹；脐腹以上是大腹，属于脾胃范畴；脐腹以下称小腹，属于大肠、小肠、膀胱、胞宫范畴；小腹两侧为少腹，属肝经所过之处。因此可以诊察不同疾患。

七、耳目

耳目问诊主要诊察耳部和眼睛的病变。而耳和眼又属于内脏的外候，因此，还可通过耳、目来诊察全身脏腑的病理变化。耳目病变主要有耳聋、耳鸣、重听、目眩、目痛、目昏、雀盲等情况。耳聋，为听力减退，或听觉丧失，暴聋多为实证，多与风热上扰有关；久聋多为虚证，多与肾气不足有关。耳鸣为耳内鸣响，妨碍听觉，暴鸣声音响亮，手按后鸣响更重，多为肝胆之火上扰之实证，久鸣声音较小，手按后鸣响减轻，多为肾虚髓海不充之虚证。重听，为听音不清，声音重复。多因邪气侵袭经络或肾经虚火上扰所致。目眩是指眼前发黑、发花，视物旋转动荡，如坐舟船，虚者多由肝肾阴血不足所致，实证多由肝阳上亢或痰湿上蒙清窍所致。目痛可见单眼或双眼疼痛，多为肝阳上亢、肝火上炎、风热侵袭所致的实热证。目昏，为视物昏暗模糊，两目昏花；雀盲，为暗时视物不清，如雀之盲，皆多因肝血肾精不足所致。

八、睡眠

睡眠异常主要包括嗜睡和失眠。失眠又称不寐，入睡困难，或早醒，或睡眠轻浅，甚至彻夜不眠，常伴多梦。是阳不入阴、神不守舍的病理反应。失眠原因繁多，有因心气虚寒、心肾不交、心胆气虚、心血不足、心阴亏损所致之证虚证失眠；亦有因心火炽盛、痰热内扰、肝郁化火、宿食停滞所致之实证失眠。嗜睡又称多寐，指精神困乏，睡意浓深，常常不自主的入睡，不分昼夜，整日精神疲倦。多见于痰湿困脾或脾虚气弱或心肾衰竭之证。

九、妇女经、带

月经病又可分为月经先期、月经后期、月经先后不定期、痛经、闭经、崩漏。月经周期提前8～9天以上，且连续2个月者，称为月经先期，多见于气虚或血热；月经周期延后8～9天以上，且连续2个月者，称为月经后期，多见于血虚或血瘀证；经期错乱不定，称月经先后不定期，多见于肝郁气滞。痛经一般有各种原因导致的血，以及湿热瘀阻、气血虚弱和肾精亏虚几种情况；停经3个月以上者为闭经，有脾肾不足、血瘀等不同。妊娠闭经为生理现象；不规则的阴道出血称崩漏，多见于血热或脾不统血。

带下又分为带下过多和带下过少。带下过多，是指带下量明显增多。带下色黄质稠、量多臭秽者，多为湿热下注；带下色白清稀无臭，多为脾虚；带下清稀量多，为肾虚。

十、小儿

小儿问诊一般比较困难，主要是询问陪诊者。且应结合小儿不同发育时期的生理、病理特点进行询问。尤其是出生前后情况，传染病史如麻疹、水痘等，以及预防接种情况。

第四节 切 诊

医者用手指或掌，对病人的脉或全身进行触、摸、按、压，以了解如脉象的变化，胸腹的痞块，手足的温凉，疼痛的部位等。诊断疾病的方法。切诊包括脉诊和触诊。

（1）脉诊：脉诊是以手指按切病人动脉以了解病情的内在变化的诊疗方法。也称之切脉、号脉、搭脉、诊脉。是中医独特的诊法。古代的脉诊范围较大，涉及人迎、跌阳、寸口三部，当今临床主要保留寸口脉诊脉法。临床诊脉通常要诊察脉体、脉位、脉数和脉势。医者要掌握脉诊的时间、环境、病人的体位，指法及指力的轻重。一般来讲，每次按脉时间，以每侧脉搏跳动不少于 50 次为限。脉为血府，贯穿全身，五脏六腑的气血都要通过血脉周流全身。因此当机体内外环境发生改变时，必然影响到气血的运行，脉搏也随之发生变化。寸口属于手太阴肺经的动脉，肺朝百脉，因此全身脏腑经脉气血的情况，可从寸口脉上体现出来。平脉为无病之脉，脉象表现为不浮不沉、不大不小、不快不慢、节律均匀、从容和缓、中取明显、沉取尺部不绝。如病变在表者多见浮脉；病变在里者，多见沉脉；体寒者多见迟脉；内热者多见数脉等。临床诊病时，要强调四诊合参，综合望闻问切四种诊法，才能了解疾病全貌，作出正确的诊断。目前影响力较大的脉学著作有《脉经》、《濒湖脉学》等（表 1-17，表 1-18）。

表 1-17 六部配属脏腑关系

寸关尺三部	左脉	右脉
寸	心 小肠	肺 大肠
关	肝胆	脾 胃
尺	肾 膀胱	命门

表 1-18 李时珍《濒湖脉学》中所载 27 种脉象

脉象名称	脉 形	主 证
浮脉	轻取即得，重按稍减	表证、虚证
沉脉	重按至筋骨始得	里证
迟脉	一呼一吸之间，脉动三次	寒证
数脉	一呼一吸之间，脉动六次	热证、虚证
滑脉	应指圆滑，往来流利，如盘走珠	痰饮、食积、实热、妊娠
涩脉	往来艰涩，迟速不匀，如轻刀刮竹	伤精、血少、气血瘀滞
虚脉	粗大而软，按之无力	虚证
实脉	浮取、沉取均有力，粗大而长，微弦	实证
长脉	脉长超过寸、关、尺三部	实热证
短脉	脉长不及寸、关、尺三部，寸、尺不易感觉到	酒毒、血瘀、痞、头腹痛

续表

脉象名称	脉 形	主 证
洪脉	粗大有力,来盛去衰	阳盛血虚
微脉	极细而软,按之欲绝,若有若无	气血极虚
紧脉	来去有力,左右弹手如转绳索	痛证、寒证
缓脉	一呼一吸之间,脉动四次,应指和缓	营血不足,伤风、湿证、脾虚证
芤脉	浮大柔软,中空外坚	失血、瘀血
弦脉	笔直而长,如按琴弦,按之不移	肝胆病、痰饮、寒热、疟疾
革脉	弦且芤,如按鼓皮	虚寒、半产、漏下、血虚、梦遗
牢脉	沉取实、大、长、微弦	寒证
濡脉	浮细极软	阴虚、失血、脾湿
弱脉	浮取不应,沉取极软且细	阴虚、阳虚
散脉	散漫无力,至数不齐,若有若无	正气衰极
细脉	脉细如线,应指明显	气血不足、虚劳、湿证
伏脉	重按至筋骨始得	邪闭、剧痛、阳衰
动脉	脉形如豆,无头无尾,关部动摇	疼痛、惊恐
促脉	脉来较数,时而一止,止无定数	阳盛阴竭
结脉	脉来较缓,时而一止,止无定数	气血凝滞、阴寒独盛
代脉	脉来一止,不能自还	脏气衰弱

滑为喜脉的研究

为评价滑脉诊断早期妊娠的临床应用价值,张忠惠等人使用脉图仪和病理学方法,同步检测了 205 例临床诊断为早孕者的脉象和子宫内膜组织。结果在病理学确诊为早孕的 196 例中,有 192 例呈现滑脉图像。显示滑脉诊断早期妊娠的准确度为 97.6%,灵敏度为 97.9%,漏诊率为 2.1%,阳性预检值为 99.5%,尤登指数为 0.868,特异度为 88.9%,误诊率为 11.1%。反映滑脉测定是诊断早期妊娠高度敏感、便于运用的指标,在我国很有推广使用价值,但其特异性尚不甚理想。

（张忠惠，张仲海，吴少华，等．滑脉诊断早期妊娠的评价研究．中国中西医结合杂志，1993，13（5）：276）

（2）触诊：触诊是医生对病人四肢、肌肤、胸腹、头项等病变部位进行触摸按压，分辨其温、凉、润、燥、软、硬、肿胀、包块及病人对按压的反应，如疼痛、喜按、拒按等，以推断疾病的部位和性质。

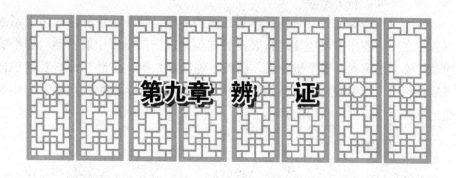

第九章 辨 证

通过四诊收集资料以后，就可以进行中医诊病的一个重要环节——辨证了。所谓辨证，就是把四诊所收集的资料、症状和体征，通过分析、综合，辨清疾病的病因、性质、部位，以及邪正之间的关系，概括、判断为某种性质的证。是认识和诊断疾病的主要过程和方法。根据辨证的结果，医者就可以根据自己掌握的理论和临床经验进行"论治"了。可以说，辨证是治疗的重要前提和依据。

中医经过长期的临床实践，经过历代医家对其理论的升华和提高，总结出了很多辨证方法，包括八纲辨证、脏腑辨证、三焦辨证、卫气营血（四层）辨证、六经辨证、病因辨证、气血精津辨证等。其中八纲辨证是各种辨证的总纲。

第一节 八纲辨证

八纲辨证是中医各种辨证的总纲。八纲即阴、阳、表、里、寒、热、虚、实八类证候，八纲辨证也是根据四诊取得的材料，进行综合分析，来认识疾病的病性、病位、病势等情况，为治疗提供依据。在八纲当中，阴阳又是总纲。其他六纲中的表、热、实属于阳纲，而里、寒、虚则属于阴纲。在实际运用八纲辨证时，首先辨别表里，确定病变的部位；然后辨别寒热、虚实、分清病变性质，了解正邪之间的强弱关系，最后可以用阴阳加以总的概括。如一个男性病人，30岁，发热38℃、微恶寒、头痛、咽痛、口渴喜饮，苔薄黄、脉滑数。根据其恶寒发热、头痛可判断其病在表；根据其发热重、咽痛、口渴喜饮、苔薄黄、脉滑数可判断其病属实热；那么根据八纲来辨证可辨为表、实、热证。属于阳证。

然而，八纲辨证只是分析、辨别证候的部位、性质、正邪强弱等关系的纲领。在实际临床中，还要进行必要的定位。以辨清是哪个脏腑热、哪个脏腑寒；哪个脏腑虚、哪个脏腑实。因此，临床中八纲辨证经常需要脏腑辨证来配合使用。脏腑辨证可以辨别脏腑病位及脏腑阴阳、气血、虚实、寒热等变化，为治疗提供可靠的依据。

一、表和里

表里是辨别病位外内浅深的一对纲领。表与里是相对而言的。如体表与脏腑相对而言，体表为表，脏腑为里。从部位上看，身体的皮毛、肌腠相对在外，故为表；脏腑相对在内，故为里。

表证是指外感邪气经皮毛、口鼻进入人体，卫气抗邪与表而表现出的比较轻浅的证候。主要见于外感疾病的初起阶段。主要表现为发热、恶寒、头痛身痛、舌苔薄白、脉浮。可伴有鼻塞流涕，打喷嚏，咽喉痒感，咳嗽等症状。通常来讲，表证起病急，病情较轻较浅，病程较短。

里证因病在里，或病起于里，故其基本特点是以无恶寒发热为主要表现的表证，而以脏腑、气血、阴阳等失调的症状为其主要表现。如高热，潮热，烦躁神昏，口渴喜饮，或畏寒肢冷，身倦乏力，口淡多涎，腹痛，便秘，或泄泻，呕吐，尿少色黄或清长，苔厚，脉沉等。通常来讲，里证起病缓，病情较深较重，病程较长。

二、寒和热

寒热是辨别疾病性质的一对纲领。阴盛或阳虚表现为寒证，是一组以寒象为主的症状和体征，可出现畏寒肢冷、大便稀溏、小便清长等症状。阳盛或阴虚表现为热证。是一组以热象为主的症状和体征，多见怕热、口渴喜冷饮、面红耳赤、烦躁、小便黄等症状。

寒证多因外感寒邪，或过食生冷所致。包括表寒、里寒。表寒也就是表证与寒证的综合。

热证多因外感阳热邪气，或七情过度而化热，食积化热等所致。包括表热和里热。表热证就是表证和热证的综合。

三、虚和实

"精气夺则虚"。虚证是对人体以正气不足为主所产生的各种虚弱证候的概括。多见于久病、重病后，或素体虚弱。临床上可分为气虚、血虚、阴虚、阳虚、气血两虚、阴阳两虚几种类型，各种虚证常见的症状有：面色淡白或白或萎黄，精神萎靡，身倦乏力，自汗，形寒肢冷，大便稀溏或滑脱不禁，小便清长或失禁，舌淡胖嫩，脉沉迟无力，或虚或弱；或体瘦颧红，五心烦热，潮热盗汗，舌红少苔或无苔，脉细数无力。

"邪气盛则实"。实证是人体以邪气亢盛为主所产生的各种临床证候的概括。邪气有外感邪气和内生邪气之分。包括外感六淫、疠气；内生痰饮、食积、瘀血、结石等。各种实证常见的症状有：发热且高热，胸闷，烦躁易怒，甚至神昏谵语，呼吸气粗，痰涎壅盛，腹胀痛拒按，大便秘结，小便色黄量少，舌质苍老，舌苔厚腻，脉实有力等。

四、阴和阳

阴证是人体阳气虚衰，阴寒内盛所导致的证候，有晦暗、沉静、衰退、抑制、向内、向下的特点，属于里证、虚证、寒证的一类证候。常见症状有：面色白或晦暗，神疲乏力，少气懒言，语言低怯，呼吸微而缓，精神萎靡，畏寒肢冷，口淡不渴，大便溏，痰、涕、涎清稀，小便清长，舌淡胖嫩苔白滑，脉沉迟或细涩或微弱等。

阳证是人体阳气亢盛，脏腑功能亢进所导致的证候，有兴奋、躁动、亢进、明亮，向外、向上的特点，属于表证、实证、热证的一类证候。常见症状有：恶寒发热，或壮热，口渴喜冷饮，呼吸气粗而快，语声高亢，面红目赤，心烦，躁动不安，或神昏谵语，喘促痰鸣，痰、涕黄稠，大便秘结，尿少色黄，舌红绛起芒刺，苔黄、灰黑而干，脉实、洪、数、浮、滑等。

第二节 脏腑辨证

脏腑辨证是根据脏腑的生理功能和病理特点，辨别脏腑病位及脏腑阴阳、气血、虚实、寒热等病性的变化，为治疗提供依据的辨证方法。是临床各科辨证的基础，是中医辨证体系中的重要组成部分。尤其适用于内伤杂病的辨证。

一、肝病的辨证

1. 肝火上炎　临床表现为急躁易怒，头痛眩晕，面红目赤，口干耳鸣，重者吐血，衄血，舌红，苔黄燥，脉弦数有力。

2. 肝胆湿热　临床表现为口苦纳呆，恶心呕吐，腹胀，尿少而黄，重者黄疸，苔黄腻，脉弦数。

3. 肝风内动　临床表现为素有头痛头昏，肢体麻木，突然昏厥，抽搐，半身不遂，口眼歪斜，语言不利，神志不清，以致昏迷，脉象弦有力。

4. 肝血虚　临床表现为眩晕眼花，肢体麻木，爪甲不荣。月经量少或闭经。消瘦，肌肤甲错，少寐，舌质淡。

5. 肝阴不足、肝阳上亢　临床表现为耳鸣耳聋、虚烦少寐，面部烘热，口燥咽干，头胀而痛，眩晕，脉弦滑。

二、心病的辨证

1. 心气虚　临床表现为面色淡白，神疲乏力，心悸气短，自汗、舌淡胖，苔白，脉细或结代。

2. 心阳虚　除有心气虚的症状外，还表现为畏寒肢冷，面色灰滞，舌淡暗。心胸憋闷或作痛，遇冷加重，脉细或结代。

3. 心血虚　临床表现为面色淡白无华，心悸，失眠健忘多梦，眩晕怔忡，唇舌色淡，脉细。

4. 心阴虚　临床表现为心烦，心悸，盗汗，失眠健忘多梦，五心烦热，面色潮红，咽干，舌红少津，脉细数。

5. 心火上炎　临床表现为烦热口渴，失眠，舌烂生疮，尿黄而少，小便刺痛，或面红目赤，苔黄，脉数。

6. 心血瘀阻　临床表现为心胸憋闷疼痛，痛处固定，心悸，重症则面青唇暗，肢冷，冷汗出，舌紫暗，脉沉涩。

7. 心脾两虚　临床表现为心悸怔忡，失眠多梦，健忘，纳呆腹胀，便溏，倦怠乏力，舌淡嫩，脉细无力。

三、脾胃病的辨证

1. 脾气虚弱　临床表现为面色萎黄，纳差，食后脘腹胀满不适，便溏，四肢倦怠乏力。或见轻度浮肿，脱肛、阴挺及内脏下垂，舌淡嫩有齿痕，苔白，脉濡软无力。

2. 脾不统血　临床表现为崩漏，便血，尿血，皮下溢血等，伴面色萎黄或苍白，神疲体倦，少气无力，纳呆腹胀，便溏，舌淡苔白，脉细弱或濡细。

3. 湿邪困脾　临床表现为脘腹胀闷，纳谷不馨，头身及肢体困重，苔白厚腻。

4. 胃气虚寒　临床表现为空腹胃脘隐冷作痛，得食、嗳气、按即减，或虚痞作胀，呃逆，呕吐清涎冷液，大便不成形。

5. 胃阴不足　临床表现为唇舌干燥，饥不欲食，或干呕呃逆，脘痞不畅，便干溲短，舌尖红少津，脉细数。

6. 胃火炽盛　临床表现为胃脘灼痛，吞酸嘈杂，渴喜凉饮，消谷善饥，口臭齿衄或牙龈肿痛，大便秘结，舌红苔黄，脉滑数。

7. 食滞胃脘　临床表现为脘腹胀满，纳呆呃逆，嗳气吞酸，口气酸腐，恶心呕吐，大便不畅，便下恶臭，舌苔厚腻，脉滑。

四、肺病的辨证

1. 肺气虚　临床表现为倦怠乏力、咳嗽无力、气短喘促、痰多质清、面色白，舌淡，苔白，脉右寸无力。

2. 肺阴虚　临床表现为咳嗽无痰或痰少而黏，面颊潮红，口渴口干，夜间盗汗，舌质红干，脉细数。

3. 燥邪伤肺　临床表现为干咳少痰，或有痰不易咳出，鼻干咽燥，咳甚胸痛，苔黄，脉数。

4. 痰浊阻肺　临床表现为咳嗽痰多，喉中痰鸣、胸满不适，苔厚腻。脉滑。

5. 风寒束肺　临床表现为恶寒发热，头痛无汗、咳嗽、痰多而清、鼻塞流涕、苔白，脉浮紧。

6. 肺热壅盛　临床表现为高热咳嗽，呼吸气促，口渴，痰黄稠带血，胸痛，舌红，苔黄腻，脉滑数。

五、肾病的辨证

1. 肾阴虚　临床表现为腰膝酸软，头昏耳鸣，五心烦热、面颊潮红，盗汗、失眠多梦，阳强遗精，男子不育，女子不孕，脉细数。

2. 肾阳虚　临床表现为腰膝酸软，头昏耳鸣，形寒肢冷，神疲乏力，自汗，阳痿、不孕，舌淡苔白，脉沉迟，尺脉无力。

3. 肾气不固　临床表现为肾阳虚症状加阳痿、早泄、滑精、小便频数、失禁或遗尿、女子带下清稀或滑胎，舌质淡，脉沉弱。

4. 肾不纳气　临床表现为久病咳、喘，呼多吸少，动则喘甚，神疲自汗，脉沉弱。

5. 肾虚水泛　临床表现为周身浮肿，下肢尤甚，按之没指，腹胀满，小便不利，形寒肢冷，腰膝酸软，舌淡胖，脉沉细。

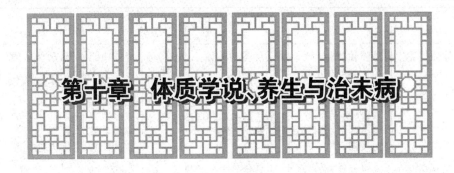

第十章 体质学说、养生与治未病

体质、养生、治未病，是中医学中三个非常有特色的内容，尤其是在医学正在从生物模式向生物-社会-心理模式转变的今天，更加显示出其理论的超前性和实用性。《素问·四气调神大论》有云："是故圣人不治已病治未病，不治已乱治未乱，此之谓也。夫病已成而后药之，乱已成而后治之，譬犹渴而穿井，斗而铸锥，不亦晚乎。"强调了治未病的意义要远远大于治已病。"治未病"包括，未病先防、欲病防发、既病防变和病愈防复。养生是未病先防的有效手段。而辨体质养生又是养生重要方面。因此，体质、养生、治未病息息相关，不可分割。

第一节 体质学说

所谓体质，就是人体在整个生命过程中在先天禀赋和后天调养的基础上而形成的生理特点、形态功能以及心理状态等方面的相对稳定的固有特性。是人类与自然、环境相作用后所形成的。掌握体质学说，对于有针对性的养生、了解病因病机以及辨证论治有很大帮助。《灵枢·阴阳二十五人》当中最早记载着与体质有关的内容。此篇当中将人体的各种体质归纳为木、火、土、金、水五种类型，每一类型，又以五音的阴阳属性及左右上下等各分出五类，合为二十五种人。并指出了每种人的身体特点、性格特点、易患的疾病等。这种体质的分类方法也称为五行分类法。除了五行分类法，体质的分类方法包括阴阳分类法、脏腑分类法以及9种基本中医体质分类法等（表1-19）。

表 1-19 体质的阴阳分类法

	阴阳平和质	偏 阴 质	偏 阳 质
体质描述	身体强壮,精力充沛,体型适中,或虽胖而不壅滞,虽瘦而有精神。目光炯炯有神,面色明润含蓄,性格平和,机体对内稳态调节和对外适应能力较强	身体功能偏于抑制,动作偏慢,反应较慢,性欲较低,易冷,畏寒,少饮,多静,形体偏胖而弱,面色偏白,性格内向,精力偏弱,食量较小	身体功能亢奋,动作敏捷,反应较快,性欲旺盛,易热,畏热,多饮,多动,形体偏瘦而结实,面色偏红,皮肤多油,汗多。性格外向,容易急躁,自控能力较差,食量较大,消化功能强盛
易感病邪	不易感受病邪	易感受寒湿邪气	易感受风邪、热邪、暑邪
发病特点	感邪后易于自愈或容易治愈	感邪后多见寒证、虚证、阴证。易生痰饮、水湿、冻疮等	感邪后多见实证、热证、阳证、易化燥伤阴,易生疔疮,痰热等

九种基本中医体质类型的定义、体质特征以及成因

1. 平和质

(1) 定义。强健壮实的体质状态,表现为体态适中,面色红润,精力充沛状态。

(2) 体质特征。①形体特征:体型匀称健壮。②常见表现:面色、肤色润泽,头发稠密有光泽,目光有神,鼻色明润,嗅觉通利,口和,唇色红润,不易疲劳,精力充沛,耐受寒热,睡眠良好,胃纳佳,二便正常,舌色淡红,苔薄白,脉和有神。③心理特征:性格随和开朗。④发病倾向:平素患病较少。⑤对外界环境适应能力:对自然环境和社会环境适应能力较强。

(3) 成因。先天禀赋良好,后天调养得当。

2. 气虚质

(1) 定义。由于元气不足,以气息低弱、机体、脏腑功能状态低下为主要特征的一种体质状态。

(2) 体质特征。①形体特征:肌肉不健壮。②常见表现:主项:平素语音低怯,气短懒言,肢体容易疲乏,精神不振,易出汗,舌淡红,舌体胖大、边有齿痕,脉象虚缓。副项:面色偏黄或白,目光少神,口淡,唇色少华,毛发不华,头晕,健忘,大便正常,或有便秘但不结硬,

或大便不成形，便后仍觉未尽，小便正常或偏多。③心理特征：性格内向、情绪不稳定、胆小不喜欢冒险。④发病倾向：平素体质虚弱，卫表不固易患感冒；或病后抗病能力弱易迁延不愈；易患内脏下垂、虚劳等病。⑤对外界环境适应能力：不耐受寒邪、风邪、暑邪。

（3）成因。先天本弱，后天失养或病后气亏。如家族成员多数较弱、孕育时父母体弱、早产、人工喂养不当、偏食、厌食，或因年老气衰等。

3. 阳虚质

（1）定义。由于阳气不足、以虚寒现象为主要特征的体质状态。

（2）体质特征。①形体特征：多形体白胖，肌肉不壮。②常见表现：主项：平素畏冷，手足不温，喜热饮食，精神不振，睡眠偏多，舌淡胖嫩边有齿痕、苔润，脉象沉迟而弱。副项：面色柔白，目胞晦暗，口唇色淡，毛发易落，易出汗，大便溏薄，小便清长。③心理特征：性格多沉静、内向。④发病倾向：发病多为寒证，或易从寒化，易病痰饮、肿胀、泄泻、阳痿。⑤对外界环境适应能力：不耐受寒邪、耐夏不耐冬；易感湿邪。

（3）成因。先天不足，或病后阳亏。如家族中均有虚寒表现，孕育时父母体弱、或年长受孕，早产，或平素偏嗜寒凉损伤阳气，或久病阳亏，或年老阳衰等。

4. 阴虚质

（1）定义。由于体内津液精血等阴液亏少，以阴虚内热为主要特征的体质状态。

（2）体质特征。①形体特征：体型瘦长。②常见表现：主项：手足心热，平素易口燥咽干，鼻微干，口渴喜冷饮，大便干燥，舌红少津少苔。副项：面色潮红、有烘热感，目干涩，视物花，唇红微干，皮肤偏干、易生皱纹，眩晕耳鸣，睡眠差，小便短涩，脉象细弦或数。③心理特征：性情急躁，外向好动，活泼。④发病倾向：平素易患有阴亏燥热的病变，或病后易表现为阴亏症状。⑤对外界环境适应能力：平素不耐热邪，耐冬不耐夏；不耐受燥邪。

（3）成因。先天不足，或久病失血，纵欲耗精，积劳伤阴。如家族成员体型多偏瘦，孕育时父母体弱、或年长受孕，早产，或曾患出血性疾病等。

5. 痰湿质

(1) 定义。由于水液内停而痰湿凝聚，以黏滞重浊为主要特征的体质状态。

(2) 体质特征。①形体特征：体型肥胖、腹部肥满松软。②常见表现：主项：面部皮肤油脂较多，多汗且黏，胸闷，痰多。副项：面色淡黄而暗，眼胞微浮，容易困倦，平素舌体胖大，舌苔白腻，口黏腻或甜，身重不爽，脉滑，喜食肥甘甜黏，大便正常或不实，小便不多或微混。③心理特征：性格偏温和稳重恭谦、和达、多善于忍耐。④发病倾向：易患消渴、中风、胸痹等病证。⑤对外界环境适应能力：对梅雨季节及湿环境适应能力差。

(3) 成因。先天遗传，或后天过食肥甘。

6. 湿热质

(1) 定义。以湿热内蕴为主要特征的体质状态。

(2) 体质特征。①形体特征：形体偏胖或苍瘦。②常见表现：主项：平素面垢油光，易生痤疮粉刺，舌质偏红，苔黄腻，容易口苦口干，身重困倦。副项。体偏胖或苍瘦，心烦懈怠，眼睛红赤，大便燥结，或黏滞，小便短赤，男易阴囊潮湿，女易带下增多，脉象多见滑数。③心理特征：性格多急躁易怒。④发病倾向：易患疮疖、黄疸、火热等病证。⑤对外界环境适应能力：对湿环境或气温偏高，尤其夏末秋初，湿热交蒸气候较难适应。

(3) 成因。先天禀赋，或久居湿地、善食肥甘，或长期饮酒，火热内蕴。

7. 瘀血质

(1) 定义。瘀血质是指体内有血液运行不畅的潜在倾向或瘀血内阻的病理基础，并表现出一系列外在征象的体质状态。

(2) 体质特征。①形体特征：瘦人居多。②常见表现：主项：平素面色晦暗，皮肤偏暗或色素沉着，容易出现瘀斑、易患疼痛，口唇暗淡或紫，舌质暗有点、片状瘀斑，舌下静脉曲张，脉象细涩或结代。副项：眼眶暗黑，鼻部暗滞，发易脱落，肌肤干，女性多见痛经、闭经、或经血中多凝血块、或经色紫黑有块、崩漏、或有出血倾向、吐血。③心理特征：性格心情易烦，急躁健忘。④发病倾向：易患出血、癥瘕、中风、胸痹等病。⑤对外界环境适应能力：不耐受风邪、寒邪。

（3）成因。先天禀赋，或后天损伤，忧郁气滞，久病入络。

8. 气郁质

（1）定义。由于长期情志不畅、气机郁滞而形成的以性格内向不稳定、忧郁脆弱、敏感多疑为主要表现的体质状态。

（2）体质特征。①形体特征：形体瘦者为多。②常见表现：主项：性格内向不稳定、忧郁脆弱、敏感多疑，对精神刺激适应能力较差，平素忧郁面貌，神情多烦闷不乐。副项：胸胁胀满，或走窜疼痛，多伴善太息，或嗳气呃逆，或咽间有异物感，或乳房胀痛，睡眠较差，食欲减退，惊悸怔忡，健忘，痰多，大便多干，小便正常，舌淡红，苔薄白，脉象弦细。③心理特征：性格内向不稳定、忧郁脆弱、敏感多疑。④发病倾向：易患郁症、脏躁、百合病、不寐、梅核气、惊恐等病证。⑤对外界环境适应能力：对精神刺激适应能力较差；不喜欢阴雨天气。

（3）成因。先天遗传，或因精神刺激、暴受惊恐、所欲不遂、忧郁思虑等。

9. 特禀质

（1）定义。表现为一种特异性体质，多指由于先天性和遗传因素造成的一种体质缺陷，包括先天性、遗传性的生理缺陷，先天性、遗传性疾病，过敏反应，原发性免疫缺陷等。其中对过敏体质概念的表述是：在禀赋遗传的基础上形成的一种特异体质，在外界因子的作用下，生理功能和自我调适力低下，反应性增强，其敏感倾向表现为对不同过敏原的亲和性和反应性呈现个体体质的差异性和家族聚集的倾向性。

（2）体质特征。①形体特征：无特殊，或有畸形，或有先天生理缺陷。②常见表现：遗传性疾病有垂直遗传，先天性、家族性特征；胎传性疾病为母体影响胎儿个体生长发育及相关疾病特征。③心理特征：因禀质特异情况而不同。④发病倾向：过敏体质者易药物过敏、易患花粉症等；遗传疾病如血友病、先天愚型等；胎传疾病如"五迟"、"五软"、"解颅"、胎寒、胎热、胎赤、胎惊、胎肥、胎痫、胎弱等。⑤对外界环境适应能力：适应能力差，如过敏体质者对过敏季节适应能力差，易引发宿疾。

（3）成因。先天因素、遗传因素，或环境因素、药物因素等。

（王琦. 九种基本中医体质类型的分类及其诊断表述依据. 北京中医药大学学报，2005，28（4）：3-7）

延伸阅读

西方人眼中的体质——希波克拉底的体液学说

根据公元前5世纪古希腊医生希波克拉底的看法，人体内有4种体液（即血液、黏液、黄胆汁、黑胆汁），每种体液所占比例的不同决定了人的气质差异，分为胆汁质、多血质、黏液质和抑郁质。其中黄胆汁占优势的人就属于胆汁质、血液占优势的人就属于多血质、黏液占优势的人就属于黏液质、黑胆汁占优势的人就属于抑郁质（图3）。

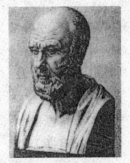

图3　希波克拉底

胆汁质：他们感受性低而耐受性、敏捷性、可塑性均较强；不随意的反应高，反应的不随意性占优势；反应速度快但不灵活；情绪兴奋性高，抑制能力差；外倾性明显。在日常生活中，胆汁质的人常有精力旺盛、不易疲倦，但易冲动、自制力差、性情急躁、办事粗心等行为表现。

多血质：多血质的人表现出这样的特点：容易形成有朝气、热情、活泼、爱交际、有同情心、思想灵活等品质；也容易出现变化无常、粗枝大叶、浮躁、缺乏一贯性等特点。这种人活泼、好动、敏感、反应迅速、喜欢与人交往、注意力容易转移、兴趣和情感易变换等。

黏液质感受性低；耐受性高；不随意反应低；外部表现少；情绪具有稳定性；反应速度慢但灵活。稳重，考虑问题全面；安静，沉默，善于克制自己；善于忍耐。情绪不易外露；注意力稳定而不容易转移，外部动作少而缓慢。态度持重，交际适度，不作空泛的清谈，情感上不易激动，不易发脾气，也不易流露情感，能自治，也不常常显露自己的才能。

抑郁质他们体验情绪的方式较少，稳定的情感产生也很慢，但对情感的体验深刻、有力、持久，而且具有高度的情绪易感性。为人小心谨慎，思考透彻，在困难面前容易优柔寡断。行为孤僻、不太合群、观察细致、非常敏感、表情腼腆、多愁善感、行动迟缓、优柔寡断，具有明显的内倾性。

第二节 养　　生

养生是治病和治未病的重要手段。是中医学的一大特色。人的生命周期包含着生老病死，这是人类不可逆转的规律。而养生可以使我们提高生活质量、延缓衰老过程。这种医学观在当今世界医学界认为是全面的、超前的。医学的目的是维护人类的健康，那么使你尽量不得病的养生理念显然意义要大于得病后再治疗的治疗理念。

养生的方法很多，但都必须遵循顺应自然的原则。中医学当中的养生，特别强调形神兼养。避外邪、强正气是中医养生的重要思想。具体说来，养生的方法包括起居养生、情志养生、运动养生、房事养生、食疗养生等。

一、饮食养生

合理膳食一直是我们所追求的，它对于调整人体的阴阳平衡，提高人体的免疫力，预防疾病，辅助治疗都有很好的作用。

合理饮食的原则：

第一，饮食要有节制，不能过饥或过饱。过饥或过饱都会对人体特别是脾胃功能造成损伤。脾胃是人的气血生化之源，如果脾胃功能损伤，人体的正气功能就会减弱，抗病能力也就下降。

第二，食物的性味要与人体的体质特征相吻合。每个人的体质都是不同的，有的阳偏盛，容易急躁、恼怒、上火、口干舌燥、大便秘结等；有的阴偏盛，性格沉默，寡言少语，畏寒肢冷，大便稀溏。针对不同体质，就要有不同的饮食来搭配。比如对于阳偏盛的人，本身就容易上火，这时如果再吃属于热性的羊肉、龙眼等食物，就会使其阳更盛，急躁易怒等症状就会加重。而如果他们常吃一些偏寒性的食物如梨、鸭子、黄瓜等，就会缓解阳盛的状况，使其阴阳逐渐调和。阴阳调和了，人体的正气就强，抗病能力就强。

第三，饮食要注意卫生。发霉变质的食物绝对不能食用。尤其是炎热的夏天，食物容易变质，存放时间过长的食物不要食用。

第四，注意饮食的心情。愉快的心情对饮食是有利的。中医认为，肝主疏泄，可以帮助脾胃运化食物。当心情不好时，肝疏泄功能就减弱，脾胃运化功能就会受到影响，容易造成消化不良。

二、情志养生

"形神一体"是东方医学区别于西方医学的一大特色。形就是指人体的外部结构和内部器官。神则是指人体的精神活动，如感情、意识、思维等。中医认为，形神的关系是密不可分的。形为神提供了物质基础，脏腑功能正常则能养神。反过来，神又能影响形的功能。比如说，一个人十分悲伤，导致其消化功能紊乱，吃什么都没有胃口。所以说来，神的正常与否，与人整体的健康状况密切相关。

随着社会节奏越来越快，人们的精神压力也越来越大。出现了越来越多的身心疾病。研究表明，良好的情绪可以使人的免疫力增强，寿命延长。反之，长期不良的情绪如焦虑、易怒、易悲、思虑过重、郁闷等可以降低机体的免疫力。也会使人寿命缩短。中医认为，人有"七情"，即喜、怒、忧、思、悲、恐、惊。同时揭示了七情与人体健康的联系。喜伤心、怒伤肝、思伤脾、悲伤肺、恐伤肾。说的是过度的、不良的情绪对人体的各个脏腑都有损害作用。当一种情绪过度时，影响机体而发病，中医称之为内伤七情致病。明确指出了这类疾病与精神因素之间的关系。

《黄帝内经》给了我们一个总的原则，叫做："恬淡虚无，真气从之，精神内守，病安从来"。具体方法包括："志闲而少欲"、"心安而不惧"等。使"七情"不过度，就可以保持良好的精神健康，从而提高身体的健康水平。

（1）闭目养神法：当你精神过度紧张、焦虑、激动时不妨采用本法。具体方法是静坐，闭目，放松全身，放松思维，排除杂念，保持一段时间。此法可有效地缓解精神过度紧张、焦虑、激动等不良情绪。坚持本法，可使情绪稳定，精力充沛，免疫力增强。

（2）音乐疗法：此法在中西方均广泛使用。当你思维杂乱、情绪激动、焦虑抑郁时，不妨选择曲调优美、节奏柔缓的乐曲聆听。此方法可使人在音乐的舒缓下进入放松的境界，平复情绪。常听音乐，能陶冶人的心情，对预防疾病有一定的效果。此外，唱歌对良好情绪的培养也有很大作用。唱歌可以使人气机条达，血行流畅。气血通畅则可防百病。

良好的情绪对疾病的预防作用在中西方医学上已经达成了共识。人们摒弃不良情绪的意识也有了很大的提高。实际生活中，每个人都有自己独特的方法来调节不良情绪。没有绝对的好方法，只要该方法能够帮你找到良好的情绪，那么就是对于你来说的好方法。让我们都保持良好的情绪，远离疾病，拥抱健康，拥抱快乐！

三、运动养生法

中国古代，提倡运动养生的医家不计其数。他们的很多言论都强调了运动的重要性。如早在《吕氏春秋》就有"形不动则精不流，精不流则气郁，郁处于头则为肿为风……"的描述。《黄帝内经》中言道"久卧伤气，久坐伤肉"。

汉代的华佗创立了健身气功五禽戏；晋代葛洪倡导的"疗未患之疾，通不和之气，动之则百关气畅"，隋代的巢元方所著《诸病源候论》当中记载了导引法260余条，唐代药王孙思邈更可称为养生大家，是中国古代为数不多的百岁老人，相传其活了141岁。孙思邈一生著作80余部，其中以《备急千金要方》和《千金翼方》为代表。这两部著作被誉为我国古代的医学百科全书。孙思邈在食疗养生、运动养生、性情养生等方面做出了巨大贡献。孙氏能高寿百岁以上且年过百岁而视听不衰，就是他在积极倡导这些方面的理论与其自身实践相结合的效果。在运动养生方面，他主张"动以养形"。但不主张大量剧烈的运动。他曾说过："养性之道，常欲小劳，但莫大劳，及强所不能堪耳。"

东西方运动的方式有所不同。东方的运动特点是运动与调息、运气相结合，动作相对缓慢，重在运动全身。而西方运动则重视运动的部位、消耗能量的多少。东方运动兼具强身健体和修身养性两大功能。因此越来越受到世界的关注。

中医认为，东方特有的修身与健身合二为一的锻炼方式是比较合理的运动方式。合理运动包括运动时间要合理，不要在过饥、过饱、过劳的情况下运动；不要在急性病期间运动；通常清晨比较好；天气要适宜，大风、大暑、大雾等恶劣天气不宜锻炼；运动强度要适宜，以自己不累为判定标准、锻炼时要排除杂念，放松身心；要持之以恒。只要坚持，就能起到很好的强身健体、恢复阴阳平衡、增强抗病能力的功效，可以预防很多疾病，并可以延年益寿。

中华的祖先给人类留下了很多很好的锻炼方式，可有效地预防很多疾病。气功、导引、武术以及各种实用的运动方法无所不包。其中流传最广、影响力最大的运动方式要数五禽戏、八段锦和太极拳。当然一些简单实用的方法如散步、倒行、健身球等也对疾病的预防有益。

第三节　治　未　病

"治未病"包括未病先防、欲病防发、既病防变以及病愈防复。中医学历来强调治未病，体现了"预防为主"的观点。药王孙思邈提出了"上医医未病之病，中医医欲病之病，下医医已病之病"，与现代医学的三级预防异曲同工。

一、未病先防

是指在疾病发生之前采取一定的措施预防疾病的发生。《黄内内经·上古天真论》提出了"恬淡虚无，真气从之，精神内守，病安从来"、"法于阴阳，和于术数，食饮有节，起居有常，不妄作劳，""志闲而少欲，心安而不惧，形劳而不倦，气从以顺，各从其欲，皆得所愿"、"美其食，任其服，乐其俗，高下不相慕"等行之有效的防病方法。至今仍对现代养生能起到指导作用。

二、欲病防发

很多疾病在真正发生前多可见一些细微的征兆，其中很多征兆是现代仪器无法检查出来的。但是中医通过其独具特色的四诊可以发现这些细微的征兆，以及时进行必要的预防和治疗，以起到防微杜渐的作用。

三、既病防变

是指在掌握病证发生发展的规律的基础上，采取积极的措施，防止疾病的发展和转化。常采用先安未受邪之地和截断疾病发展途径的方法。如《金匮要略》中所言的"见肝之病，知肝传脾，当先实脾"。即是说在治疗肝病时常常配合健脾的药物，以防止肝木过盛而乘脾土。即是先安未受邪之地之意。

四、病愈防复

是指在疾病治愈或病情稳定后，要采取积极地措施注意预防复发。病后复发包括"食复"和"劳复"。食复是指因为饮食不节而导致疾病的复发。易发于外感疾病初愈之际。经常有感冒发热的病人，经治疗热退后，因自觉发热消耗体力过大，需要"大补"，而进食大鱼大肉。由此致使体温再次升高的病例比比皆是。外感过后，正气消耗，余邪未尽，脾胃之气尚未恢复，难以消化肉食厚味，此时若恣意食肉，就会导致脾胃之气更加消耗，在邪正斗争中由于正气的进一步消耗，使得邪气占了上风，就会导致病复。因此，在病愈后要以清淡饮食为主，待脾胃之气逐渐恢复以后才可正常饮食。劳复是指因为过劳导致疾病的复发。具体包括劳力过度复发、劳神过度复发以及房劳过度复发。无论劳力、劳神，还是房劳都能进一步的损耗尚未恢复的正气，进而使得疾病复发。因此，在病愈后要注意休养生息，以待正气恢复。

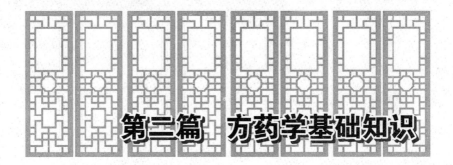

第二篇　方药学基础知识

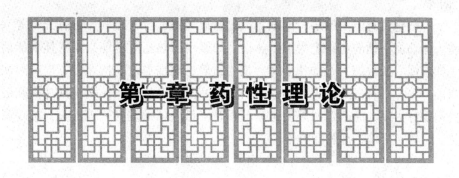

第一章 药性理论

所谓"中药"，就是在中医药理论指导下应用的药物。包括植物、动物、矿物等。如植物中的大黄、人参；动物中的全蝎、地龙；矿物中的石膏、磁石。

中药的使用在中国已经有上千年的历史了。一般人难以想象的是，一些草根、树皮、树叶、矿石、动物怎么可以治疗成千上万的疾病呢？可恰恰是这些令人难以置信的"东西"，却是中国人和中华文明在几千年来能够顺利地传承下来。中华文明在世界古代文明当中是唯一没有断代的文明，这与中医中药的使用是分不开的。

中药是通过"四气五味"来起作用的。每一种中药都有它特别的气和味。这也是它发挥功效的基础。中药的四气包括寒热温凉。如果不寒不热的我们称之为"平性"。五味包括酸苦甘辛咸。每种气和味都有它不同的功效。不同的气和不同的味配合起来，就成为这个药的功效。

中医学认为，任何疾病的发生、发展过程，都是致病因素作用于人体，而致机体阴阳偏盛偏衰、脏腑经络功能失调的结果。也就是说，人的阴阳二气有失偏颇，而存在偏性的药物，正是来调节人体失衡的阴阳二气，使之恢复平衡。药物通过祛除病因、扶正固本等作用，纠正机体阴阳偏盛偏衰，使其恢复阴阳平衡。中药治疗疾病的偏性主要体现在其具有四气、五味、升降浮沉、归经、有毒无毒等方面。是在长期的医疗实践中总结出来的。

第一节　四气（性）五味

一、四气

性：指药物的性质即药物的寒、热、温、凉四种不同的属性，前人称为

"四气"。

一般把具有温里散寒、助阳益火、活血通络、行气疏肝、芳香开窍等兴奋人体功能活动的药物定为温、热性。如服用温热药附子能兴奋人体功能活动如增强心肌收缩力、加快心率、扩张血管、增加血流、抗寒冷、提高耐缺氧能力等。具有清热泻火、凉血解表、平肝潜阳等降低人体病理性功能亢进的药物称为寒、凉药。如服用寒凉药石膏降低人体病理性功能亢进，治疗高热、心烦、头痛、痈肿疔疮等。

二、五味

味：指药物中有辛、甘、酸、苦、咸五种不同的滋味。

实际上除上述五种外尚有淡涩二味，习惯上淡附于甘，酸涩功似，并不另立，仍称五味。辛味能散、能行。甘味能补、能缓、能和。酸（涩）味能收、能敛。苦味能泻、能燥、能坚。咸味能软坚散结。淡味能渗、能利。如辛味的麻黄能发汗退热；甘味的黄芪能补益，提高免疫力；酸味的五味子能敛汗，治疗汗出过多；苦味的黄芩能清热，治疗疮毒；咸味的牡蛎软坚，治疗甲状腺结节（表 2-1）。

辛味的现代研究

辛味药多含挥发油、苷类、生物碱等成分，既能使胃肠平滑肌收缩增强，以排出胃肠积气，消除腹胀，又能使胃肠平滑肌收缩减弱，以解痉止痛，促消化液分泌；辛味还能使气血通畅，具有扩张血管，增加器官血流量；抑制血小板聚集，抗血栓形成等作用。苦味药多含生物碱、苷类等成分，具有泻下，抗菌、抗病毒、止咳、平喘等作用。

表 2-1 药味的性质

名 称	性 质	用 途
辛	能散（发散） 能行（行气、血、津液）	用于表证 用于气滞、血瘀、湿阻
甘	能补（补益） 能缓（缓急止痛） 能和（调和）	用于正气虚弱 用于诸痛 用于调和药性

续表

名　　称	性　　质	用　　途
酸（涩）	能收敛 能固涩	用于体虚多汗、肺虚久咳 用于久泻遗尿、崩漏带下
苦	能泻（泻热） 能燥（燥湿） 能坚（坚阴）	用于火热证 用于湿证 用于阴虚火旺
咸	能软坚 能散结	用于便秘 用于结节
淡	能渗 能利	用于湿证 用于小便不利

　　临床辨证用药时，对五味要合理选择。如辛味药能行气，过度应用或气虚时则耗气，故气虚时不宜用；甘味药能助湿，故中焦痞满者不宜用；酸能收敛，故余邪未尽者慎用；苦味药能燥湿，故阴虚津液不足者宜慎用；咸多滋润，故脾胃虚寒者忌用之。

食物的四气五味

　　天地万事万物通过气的联系而有一些相似的性质。对于植物、动物、矿物和人体来讲，就存在的共性。中医有句话叫做"药食同源"。说的是食物和药物其实是相通的。它们有着共同的性质或功能。中药有"四气五味"的说法。说的是中医认为药有寒热温凉的不同，有辛甘酸苦咸的味道差异。同时，中医也认为食物也存在以上的特点。

　　比如人们发现过量吃姜后会出现出汗、眼睛红肿、咽喉疼痛、口干口渴，便秘等"上火"的表现。因此，生姜就属于"热性"的食品。而吃西瓜过量就会导致腹泻等"受寒"的表现，因此，西瓜就属于"寒性"食品。因此，药物和食物的寒热温凉是由它们作用于人体所产生的不同反应和所获得的不同疗效而总结出来的。中药药理的现代研究资料表明：许多寒凉药可抑制儿茶酚胺类合成，降低交感神经活性，并对肾上腺皮质功能、代谢功能也有抑制作用。不少寒凉药多有镇静、抗惊厥等中枢抑制作用；而温热药对交感神经、肾上腺髓质与皮质功能、代谢功能等也有一定增强作用。而当你的机体代谢过旺的时候，就需要一些能帮助你代谢降低的药物或食物来恢复正常代谢。中医把寒凉归属于"阴"，温热归属于"阳"。代谢过度旺盛所产生的机体变化归属于"阳"；代谢过度低下产生的机体变化归属于"阴"。因此，当人体代谢过度旺盛时，我们就称为"阴阳失衡"。具体来讲就是"阳盛"。要想让代谢恢复正常，也就是恢复"阴阳平衡"，也就是改善"阳盛"，我们就需要借助能帮助人代谢降低的药物或食物，也就是属于"阴"的药物或食物来消除"阳盛"，进而恢复机体"阴阳平衡"的状态。

在实际生活中我们看到，有些人吃很多姜都不会出现出汗、眼睛红肿、咽喉疼痛、口干口渴，便秘等"上火"的表现，而有些人吃一点姜就会出现出汗、眼睛红肿、咽喉疼痛、口干口渴，便秘等"上火"的表现。这是因为每个人体的体质不同。针对不同体质，就有专门适合这类体质人群应该吃的食物和药物。如果是那些一吃姜就上火的人，就应该避免吃姜等热性食物，而应该多一些西瓜类的凉性食物。这样，机体才能达到阴阳平衡。

从性质来讲，古人认为凡能治疗热证的药物和食物，属寒性或凉性；能治疗寒证的药物和食物，属热性或温性。寒凉与温热相对立，而寒与凉、温与热则分别具有共同性；温次于热，凉次于寒，即在共同性质中又有程度上的差异。另外，还有一种平性，因实际仍有微温或微凉之偏，故虽有平性之名而不独成一气，仍总称"四气"。

温热性食物主要有：

动物类：狗肉、羊肉、牛肉、鹿肉、鹅蛋、鸡肉、羊奶、鸡蛋黄、河虾、草鱼、鲢鱼、鲶鱼、鲍鱼、胖头鱼、鳝鱼、鲫鱼、武昌鱼、蛏子

粮食类：大麦、糯米、高粱米、红糖、酒、米醋

蔬菜类：油菜、茴香、辣椒、生姜、大蒜、大葱、韭菜、香菜、南瓜、洋葱

水果类：龙眼、荔枝、山楂、核桃、桃、杏、橘子、李子、金橘、杨梅、樱桃、石榴、木瓜、椰子浆、大枣

寒凉性食物主要有：

动物类：鸭肉、猪肉、驴肉、松花蛋、鸭蛋、鸡蛋白、螃蟹、田螺、

鱿鱼、海参、蛤蜊

粮食类：小米、小麦、薏苡仁、绿豆、冰糖

蔬菜类：苦瓜、荸荠、藕、番茄、茭白、竹笋、慈菇、魔芋、荠菜、黄瓜、菠菜、蘑菇、西兰花、芹菜、茄子、大白菜、白萝卜、生菜、菜花、莴笋、西葫芦、冬瓜、丝瓜、海带、紫菜

水果类：梨、西瓜、香蕉、橙子、柚子、哈密瓜、猕猴桃、草莓、柿子、甘蔗汁

平性食物主要有：

动物类：兔肉、鹅肉、鸽子肉、鸽子蛋、鹌鹑蛋、鹌鹑肉、鲤鱼、带鱼、鲈鱼、墨鱼、海虾、牡蛎、甲鱼、牛奶、蜂蜜

粮食类：荞麦、玉米、大米、黑米、黄豆、黑豆、黑芝麻、花生米、燕麦、红小豆、白糖

蔬菜类：卷心菜、小白菜、胡萝卜、扁豆、豇豆、木耳、土豆、山药、豌豆、红薯、芋头

水果类：菠萝、苹果、柠檬、葡萄、火龙果、芒果

食物的五种味道。辛甘酸苦咸。它是中药学基本理论的组成部分，是中医用来解释、归纳中药药性特征和指导临床用药的理论根据之一。同理，食物的五味也是解释、归纳食物功效和如何使用的重要依据。在《黄帝内经·素问》中就记载了"辛散、甘缓、酸收、苦坚、咸软"。

辛味的食物可以发汗、行气血。如吃生姜、葱、芥末可以使人出汗。适合于汗出不畅的人。吃一些带香气的食物可以使人心情舒畅。因为中医认为，气血不畅，容易使人抑郁。因此，现在盛行的芳香疗法就是通过辛香的食物或药物使人气血通畅，心情舒畅。如玫瑰精油、薰衣草精油等。辛味的药物或食物多用于治疗外感及缓解情绪问题。但平时汗出较多或者情绪容易亢奋的人就不宜使用辛味的药物或食物。

辛味的食物主要有：姜、葱、大蒜、辣椒、花椒、茴香、香菜、洋葱、芹菜、豆豉、韭菜、酒

甘味的食物可以补虚、和中，止痛。如常吃蜂蜜、大枣等甘味食物可以提高人体的免疫力。喝糖水可以止痛、缓解低血糖的头晕、乏力等。而中医认为低血糖、免疫力低下都属于"虚证"。因此，对于体虚的人应多吃一些甘味食物。但甘味能够生湿助热，而胖人多湿，因此胖人和容易上火的人就不应多吃甜食了。

甘味的食物主要有：莲藕、茄子、丝瓜、笋、黄瓜、菠菜、荠菜、土豆、南瓜、芋头、扁豆、豌豆、胡萝卜、白菜、冬瓜、茭白、绿豆、黄豆、蚕豆、刀豆、荞麦、糯米、玉米、小麦、大麦、燕麦、木耳、蘑菇、白薯、蜂蜜、银耳、牛奶、羊奶、苹果、西瓜、香蕉、梨、桑葚、甘蔗、荸荠、花生、糖、荔枝、栗子、大枣、莲子、黑芝麻、核桃肉、桂圆肉、鲢鱼、鳗鱼、鲤鱼、鲫鱼、田螺、鸡肉、鹅肉、鸭肉、羊肉、牛肉

酸味的食物有收敛固涩的作用。可以用来止汗、止咳、止泻、止带、缩尿、固精等。如吃乌梅可以缓解汗出过多，如用石榴皮煮水可以缓解腹泻等。但感染性疾病不宜食用酸味食物。

酸味食物主要有：醋、番茄、杏、橘子、橄榄、枇杷、山楂、石榴、乌梅、荔枝、葡萄

苦味的食物或药物有清热、燥湿的作用。可以用来清热，治疗上火症状如疖肿、炎症、肥胖、便秘、糖尿病、口渴等。如苦瓜有减肥的功效。因为中医认为肥胖多湿，而苦味能燥湿，因而苦瓜可以减肥。但消化不好的人要少吃苦味食物。

苦味食物主要有：苦瓜、茶叶、莴苣叶、莴笋、生菜、苜蓿、苔菜、荞麦、莜麦

咸味的食物和药物有泻下通便、软坚散结的作用。可用于大便不通，肿块的辅助治疗。如甲状腺瘤，可以通过吃海带、海藻等食物来帮助治疗，有一定的功效。但高血压的人不宜多吃咸味的食品。

咸味的食物主要有：食盐、海带、海藻、海蜇、海鱼、海蟹、海虾

知道了食物的性味，我们就能根据自己的体质来合理搭配膳食了。如果你的体质比较寒，常常出现畏寒、手脚冰凉、免疫力低下、大便溏薄等，那么温性的食物就比较适合你了。如果你的体质偏热，容易上火、急躁、口干舌燥、便秘口臭等，那么多吃一些凉性的食物对你的身体会有好处的。达到的还是一个阴阳平衡。对于那些平性的食物，偏寒偏热体质的人都可以食用，不会有明显的寒热倾向的。

此外，不同的食物之间也有一些搭配的规律。如果食物本身性寒，那么就可以搭配一些性热的食物来中和它的寒性。比如一般吃海鲜的时候我们要蘸一些姜汁，然后配合白酒一起吃。因为海鲜通常是比较寒的，吃多以后会伤人的脾胃功能。很多人海鲜吃多了以后会腹泻，就是这个道理。那么姜和白酒都是热性的，就可以中和海鲜的寒性。使人吃完以后不会腹泻。

第二节 升降浮沉

药物具有升降浮沉四种作用趋势，是药性理论的重要组成部分。人体发病的部位有上、下之分；气机有升降出入，因此，在用中药治疗时必须要考虑药物作用于体内的升降浮沉，以切合病势的需要。《内经》有云："其高者因而越之，其下者引而竭之。"说明药物的使用应该顺应病势。病位在表或在上者，宜用具升浮之性的药物；病邪在里在下者宜用具沉降之性的药物。一般来讲，升浮药能上行向外，有升阳举陷、解散表邪、涌吐、开窍、散寒等作用；沉降药能下行向里，有泻下通便、清热降火、利水消肿、重镇安神、潜阳息风、降逆止呕、平喘、收敛固涩等作用。

药物的升降浮沉主要取决于药物的气味、质地的轻重以及药物的炮制等。一般来说，味辛甘、气温热的药物，多主升浮；味酸苦咸，气寒凉的药，多主沉降。一般质轻的药物，如花叶之类多主升浮，质重的药物，如矿石、植物的种子、贝壳之类多主沉降。但也有例外的情况。如旋覆花虽为花，但药性却不升浮，反而沉降，主降逆平喘，故有"诸花均升，旋覆独降"之说，巴豆辛热，不升反降，故有泻下逐水作用。此外，根据不同的炮制方法，气药性也会随之改变。如酒制升提而散寒，盐制走肾而下行等。临床上要从宏观把握中药的升降浮沉与人体病势的关系，微观上还要注意升降配合、散收配合，以恢复人体的生理功能。

第三节 归　经

归经即是药物的作用靶点，也是药物对机体的选择作用。有的药物只归一经，有的药物则归数经，说明了不同药物的作用范围有广、窄之分。归经是以脏腑、经络理论为基础，通过长期的临床实践，认识到某种药物对某些脏腑、经络的疾病具有治疗效果，所总结出来的一种用药规律。如脾经有病时，常有胃脘胀痛等症状，木香能行气止痛，调中导滞，说明木香归脾经；肝经有病时，两胁胀痛为其主要表现，用香附能治胁痛，说明香附归肝经等。由于不同药物归经不同，同属一性味药物，其作用部位的效果也不一样，如黄芩、黄连，黄柏同属苦寒清热药，但黄芩主入肺经而长于清肺热；黄连主入心、胃经而能泻心火、清胃热；黄柏主入肾经而重于泻相火。又如陈皮和青皮同为理气药，然而陈皮主入脾经，青皮主入肝经，因此同样是气滞，脾胃气滞要选择陈皮来治疗，肝气郁滞则选择青皮为佳。羌活、葛根、柴胡、吴茱萸、细辛同为治头痛之药，但羌活善治太阳经头痛、葛根善治阳明经头痛、柴胡善治少阳经头痛、吴茱萸善治厥阴经头痛、细辛善治少阴经头痛。药物的归经，主要以其临床疗效为依据，但与药物自身的性质也有一定的关系。如味辛、色白入肺经；味甘、色黄入脾胃经等，是以药物的味和色来作为归经的依据的。它如佩兰芳香入脾经；连翘形似心而入心经等，是以药物的形状和气味来作为归经的依据。由于归经受多种因素的影响，故在具体应用时应全面分析归纳，以便正确掌握。掌握归经理论，有助于提高用药的准确性，减轻副作用。

中药微量元素的观测与归经

柴氏和徐氏等人认为中药中的微量元素在体内的迁移，选择性富集及微量元素络合物对疾病部位的特异性亲合是中药归经的重要基础。如认为锌、锰是中药归肾经，而锌、锰、铜、铁则是归肝经的物质基础。实验研究证明多数补肾中药（如补骨脂、肉苁蓉、熟地、菟丝子、何首乌、女贞子等）含较高的锌、锰络合物，为此可认为补肾药是通过锌、锰"归经"而达到补肾的作用。还证明，归肝经的明目中药富含锌、锰、铜，而这些微量元素的浓度与属肝经的眼组织之间恰好呈正相关性，其中锌是维生素 A 代谢不可缺少的；锰则是视蛋白合成过程中起催化作用；而铜离子是黑色素合成时酪氨酸的重要辅助因子，也对视觉起着重要作用。总之，没有锌、锰、铜的参与，视觉便不复存在，进而说明了"肝开窍于目"、明目中药归肝经的理论属性。虽然有关中药中微量元素的来源、浓度及在体内的迁移、代谢富集等方面还不十分清楚，但关于中药微量元素与归经关系的实验研究，仍不失为一种研究途径。

（贲长恩，郭顺根 . 中药归经理论研究述评 . 北京中医药大学学报，1999，22（2）：4）

第四节　毒　性

中药的"毒性"是一个相对的概念，有广义和狭义之分。广义的毒性是指药物的偏性。认为具有偏性的药物就是毒药，用以解决人体的偏性，也即阴阳失调。狭义的毒性是指药物的毒副作用。临床分为微毒、小毒、有毒、大毒等。也即药物的毒性成分。中医认为，药物的毒性是客观存在的，而毒性成分也是治疗疾病的有用成分。但要注意量和度。对于不希望出现的毒性也可通过炮制和配伍来减毒增效。

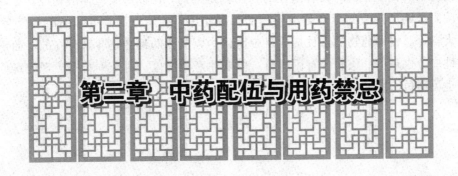

第二章 中药配伍与用药禁忌

第一节 中药配伍

中药应当根据辨证的要求，正确地进行配伍才能发挥最大的疗效。中药的配伍方法有相须、相使、相畏、相杀、相恶、相反和单行。有的配伍可以增强疗效，有的配伍却能减低疗效，还有的配伍能产生毒性，要避免一起使用。如石膏、知母合用以增强清热泻火之力。

人参和莱菔子共用能降低人参的补气作用。而藜芦和人参共用则可能产生毒性。古人创立的"十八反"和"十九畏"在临床配伍中属于用药禁忌，一般不这样使用。

两种或两种以上的药物配合应用称为中药的配伍。中药通过配伍，可以使药物之间发挥减毒增效的作用，同时也能够对于复杂的病情进行全面的治疗。古代医家经过长期认识与实践，对药物的配伍关系积累了丰富的知识，并将其总结概括相须、相使、相畏、相杀、相恶、相反、单行七种。其中，相须、相使属药物的协同作用；相畏、相杀属药物不同程度的拮抗作用；相恶、相反属药物配伍禁忌（表2-2）。

表2-2 药物的七情

七 情	特 点	举 例
相须	性能相类似的药物相伍为用,可起协同作用,增强疗效	石膏、知母合用以增强清热泻火之力
相使	在性能功效方面有某种共性的药物配合应用,而以一种药物为主,另一种药物为辅,能提高主药物的疗效	补气之黄芪与利水之茯苓合用,能增强补气利水之功

续表

七　情	特　　点	举　　例
相畏	一种药的毒性,能被另一种药物减轻或抑制	半夏和南星的毒性能被生姜减轻或消除,所以说半夏和南星畏生姜
相杀	一种药物能减轻或消除另一种药物的毒性	生姜能够减轻半夏的毒性,所以说生姜杀半夏
相恶	一种药物能破坏或降低另一种药物的药效	莱菔子能够削弱人参的补气作用,因此说人参恶莱菔子
相反	两种药物合用后能产生毒性	乌头反半夏,甘草反芫花
单行	不用其他药物辅助,依靠单味药发挥作用	独参汤

第二节　用药禁忌

用药禁忌主要有三种。

一、配伍禁忌

配伍禁忌即两种药物合用能产生毒、副作用或使疗效降低或消除。前人有"十八反"与"十九畏"的记述,所谓反者即指"相反"而言,所谓畏者即指"相恶"而言。然而,对于相反的药物,从古至今的很多学者有着不同的看法。一些人认为相反的药物可以合用,并能起到意想不到的效果。如明代《外科正宗》中的海藻玉壶汤治疗瘿瘤,方中用相反之药甘草与海藻,(比例小于1∶2),不但无副作用,而且还可增强疗效。现代应用时还应详加考虑后使用。

十八反:

甘草反甘遂、大戟、芫花、海藻。

乌头反贝母、瓜蒌、半夏、白蔹、白及。

藜芦反人参、沙参、丹参、玄参、苦参、细辛、芍药。

十九畏:

硫黄畏朴硝;水银畏砒霜;狼毒畏密陀僧;巴豆畏牵牛;丁香畏郁金;川乌、草乌畏犀角;牙硝畏三棱;官桂畏石脂;人参畏五灵脂。

延伸阅读

十八反甘草组毒性与肝药酶细胞色素 P450

夏成云等报道大戟和甘草合用较空白组、大戟组、甘草组丙氨酸转基转移酶（ALT）显著升高，对大鼠肝功能损害更为严重。大戟组 CYP3A2、mRNA 水平、蛋白表达及酶活性最高，而配伍合用后均明显下降，提示可能通过抑制 CYP3A2 使大戟的毒性成分代谢减慢，蓄积而使毒性反应表现明显。肖成荣等报道甘草、芫花合用后 CYP1A2、CYP2E1、CYP3A1/2 的酶活性增加，与对照组比较有显著差异，从而推测两药合用对药物代谢酶的影响可能会使某些药物毒性成分在体内代谢特征发生改变，对药物的疗效或毒性产生影响，从而产生基于药物代谢酶的中药间相互作用。代方国等研究表明甘遂组、甘草组和甘遂甘草配伍组均明显诱导大鼠肝脏 CYP2E1 的表达与活性上升，并发现甘草组和甘遂甘草配伍组对 CYP3A2、CYP2E1 活性的诱导作用显著高于甘遂组，从而认为甘遂可能通过诱导肝脏 CYP3A2、CYP2E1 的表达与活性上升，促使其所含的前致癌物质和前毒物转化成为致癌物和毒物。甘遂甘草配伍使用时，甘草 CYP3A2、CYP2E1 活性的诱导能力更强，促进甘遂所含前致癌物质和前毒物转化成为致癌物和毒物的过程，并导致对机体毒性作用的增强，从而表现出十八反中药物配伍禁忌的特征。

（李向荣．近 10 年来对中药十八反毒理及其物质基础的研究进展．环球中医药，2011，4（4）：319）

二、妊娠用药禁忌

妊娠期间服用某些中药，可引起胎动不安，影响胎儿生长，甚至造成流产。根据药物对胎儿影响程度不同，可分为禁用与慎用两类。

禁用药大多毒性较强或药性猛烈。无论任何情况均不应该使用。如泻下作用强烈的巴豆、芦荟、番泻叶；具有峻下逐水作用的芫花，甘遂、大戟、商陆、牵牛子；催吐药瓜蒂、藜芦；活血力量强的三棱、莪术、阿魏、水蛭、虻虫、穿山甲；开窍药麝香、蟾酥；以及毒性强烈的药物如水银、砒霜、生附子、轻粉等。

慎用药大多是作用较强烈或有小毒的药物。应根据妊娠妇女的病情酌情使用。可用可不用者，都应尽量避免使用，以免出现问题。如活血药桃仁、红花、益母草、乳香、没药、五灵脂、王不留行等；泻下药大黄、芒硝；利水通淋药冬葵子、薏苡仁；重镇降逆药磁石；它如半夏、南星、牛黄、贯众等。

三、服药时的饮食禁忌

饮食禁忌也就是通常所说的忌口，在中医治病中有较大的影响。服用发汗药应忌生冷；调理脾胃药应忌油腻；止咳平喘药应忌鱼腥；止泻药应忌瓜果。在古代文献中还有常山忌葱；地黄、何首乌忌葱、蒜、萝卜；薄荷忌鳖肉；茯苓忌醋；鳖甲忌苋菜等记载。对现代临床有一定的指导意义。

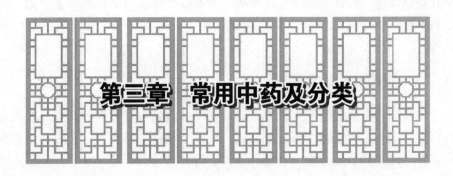

第三章　常用中药及分类

第一节　解　表　药

凡能疏解肌表，促使发汗，解除表证的药物称为解表药。

解表药大多具有辛味，主入肺、膀胱二经。辛能发散，可促使病人汗出，使外邪从汗而外泄，表证得以解除。解表药有温性和凉性之分，分为辛温解表药和辛凉解表药。其中，辛温解表药适用于风寒表证，辛凉解表药适用于风热表证。此外，若表证兼气、血、阴、阳之不足，还须结合补益药使用，以扶正祛邪。

本类药主要用于以风邪为主的六淫外邪入侵所出现的表证。症见：恶寒发热，头身疼痛，脉浮。或用于麻疹透发不畅或风湿痹痛、疮疡初起而兼有表证者。

使用麻黄等发汗力大的解表药时，要注意用量，防止发汗太多。本该类药大多具有辛散之性，故不宜久煎，以免药性耗散而降低药效。服用解表药后宜避风邪。发汗需以微汗出为度，以免大汗伤阴耗气。应中病即止，勿久服之。阳虚自汗、阴虚盗汗、疮疡久溃、亡阴失血者不宜单用解表剂，若确需使用，则要加用扶正之品，以达邪去而不伤正之目的。

1. 辛温解表药（表 2-3）

表 2-3　常用辛温解表药

名称	来　源	处方用名	性　味	归　经	功　能	用法用量
麻黄	为麻黄科植物的草麻黄、中麻黄或木贼麻黄的干燥草质茎	麻黄、净麻黄、生麻黄、蜜炙麻黄、麻黄绒	辛、微苦，温	归肺、膀胱经	发汗散寒，宣肺平喘，利水消肿	2～10 克

续表

名称	来源	处方用名	性味	归经	功能	用法用量
桂枝	为樟科植物肉桂的干燥嫩枝	桂枝、川桂枝、桂枝尖	辛、甘，温	归心、肺、膀胱经	发汗解肌，温经通脉，助阳化气，平冲降气	3～10克
紫苏叶	为唇形科植物紫苏的干燥叶（或带叶嫩枝）	紫苏叶、苏叶、紫苏	辛，温	归肺、脾经	解表散寒，行气和胃，解鱼蟹毒	5～10克
生姜	为姜科植物姜的新鲜根茎	鲜姜、干姜、干姜片、淡干姜、炮姜、炮干姜、煨姜、炒干姜、姜皮、黑姜、炮姜炭、干姜炭、黑姜炭、炒姜炭、姜炭、姜露	辛、微温	归肺、脾、胃经	解表散寒，温中止呕，化痰止咳，解鱼蟹毒	3～10克
羌活	为伞形科植物羌活或宽叶羌活的干燥根茎和根	羌活、川羌活、西羌活、蚕羌、羌青	辛、苦，温	归膀胱、肾经	解表散寒，祛风除湿，止痛	3～10克
荆芥	为唇形科植物荆芥的干燥地上部分	荆芥、芥穗、炒荆芥、荆芥炭、芥穗炭、炒芥穗、黑荆芥	辛，微温	归肺、肝经	解表散风，透疹，消疮	5～10克
防风	为伞形植物防风的干燥根	防风、青防风、炒防风、防风炭	辛、甘，微温	归膀胱、肝、脾经	祛风解表，胜湿止痛，止痉	5～10克
白芷	为伞形科植物白芷或杭白芷的干燥根	白芷、香白芷、祁白芷、杭白芷	辛，温	归胃、大肠、肺经	解表散寒，祛风止痛，宣通鼻窍，燥湿止带，消肿排脓	3～10克
辛夷	为木兰科植物望春花、玉兰或武当玉兰的干燥花蕾	辛夷、辛夷花、辛夷苞	辛，温	归肺、胃经	散风寒，通鼻窍	3～10克，包煎。外用适量
苍耳子	为菊科植物苍耳的干燥成熟带总苞的果实	苍耳子、苍耳仁、炒苍耳子	辛、苦，温；有毒	归肺经	散风寒，通鼻窍，祛风湿	3～10克

2. 辛凉解表药（表2-4）

表 2-4　常用辛凉解表药

名称	来　源	处方用名	性　味	归经	功　能	用法用量
薄荷	为唇形科植物薄荷的干燥地上部分	薄荷、薄荷叶、苏薄荷	辛,凉	归肺、肝经	疏散风热,清利头目,利咽透疹,疏肝行气	3～6克,后下
牛蒡子	为菊科植物牛蒡的干燥成熟果实	牛蒡子、牛子、牛蒡、大力子、炒牛子、炒牛蒡子	辛、苦,寒	归肺、胃经	疏散风热,宣肺透疹,解毒利咽	6～12克
蝉蜕	为蝉科昆虫黑蚱的若虫羽化时脱落的皮壳	蝉蜕、蝉衣、蝉退、虫蜕、虫退、虫衣、金衣、金蝉衣、净蝉衣	甘,寒	归肺、肝经	疏散风热,利咽,透疹,明目退翳,解痉	3～6克
淡豆豉	为豆科植物大豆的成熟种子的发酵加工品	淡豆豉、香豉、炒豆豉、清豆豉	苦、辛,凉	归肺、胃经	解表,除烦,宣发郁热	6～12克
桑叶	为桑科植物桑的干燥叶	桑叶、冬桑叶、霜桑叶、炒桑叶、蜜炙桑叶	甘、苦,寒	归肺、肝经	疏散风热,清肺润燥,清肝明目	5～10克
菊花	为菊科植物菊的干燥头状花序	菊花、黄菊花、白菊花、杭菊花、贡菊花、怀菊花	甘、苦,微寒	归肺、肝经	散风清热,平肝明目,清热解毒	5～10克
蔓荆子	为马鞭草科植物单叶蔓荆或蔓荆的干燥成熟果实	蔓荆子、荆子、京子、炒蔓荆子	辛、苦,微寒	归膀胱、肝、胃经	疏散风热,清利头目	5～10克
柴胡	为伞形科植物柴胡或狭叶柴胡的干燥根	柴胡、北柴胡、南柴胡、红柴胡、软柴胡、黑柴胡、醋柴胡、鳖血拌柴胡	辛、苦,微寒	归肝、胆、肺经	疏散退热,疏肝解郁,升举阳气	3～10克
葛根	为豆科植物野葛的干燥根	葛根、粉葛、煨葛根	甘、辛,凉	归脾、胃、肺经	解肌退热,生津止渴,透疹,升阳止泻,通经活络,解酒毒	10～15克
升麻	为毛茛科植物大三叶升麻、兴安升麻或升麻的干燥根茎	升麻、川升麻、黑升麻、炒升麻、西升麻	辛、微甘,微寒	归肺、脾、胃、大肠经	发表透疹,清热解毒,升举阳气	3～10克

第二节　清　热　药

凡以清解里热为主要作用的药物，叫做清热药。

本类药性寒凉，具有清热泻火，清热解毒、清热凉血、清热燥湿、清虚热等功效，主要用于高热，痈肿疮毒、热毒血痢、温毒发斑等里热证候。热证中有热在气分、营分、血分以及虚热、实热等证的不同，故清法中可分为清热泻火、清热凉血、清热解毒、清热燥湿、清虚热、清脏腑热法。

本类药物性多寒凉，易损伤脾胃，脾胃虚弱、食少便溏者慎用。确需使用的，要注意用量和疗程，宜适当辅以健胃的药物；热病易伤津液，清热燥湿药，其性多燥，也易伤津液，对阴虚的患者，要注意辅以养阴药。

1. 清热泻火药（表 2-5）

表 2-5　常用清热泻火药

名称	来　源	处方用名	性味	归经	功　能	用法用量
石膏	为硫酸盐类矿物硬石膏族石膏，主含含水硫酸钙($CaSO_4 \cdot 2H_2O$)	石膏、生石膏、石羔、软石膏、煅石膏	甘、辛,大寒	归肺、胃经	清热泻火,除烦止渴	15～60克,先煎
知母	为百合科植物知母的干燥根茎	知母、知母肉、炒知母、肥知母、盐知母	苦、甘,寒	归肺、胃、肾经	清热泻火,滋阴润燥	6～12克
栀子	为茜草科植物栀子的干燥成熟果实	栀子、枝子、支子、山栀子、生山栀、炒栀子、黑山栀、焦栀子	苦,寒	归心、肺、三焦经	泻火除烦,清热利湿,凉血解毒;外用消肿止痛	6～10克。外用生品适量，研末调敷
夏枯草	为唇形科植物夏枯草的干燥果穗	夏枯草、夏枯球、夏枯花	辛、苦,寒	归肝、胆经	清肝泻火,明目,散结消肿	9～15克
芦根	为禾本科植物芦苇的新鲜或干燥茎根	芦根、鲜芦根、生芦根、苇根	甘,寒	归肺、胃经	清热泻火,生津止渴,除烦止呕,利尿	15～30克,鲜品用量加倍,或捣汁用
寒水石	为硫酸盐类矿物芒硝的天然晶体	寒水石、凝水石、煅寒水石	辛、咸,寒	归心、胃、肾经	清热泻火	10～15克。外用适量

续表

名称	来源	处方用名	性味	归经	功能	用法用量
竹叶	为禾本科植物淡竹的叶	竹叶、鲜竹叶	甘、辛、淡、寒	归心、胃、小肠经	清热泻火,除烦,生津利尿	6~15 克
淡竹叶	为禾木科植物淡竹叶的干燥茎叶	淡竹叶、淡竹米	甘、淡,寒	归心、胃、小肠经	清热泻火,除烦止渴,利尿通淋	6~10 克
天花粉	为葫芦科植物栝楼或双边栝楼的干燥根	天花粉、栝楼根、瓜蒌根	甘、微苦、微寒	归肺、胃经	清热泻火,生津止渴,消肿排脓	10~15 克

2. 清热燥湿药（表 2-6）

表 2-6 常用清热燥湿药

名称	来源	处方用名	性味	归经	功能	用法用量
黄连	为毛茛科植物黄连、三角叶黄连或云连的干燥根茎	黄连、川连、味连、雅连、云连、酒黄连	苦,寒	归心、脾、胃、肝、胆、大肠经	清热燥湿,泻火解毒	2～5 克。外用适量
黄芩	为唇形科植物黄芩的干燥根	黄芩、子芩、条芩、枯芩、酒芩、淡芩、黄芩炭	苦,寒	归肺、胆、脾、大肠、小肠经	清热燥湿,泻火解毒,止血,安胎	3~10 克
黄柏	为芸香科植物黄皮树的干燥树皮	黄柏、黄蘗、川柏、柏皮、炒黄柏、盐黄柏、黄柏炭	苦,寒	归肾、膀胱经	清热燥湿,泻火除蒸,解毒疗疮	3～12 克。外用适量
龙胆草	为龙胆科植物条龙胆、龙胆、三花龙胆或滇龙胆的干燥根和根茎	龙胆、龙胆草、胆草、苦胆草	苦,寒	归肝、胆经	清热燥湿,泻肝胆火	3~6 克
秦皮	为木犀科植物苦枥白蜡树、白蜡树、尖叶白蜡树或宿柱白蜡树的干燥枝皮或干皮	秦皮、秦白皮、蜡树皮	苦、涩、寒	归肝、胆、大肠经	清热燥湿,收涩止痢,止带,明目	6～12 克。外用适量,煎洗患处
苦参	为豆科植物苦参的干燥根	苦参、炒苦参、苦参炭	苦,寒	归心、肝、胃、大肠、膀胱经	清热燥湿,杀虫,利尿	4.5～9 克。外用适量,煎洗患处
白鲜皮	为芸香科植物白鲜的干燥根皮	白鲜皮、白藓皮	苦,寒	归脾、胃、膀胱经	清热燥热,祛风解毒	5~10 克。外用适量,煎汤洗或研粉敷

3. 清热凉血药（表 2-7）

表 2-7　常用清热凉血药

名称	来源	处方用名	性味	归经	功能	用法用量
生地黄	为玄参科植物地黄的干燥根	生地黄、干地黄、干生地、小生地、肥生地	甘，寒	归心、肝、肾经	清热凉血，养阴生津	10～15 克
牡丹皮	为毛茛科植物牡丹的干燥根皮	牡丹皮、丹皮、粉丹皮、炒丹皮	苦、辛，微寒	归心、肝、肾经	清热凉血，活血化瘀	6～12 克
赤芍	为毛茛科植物芍药或川赤芍的干燥根	赤芍、赤芍药、红芍药	苦，微寒	归肝经	清热凉血，散瘀止痛	6～12 克
玄参	为玄参科植物玄参的干燥根	玄参、元参、大玄参、大元参、黑玄参	甘、苦、咸，微寒	归肺，胃，肾经	清热凉血，滋阴降火，解毒散结	9～10 克
水牛角	为牛科动物水牛的角	水牛角、沙牛角、水牛角粉	苦，寒	归心、肝经	清热凉血，解毒，定惊	15～30 克，宜先煎 3 小时以上

4. 清热解毒药（表 2-8）

表 2-8　常用清热解毒药

名称	来源	处方用名	性味	归经	功能	用法用量
金银花	为忍冬科植物忍冬的干燥花蕾或带初开的花	金银花、二花、银花、忍冬花、双花	甘，寒	归肺、心、胃经	清热解毒，疏散风热	6～15 克
连翘	为木犀科植物连翘的干燥果实	连翘、连翘壳、连翘心、青翘、老翘	苦，微寒	归肺、心、小肠经	清热解毒，消肿散结，疏散风热	6～15 克
穿心莲	为爵床科植物穿心莲的干燥地上部分	穿心莲、一见喜	苦，寒	归心、肺、大肠、膀胱经	清热解毒，凉血，消肿	6～9 克。外用适量
大青叶	为十字花科植物菘蓝的干燥叶	大青叶、鲜大青叶	苦，寒	归心、胃经	清热解毒，凉血消斑	9～15 克
板蓝根	为十字花科植物菘蓝的干燥根	板蓝根、板兰根、蓝靛根	苦，寒	归心、胃经	清热解毒，凉血利咽	9～15 克

续表

名称	来源	处方用名	性味	归经	功能	用法用量
青黛	为爵床科植物马蓝、蓼科植物蓼蓝或十字花科植物菘蓝的叶或茎叶经加工制得的干燥粉末、团块或颗粒	青黛、靛花、靛青花	咸、寒	归肝经	清热解毒,凉血消斑,泻火定惊	1～3克,宜入丸散用。外用适量
贯众	为鳞毛蕨科植物粗茎鳞毛蕨的带叶柄基部的干燥根茎	贯众、绵马贯众、贯众炭	苦、微寒,有小毒	归肝、脾经	清热解毒,凉血止血,杀虫	4.5～9克,外用适量
蒲公英	为菊科植物蒲公英、碱地蒲公英或同属数种植物的干燥全草	蒲公英、公英、蒲公丁	苦、甘,寒	归肝、胃经	清热解毒,消肿散结,利尿通淋	10～15克
紫花地丁	为堇菜科植物紫花地丁的干燥全草	紫花地丁、地丁	苦、辛,寒	归心、肝经	清热解毒,凉血消肿	15～30克
野菊花	为菊科植物野菊的干燥头状花序	野菊花、野菊	苦、辛,微寒	归肝、心经	清热解毒,泻火平肝	9～15克。外用适量,煎汤外洗患处或制膏外涂
土茯苓	为百合科植物光叶菝葜的干燥根茎	土茯苓、红土茯苓、鲜土苓	甘、淡,平	归肝、胃经	解毒,除湿,通利关节	15～60克
鱼腥草	为三白草科植物蕺菜的新鲜全草或干燥地上部分	鱼腥草、蕺菜	辛,微寒	归肺经	清热解毒,消痈排脓,利尿通淋	15～25克,不宜久煎;鲜品用量加倍,水煎或捣汁服。外用适量,捣敷或煎汤熏洗患处
败酱草	为败酱草科植物黄花败酱、白花败酱的干燥全草	败酱、败酱草、鲜败酱草	辛、苦,微寒	归胃、大肠、肝经	清热解毒,消痈排脓,祛瘀止痛	6～15克,外用适量
射干	为鸢尾科植物射干的干燥根茎	射干、寸干、夜干	苦,寒	归肺经	清热解毒,消痰,利咽	3～10克

续表

名称	来　源	处方用名	性味	归经	功　能	用法用量
山豆根	为豆科植物越南槐的干燥根和根茎	山豆根、广豆根、苦豆根	苦、寒;有毒	归肺、胃经	清热解毒,消肿利咽	3～6克
马勃	为灰包科真菌脱皮马勃、大马勃或紫色马勃的干燥子实体	马勃、轻马勃、马勃绒、大马勃	辛、平	归肺经	清肺利咽,止血	2～6克。外用适量,敷患处
白头翁	为毛茛科植物白头翁的干燥根	白头翁、野丈人、白头公	苦,寒	归胃、大肠经	清热解毒,凉血止痢	9～15克
马齿苋	为马齿苋科植物马齿苋的干燥地上部分	马齿苋、马齿菜、五行草、长寿菜	酸、寒	归肺、大肠经	清热解毒,凉血止血,止痢	9～15克。外用适量,捣敷患处
鸦胆子	为苦木科植物鸦胆子的干燥成熟果实	鸦胆子、鸦旦子、鸭蛋子、鸭旦子、雅旦子	苦,寒;有小毒	归大肠、肝经	清热解毒,截疟,止痢;外用腐蚀赘疣	0.5～2克,用龙眼肉包裹或装入胶囊吞服。外用适量
半边莲	为桔梗科植物半边莲的干燥全草	半边莲、鲜半边莲、生半边莲	辛、平	归心、小肠、肺经	清热解毒,利尿消肿	9～15克
白花蛇舌草	为茜草科植物白花蛇舌草的全草	白花蛇舌草	微苦、甘,寒	归胃、大肠、小肠经	清热解毒,利湿通淋	15～60克
山慈菇	为兰科植物杜鹃兰、独蒜兰或云南独蒜兰的干燥假鳞茎	山慈菇、毛慈菇、茅慈菇	甘、微辛,凉	归肝、脾经	清热解毒,化痰散结	3～9克,外用适量

5. 清虚热药（表2-9）

表2-9　常用清虚热药

名称	来　源	处方用名	性　味	归　经	功　能	用法用量
青蒿	为菊科植物黄花蒿的干燥地上部分	青蒿、香青蒿、青蒿草	苦,辛,寒	归肝、胆经	清虚热,除骨蒸,解暑热,截疟,退黄	6～12克

名称	来源	处方用名	性味	归经	功能	用法用量
白薇	为萝藦科植物白薇或蔓生白薇的的干燥根和根茎	白薇	苦、咸、寒	归胃、肝、肾经	清热凉血,利尿通淋,解毒疗疮	5～10克
地骨皮	为茄科植物枸杞或宁夏枸杞的干燥根皮	地骨皮、骨皮、枸杞根皮	甘,寒	归肺、肝、肾经	凉血除蒸,清肺降火	9～15克
银柴胡	为石竹科植物银柴胡的干燥根	银柴胡、柴胡	甘、微寒	归肝、胃经	清虚热,除疳热	3～10克
胡黄连	为玄参科植物胡黄连的干燥根茎	胡黄连、胡连	苦、寒	归肝、胃、大肠经	退虚热,除疳热,清湿热	3～10克

第三节 温里药

凡药性温热,能祛除里寒的药物,叫做温里药。

此类药性多辛而温燥。辛能通畅阳气、温热能温里驱寒,故可用于治疗里寒证。主入脾胃经者,能温中祛寒,本类药适用于脾胃虚寒证。症见手足不温、纳谷不化、胸腹冷痛、呕吐泄泻、肢倦神疲、舌淡脉弱等,常用药物干姜、吴茱萸等。主入肾经者,能温肾回阳,适用于阴寒内盛,阳气衰微之证。症见恶寒倦卧、四肢厥冷、下利清谷、神疲汗出、舌淡苔白、脉沉微,甚则脉微欲绝等。常用药物有附子、肉桂等。

本类方药多是辛燥温热,易动火耗阴,忌用于热证、阴虚证以及孕妇。真热假寒证要禁用(表2-10)。

表2-10 常用温里药

名称	来源	处方用名	性味	归经	功能	用法用量
附子	为毛茛科植物乌头子根的加工品	附子、生附子、炮附子、盐附子、黑顺片、白附片、黑附子、川附子、附片、制附片、熟附片	辛、甘,大热;有毒	归心、肾、脾经	回阳救逆,补火助阳,散寒止痛	3～15克,先煎,久煎

续表

名称	来　源	处方用名	性　味	归　经	功　能	用法用量
肉桂	为樟科植物肉桂的干燥树皮	肉桂、油肉桂、桂心、紫油桂、板桂	辛、甘，大热	归肾、脾、心、肝经	补火助阳，引火归元，散寒止痛，温通经脉	1～5克
干姜	为姜科植物姜的干燥根茎	干姜、北姜	辛，热	归脾、胃、肾、心、肺经	温中散寒，回阳通脉，温肺化饮	3～10克
吴茱萸	为芸香科植物吴茱萸、石虎或疏毛吴茱萸的干燥近成熟果实	吴茱萸、吴萸、淡吴萸、吴萸子、炒吴萸	辛、苦，热；有小毒	归肝、脾、胃、肾经	散寒止痛，降逆止呕，助阳止泻	2～5克。外用适量

第四节　泻　下　药

凡能通利大便的药物叫做泻下药。

本类药多为沉降之品，多归大肠经。主要适用于大便秘结，胃肠积滞，水肿停饮等。部分药物还具有解毒、活血等作用。根据泻下作用的不同，泻下法又分为攻下药、润下药、逐水药。攻下药清热泻下作用较强，润下药富含油脂，具有润燥滑肠的作用，使大便易于排出，泻下作用较缓，逐水药药力峻猛，能引起剧烈的腹泻。

泻下法除润下剂外，因泻下力较强，故孕妇及月经期均慎用。老年体虚或脾胃虚弱者也当慎用。若确实需要，宜配伍扶正之品。对于有毒性的泻下药要注意控制用量，以免中毒。

1. 攻下药（表2-11）

表2-11　常用攻下药

名称	来　源	处方用名	性　味	归　经	功　能	用法用量
大黄	为蓼科植物掌叶大黄、唐古特大黄或药用大黄的干燥根及根茎	生大黄、熟大黄、川军、锦纹、酒大黄	苦，寒	归脾、胃、大肠、肝、心包经	泻下攻积，清热泻火，凉血解毒，逐瘀通经，利湿退黄	3～15克，用于泻下不宜久煎。外用适量，研末敷于患处
芒硝	为硫酸盐类矿物芒硝族芒硝，经加工精制而成的结晶体。主含含水硫酸钠（$Na_2SO_4 \cdot 10H_2O$）	芒硝、朴硝、风化硝、玄明粉、元明粉	咸、苦，寒	归胃、大肠经	泻热通便，润燥软坚，外用清火消肿	6～12克，冲服，不入煎剂，待汤剂煎得后，溶入汤液中服用。外用适量

续表

名称	来源	处方用名	性味	归经	功能	用法用量
芦荟	为百合科植物库拉索芦荟叶的汁液浓缩干燥物	芦荟、新芦荟、老芦荟	苦,寒	归肝,胃,大肠经	泻下通便,清肝泻火,杀虫疗疳	2～5克,宜入丸散。外用适量,研末敷患处
番泻叶	为豆科植物狭叶番泻或尖叶番泻的干燥小叶	番泻叶、泻叶	甘、苦,寒	归大肠经	泻热行滞,通便,利水	2～6克,后下,或开水泡服

2. 润下药（表2-12）

表 2-12　常用润下药

名称	来源	处方用名	性味	归经	功能	用法用量
火麻仁	为桑科植物大麻的干燥成熟种子	火麻仁、麻仁、麻子仁、大麻子、大麻仁	甘,平	归脾、胃、大肠经	润肠通便	10～15克
郁李仁	为蔷薇科植物欧李、郁李或长柄扁桃的干燥成熟种子	郁李仁、李仁、郁子、朱郁李仁、小李仁、李仁肉	辛、苦、甘,平	归脾、大肠、小肠经	润肠通便,下气利水	6～10克

3. 逐水药（表2-13）

表 2-13　常用逐水药

名称	来源	处方用名	性味	归经	功能	用法用量
甘遂	为大戟科植物甘遂的干燥块根	甘遂、生甘遂、炙甘遂、漂甘遂	苦,寒;有毒	归肺、肾、大肠经	泻水逐饮,消肿散结	0.5～1.5克,炮制后多入丸散用。外用适量,生用
京大戟	为大戟科植物大戟的干燥根	京大戟、大戟、龙虎草	苦,寒;有毒	归肺、脾、肾经	泻水逐饮,消肿散结	1.5～3克,入丸散服,每次1克;内服醋制用。外用适量,生用

续表

名称	来　源	处方用名	性　味	归　经	功　能	用法用量
芫花	为瑞香科植物芫花的干燥花蕾	芫花、醋芫花、陈芫花	苦、辛、温；有毒	归肺、脾、肾经	泻水逐饮；外用杀虫疗疮	1.5～3克。醋芫花研末吞服，一次0.6～0.9克。一日一次。外用适量
巴豆	为大戟科植物巴豆的干燥成熟果实	巴豆、巴豆仁、巴豆肉、大巴豆、生巴豆、炒巴豆仁、肥江子、巴豆霜	辛、热；有大毒	归胃、大肠经	外用蚀疮	外用适量，研末涂患处，或捣烂以纱布包擦患处
牵牛子	为旋花科植物裂叶牵牛或圆叶牵牛的干燥成熟种子	牵牛子、黑白丑、二丑、黑丑、白丑、炒牵牛子、炒二丑	苦、寒；有毒	归肺、肾、大肠经	泻火通便，消痰涤饮，杀虫攻积	3～6克。入丸散服，每次1.5～3克

第五节　祛风湿药

凡能祛除风寒湿邪，以治疗风湿痹痛的药物，叫做祛风湿药。

本类药味多辛苦。能祛除肌肉、经络等处的风湿邪气。主要应用于风寒湿三邪夹杂所致的痹痛。症见肢体、关节疼痛，关节肿大，筋脉拘挛等。应用本类药时，应根据痹证的类型，病程的新久，或所在部位的不同，而作适当的选择和相应的配伍。根据本类药物寒热的不同，又分为祛风寒湿药和祛风湿热药。

本类方药多辛燥，易伤阴血，故血虚，阴虚者慎用（表2-14）。

表2-14　常用祛风湿药

名称	来　源	处方用名	性　味	归　经	功　能	用法用量
独活	为伞形科植物重齿毛当归的干燥根	独活、川独活、香独活、大活	辛、苦，微温	归肾、膀胱经	祛风除湿、通痹止痛	3～10克
威灵仙	为毛茛科植物威灵仙、棉团铁线莲或东北铁线莲的干燥根和根茎	威灵仙、灵仙、铁杆威灵仙、铁脚威灵仙、炒灵仙	辛、咸，温	归膀胱经	祛风湿，通经络	6～10克

续表

名称	来源	处方用名	性味	归经	功能	用法用量
川乌	为毛茛科植物乌头的干燥母根	川乌、川乌头、制川乌	辛、苦,热;有大毒	归心、肝、肾、脾经	祛风除湿,温经止痛	一般炮制后用,1.5～3克,先煎,久煎
草乌	为毛茛科植物北乌头的干燥块根	生草乌、制草乌	辛、苦、热;有大毒	归心、肝、肾、脾经	祛风除湿,温经止痛	一般炮制后用
蕲蛇	为蝰科动物五步蛇的干燥体	蕲蛇、白花蛇	甘、咸、温;有毒	归肝经	祛风,通络,止痉	3～9克;研末吞服,一次1～1.5克,一日2～3次
乌梢蛇	为游蛇科动物乌梢蛇的干燥体	乌梢蛇、乌蛇、乌蛇肉	甘,平	归肝经	祛风,通络,止痉	6～12克
木瓜	为蔷薇科植物贴梗海棠的干燥近成熟果实	木瓜、宣木瓜、酸木瓜	酸,温	归肝、脾经	舒筋活络,和胃化湿	6～9克
秦艽	为龙胆科植物秦艽、麻花秦艽、粗茎秦艽或小秦艽的干燥根	秦艽、西秦艽、左秦艽、炒秦艽、大艽	辛、苦,平	归胃、肝、胆经	祛风湿,清湿热,止痹痛,退虚热	3～10克
防己	为防己科植物粉防己的干燥根	防己、汉防己、粉防己、炒防己	苦,寒	归膀胱、肺经	祛风止痛,利水消肿	5～10克
桑枝	为桑科植物桑的干燥嫩枝	桑枝、嫩桑枝、童桑枝、酒桑枝	微苦、平	归肝经	祛风湿,利关节	9～15克
豨莶草	为菊科植物豨莶、腺梗豨莶或毛梗豨莶的干燥地上部分	豨莶草、豨莶、制豨莶草、酒制豨莶草	辛、苦、寒	归肝、肾经	祛风湿,利关节,解毒	9～12克
雷公藤	卫矛科雷公藤属植物雷公藤的根或根的木质部	雷公藤、雷公藤根	苦、辛,寒。有大毒	归肝、肾经	祛风湿,活血通络,消肿止痛,杀虫解毒	10～25克,文火煎1～2小时;研粉,每日1.5～4.5克。外用适量
穿山龙	为薯蓣科植物穿龙薯蓣的干燥根茎	穿山龙、穿地龙	甘、苦、温	归肝、肾、肺经	祛风除湿,舒筋通络,活血止痛,止咳平喘	9～15克;也可制成酒剂用

续表

名称	来源	处方用名	性味	归经	功能	用法用量
丝瓜络	为葫芦科植物丝瓜的干燥成熟果实的维管束	丝瓜络、丝瓜瓤	甘、平	归肺、胃、肝经	祛风，通络，活血，下乳	5～12克
五加皮	为五加科植物细柱五加的干燥根皮	加皮、五加皮、酒加皮、酒五加皮、炒五加皮、姜五加皮（姜制五加皮）	辛、苦、温	归肝、肾经	祛风除湿，补益肝肾，强筋壮骨，利水消肿	5～10克
桑寄生	为桑寄生科植物桑寄生的干燥带叶茎枝	桑寄生、寄生、炒寄生、酒寄生	苦、甘、平	归肝、肾经	祛风湿，补肝肾，强筋骨，安胎元	9～15克
狗脊	为蚌壳蕨科植物金毛狗脊的干燥根茎	金毛狗脊、金毛狗、狗脊、狗脊片、生狗脊片、熟狗脊片、烫狗脊、炒狗脊、盐狗脊	苦、甘、温	归肝、肾经	祛风湿，补肝肾，强腰膝	6～12克

第六节 祛 湿 药

凡具有祛除湿邪作用的药物，称为祛湿药。

湿病范围广泛，可泛滥于机体各处，而有湿滞脾胃、小便不利、水肿、淋浊、痰饮等不同病证，又因体质不同，湿证可有兼寒兼热之不同。湿邪在上在外者，宜微汗以解之；湿邪滞于脾胃者，宜芳香化湿或健脾除湿；小便不利、水肿、淋浊诸证，宜利水渗湿法；湿兼热者，宜清热利湿法；兼寒者，宜温化水湿法。因此祛湿药可分为芳香化湿药和利水渗湿药。芳香化湿药气味芳香，性温而燥，芳香能助脾健运，燥可去湿，故有芳香化湿，辟秽除浊的作用。适用于湿浊内阻，脾为湿困，运化失职所致的胸腹痞闷，食少体倦，口淡不渴，或呕吐泛酸，大便溏泄，舌苔白腻等证。利水渗湿药性味多为甘淡平和，微寒，甘淡能利水渗湿，适用于水湿停蓄体内所致的小便不利、泄泻或水肿、淋浊、痰饮等证。服用后能使小便畅利，尿量增加。

祛湿药多属辛香温燥，或甘淡渗利之品，易伤耗阴津。对阴虚津亏之证，虽感受湿邪，也不宜过分利用，以免阴津更伤。病后体虚或孕妇均应慎用。

1. 芳香化湿药（表2-15）

表 2-15 常用芳香化湿药

名称	来源	处方用名	性味	归经	功能	用法用量
藿香	为唇形科植物广藿香的干燥地上部分	藿香、广藿香、苏藿香、藿香叶、藿香梗	辛，微温，气芳香	归脾、胃、肺经	化湿，解暑，止呕	5～10克，鲜用加倍
佩兰	为菊科植物佩兰的干燥地上部分	佩兰、香佩兰、鲜佩兰、佩兰叶	辛，平	归脾、胃、肺经	芳香化湿，醒脾开胃，发表解暑	3～10克
苍术	为菊科植物茅苍术或北苍术的干燥根茎	苍术、炒苍术、生苍术、茅术、茅苍术	辛、苦，温	归脾、胃、肝经	燥湿健脾，祛风散寒，明目	3～9克
厚朴	为木兰科植物厚朴及凹叶厚朴的干燥干皮、根皮和枝皮	厚朴、炒厚朴、紫厚朴、紫油朴、川朴	苦、辛，温	归脾、胃、肺、大肠经	燥湿消痰，下气除满	3～10克
砂仁	为姜科植物阳春砂、绿壳砂或海南砂的干燥成熟果实	砂仁、缩砂仁、春砂仁、阳春砂	辛，温	归脾、胃、肾经	化湿开胃，温脾止泻，理气安胎	3～6克
白豆蔻	为姜科植物白豆蔻或爪哇白豆蔻的干燥成熟果实	白豆蔻、白豆叩、白叩、叩仁、白蔻、蔻仁、豆蔻仁、紫蔻、白扣	辛，温	归肺、脾、胃经	化湿行气，温中止呕，开胃消食	3～6克，后下
草果	为姜科植物草果的干燥成熟果实	草果、草果仁、炒草果仁、姜草果仁、姜炒草果仁、煨草果仁、煨草果	辛，温	归脾、胃经	燥湿温中，截疟除痰	3～6克

2. 利水渗湿药（表 2-16）

表 2-16 常用利水渗湿药

名称	来源	处方用名	性味	归经	功能	用法用量
茯苓	为多孔菌科真菌茯苓的干燥菌核	茯苓、白茯苓、云茯苓、云苓、朱茯苓	甘、淡，平	归心、肺、脾、肾经	利水渗湿，健脾，宁心	10～15克
猪苓	为多孔菌科真菌猪苓的干燥菌核	猪苓、朱苓	甘、淡，平	归肾、膀胱经	利水渗湿	6～12克
薏苡仁	为禾本科植物薏苡的干燥成熟种仁	薏苡仁、苡仁、薏仁、生苡仁、炒苡仁、焦苡仁、苡米仁	甘、淡，凉	归脾、胃、肺经	利水渗湿，健脾止泻，除痹，排脓，解毒散结	9～30克

续表

名称	来　源	处方用名	性　味	归　经	功　能	用法用量
泽泻	为泽泻科植物泽泻的干燥块茎	泽泻、泽泄、炒泽泻、光泽泻	甘、淡，寒	归肾、膀胱经	利水渗湿，泄热，化浊降脂	6～10克
车前子	为车前科植物车前或平车前的干燥成熟种子	车前子、生车前子、炒车前子、盐车前子	甘，寒	归肝、肾、肺、小肠经	清热利尿通淋，渗湿止泻，明目，祛痰	9～15克，包煎
滑石	为硅酸盐类矿物滑石族滑石，主含含水硅酸镁[Mg$_3$(Si$_4$O$_{10}$)(OH)$_2$]	滑石、滑石粉、飞滑石	甘、淡，寒	归膀胱、肺、胃经	利尿通淋，清热解暑；外用祛湿敛疮	10～20克，先煎。外用适量
木通	本品为木通科植物木通、三叶木通或白木桶的干燥藤茎	木通、白木通	苦，寒	归心、小肠、膀胱经	利尿通淋，清心除烦，通经下乳	3～6克
通草	为五加科植物通脱木的干燥茎髓	通草、通花、通脱木、朱苓草	甘、淡，微寒	归肺、胃经	清热利尿，通气下乳	3～5克
萹蓄	为蓼科植物萹蓄的干燥地上部分	扁蓄、萹蓄、萹蓄草	苦，微寒	归膀胱经	利尿通淋，杀虫，止痒	9～15克。外用适量，煎洗患处
瞿麦	为石竹科植物瞿麦或石竹的干燥地上部分	瞿麦、巨麦、瞿麦穗	苦，寒	归心、小肠经	利尿通淋，活血通经	9～15克
地肤子	为藜科植物地肤的干燥成熟果实	地肤子、扫帚子、炒地肤子	辛、苦，寒	归肾、膀胱经	清热利湿，祛风止痒	9～15克。外用适量，煎汤熏洗
海金沙	为海金沙科植物海金沙的干燥成熟孢子	海金沙、金沙粉	甘、咸，寒	归膀胱、小肠经	清利湿热，通淋止痛	6～15克，包煎
石韦	为水龙骨科植物庐山石韦或有柄石韦的干燥叶	石韦	甘、苦，微寒	归肺、膀胱经	利尿通淋，清肺止咳，凉血止血	6～12克
灯心草	为灯心草科植物灯心草的干燥茎髓	灯心草、灯心、灯草、鲜灯心草、灯心炭	甘、淡，微寒	归心、肺、小肠经	清心火，利小便	1～3克
茵陈	为菊科植物滨蒿或茵陈蒿的干燥地上部分	茵陈、绵茵陈、西茵陈、嫩茵陈、茵陈蒿	苦、辛，微寒	归脾、胃、肝、胆经	清利湿热，利胆退黄	6～15克。外用适量，煎汤熏洗

续表

名称	来　源	处方用名	性味	归经	功　能	用法用量
金钱草	为报春花科植物过路黄的干燥全草	金钱草、大金钱草、金钱艾、连钱草	甘、咸，微寒	归肝、胆、肾、膀胱经	利湿退黄、利尿通淋、解毒消肿	15～60克
虎杖	为蓼科植物虎杖的干燥根茎和根	虎杖、虎杖根、活血丹、大虫丈	微苦，微寒	归肝、胆、肺经	利湿退黄，清热解毒，散瘀止痛，止咳化痰	9～15克。外用适量，制成煎液或油膏涂敷

第七节 理 气 药

凡用以疏畅气机，可使气行通顺，治疗气滞或气逆的药物称为理气药。

理气药多为辛苦温香之品，辛味能行气，苦味能燥湿以通气，温能通行。故具有行气解郁，降气等作用。本类药物主要用于肝郁气滞、脾胃气滞、肺气壅滞、胃气上逆等证。肝郁气滞症见两胁胀满，急躁易怒；脾胃气滞症见胃脘胀满，消化不良；肺气壅滞症见胸闷而痛，气喘咳嗽；胃气上逆症见嗳气、呃逆、呕吐等。

理气药物以辛燥者居多，易耗气伤阴，气虚及阴亏者慎用（表2-17）。

表 2-17　常用理气药

名称	来　源	处方用名	性　味	归　经	功　能	用法用量
陈皮	为芸香科植物橘及其栽培变种的干燥成熟果皮	陈皮、橘皮、红皮、桔皮、广皮、新会皮	苦、辛，温	归肺、脾经	理气健脾，燥湿化痰	3～10克
青皮	为芸香科植物橘及其栽培变种的干燥幼果或未成熟果实的果皮	青皮、炒青皮、酒青皮、醋青皮、青皮炭	苦、辛，温	归肝、胆、胃经	疏肝破气，消积化滞	3～10克
枳实	为芸香料植物酸橙及其栽培变种或甜橙的干燥幼果	枳实、陈枳实、江枳实、川枳实、只实、炒枳实	苦、辛、酸，微寒	归脾、胃、经	破气消积，化痰散痞	3～10克
川楝子	为楝科植物川楝的干燥成熟果实	川楝子、川楝子肉、楝子	苦，寒；有小毒	归肝、小肠、膀胱经	疏肝泻热，行气止痛，杀虫	5～10克。外用适量，研末调涂

续表

名称	来源	处方用名	性味	归经	功能	用法用量
乌药	为樟科植物乌药的干燥块根	乌药、天台乌药、台乌药、生乌药、炒乌药	辛,温	归肺、脾、肾、膀胱经	行气止痛,温肾散寒	6~10克
木香	为菊科植物木香的干燥根	木香、广木香、川木香、云木香、青木香、生木香、炒木香、煨木香	辛、苦,温	归脾、胃、大肠、三焦、胆经	行气止痛,健脾消食	3~6克
沉香	为瑞香科植物白木香含有树脂的木材	沉香、好沉香、上沉香、盔沉、沉香粉	辛、苦、微温	归脾、胃、肾经	行气止痛,温中止呕,纳气平喘	1~5克,后下
香附	为莎草科植物莎草的干燥根茎	香附、莎草根、香附子、香附米	辛、微苦、微甘,平	归肝、脾、三焦经	疏肝解郁,理气宽中,调经止痛	6~10克
香橼	为芸香科植物枸橼或香橼的干燥成熟果实	香橼、香园、香元、香橼片、香橼皮、陈香橼、陈极香橼、炒香橼、炙香橼	辛、苦、酸、温	归肝、脾、肺经	疏肝理气,宽中,化痰	3~10克
佛手	为芸香科植物佛手的干燥成熟果实	佛手、佛手片、鲜佛手、陈佛手、川佛手	辛、苦、酸、温	归肝、脾、胃、肺经	疏肝理气,和胃止痛,燥湿化痰	3~10克
玫瑰花	为蔷薇科植物玫瑰的干燥花蕾	玫瑰花、玫瑰、刺玫花	甘、微苦,温	归肝、脾经	行气解郁,和血,止痛	3~6克
薤白	为百合科植物小根蒜或薤的干燥鳞茎	薤白、薤白头、鲜薤白	辛、苦、温	归心、肺、胃、大肠经	通阳散结,行气导滞	5~10克
大腹皮	为棕榈科植物槟榔的干燥果皮	大腹皮、鲜槟榔、大白片、槟榔片	辛、微温	归脾、胃、大肠、小肠经	行气宽中,行水消肿	5~10克

第八节 消 导 药

凡能消化饮食,导行积滞,主治饮食积滞的药物称为消导药。

消导药多归脾胃二经,具有消食、化积、行滞、和中之效,适用于伤食,食滞证,症见脘腹胀痛,嗳腐吞酸,恶心呕吐。大便不畅或泄泻,或下痢等。

141

此外。也适用于痰食气血积聚或痞块癥瘕等证。

本类药物虽药性较平和，然毕竟具有消导作用，长时间服用也会造成耗气之弊，因此要注意服用时间和剂量（表2-18）。

表 2-18 常用消导药

名称	来　源	处方用名	性　味	归　经	功　能	用法用量
山楂	为蔷薇科植物山里红或山楂的干燥成熟果实	山楂、山楂肉、生山楂、焦山楂、山楂炭	酸甘，微温	归脾、胃、肝经	消食健胃，行气散瘀，化浊降脂	9～12克
神曲	为采用面粉、麸皮和其他药物混合后经发酵而成的加工品	神曲、建曲、六神曲、焦神曲	甘、辛，温	归脾、胃经	消食和胃	6～15克
麦芽	为禾本科植物大麦的成熟果实经发芽干燥的炮制加工品	麦芽、大麦芽、炒麦芽、焦麦芽、生麦芽	甘，平	归脾、胃经	行气消食，健脾开胃，回乳消胀	10～15克，回乳炒用60克
鸡内金	为雉科动物家鸡的干燥沙囊内壁	鸡内金、内金、生鸡内金、炙内金、炒内金	甘，平	归脾、胃、小肠、膀胱经	健胃消食，涩精止遗，通淋化石	3～10克
莱菔子	为十字花科植物萝卜的干燥成熟种子	莱服子、生莱菔子、炒莱菔子、萝卜子、卜子	辛、甘，平	归肺、脾、胃经	消食除胀，降气化痰	5～12克

第九节　驱　虫　药

凡能驱除或杀灭某些寄生虫的药物，称为驱虫药。

本类药主入脾胃肠经，部分药物具有一定的毒性，主要用于肠内寄生虫，如蛔虫、蛲虫、绦虫、钩虫等所致的疾患。肠道寄生虫病是儿童常见疾病，症状多见有腹痛腹胀，呕吐涎沫、不思饮食，或善饥多食，嗜食异物，肛门、耳、鼻瘙痒，久则出现面色萎黄，形体消瘦，或浮肿等症状。部分病人症状较轻，仅在大便化验中发现寄生虫。本类药物能祛除寄生虫，有些药物还有能够排虫出体外的作用，用于各种寄生虫病。本类药一般应在空腹时服，从而更好地发挥驱虫作用。

在使用本类药治疗时，必须根据虫的种类、体质的强弱、症情的缓急等不同，分别选用和配伍适当的方药。虫症在腹痛较剧时，通常先以安虫主，而在疼痛缓解之后，再行驱虫。本类药物能损伤正气，因此要注意控制剂量。孕妇，老弱患者都慎用。

驱虫药有些具有相当的毒性，应用时必须注意剂量（表2-19）。

表2-19　常用驱虫药

名称	来　　源	处方用名	性　味	归　经	功　能	用法用量
使君子	为使君子科植物使君子的干燥成熟果实	使君子、使君肉、使君仁、君子仁、史君子、君子、病柑子、君肉	甘，温	归脾、胃经	杀虫消积	使君子9～12克，捣碎入煎剂。使君子仁6～9克，多入丸散或单用，作1～2次分服。小儿每岁每天1～1.5粒，炒香嚼服，1日总量不超过20粒
槟榔	为棕榈科植物槟榔的干燥成熟种子	槟榔、生槟榔、炒槟榔、榔片、花槟榔、大白、花大白、白槟榔	苦、辛，温	归胃、大肠经	杀虫，消积，行气，利水，截疟	3～10克，驱绦虫、姜片虫30～60克
苦楝皮	为楝科植物川楝或楝的干燥树皮和根皮	苦楝、楝树果	苦，寒；有毒	归肝、脾、胃经	杀虫，疗癣	3～6克，外用适量，研末，用猪脂调敷患处
南瓜子	葫芦科植物南瓜的种子	南瓜子	甘，平	归胃、大肠经	杀虫	60～120克，研粉，冷开水调服
鹤草芽	蔷薇科植物龙牙草的冬芽	鹤草芽	苦、涩、凉	归肝、小肠、大肠经	杀虫	30～45克，研粉吞服
雷丸	本品为白蘑科真菌雷丸的干燥菌核	雷丸、雷丸粉	微苦、寒	归胃、大肠经	杀虫消积	15～21克，不宜入煎药，一般研粉服，一次5～7克，饭后用温开水调服，一日3次，连服3天

第十节　理　血　药

凡能调理血分，治疗血分病证的药物，称为理血药。

血分疾病包含血虚、血热、血瘀、出血四个方面的病证，分别治以补血，凉血，活血，止血。补血方药和凉血方药分别在补益药和清热药中介绍，本部分只介绍活血、止血药物。

凡是以制止体内外的出血，治疗各种出血病证的药物称为止血药。可治疗如咯血、吐血、衄血、尿血、便血、崩漏及创伤出血等。止血药根据作用机制的不同，可分为凉血止血、收敛止血、化瘀止血、温经止血四类。凉血止血药用于血热妄行之出血证；化瘀止血药用于瘀血阻滞、血不归经之出血证；温经止血药用于气虚不摄之出血证；收敛止血药用于虚证出血和日久不止之出血病证。使用凉血止血和收敛止血药物时，要注意防止过用而留瘀。

凡是以通利血脉、促进血行、消散瘀血为主要功效，用于治疗瘀血证的药物称为活血化瘀药。活血化瘀药具有疏通经、促进血行、消散瘀血的作用，适用于血瘀疼痛、跌打损伤、月经不畅、产后恶露不净、肿块等瘀血阻滞之证。根据其作用特点以及临床应用的不同，活血化瘀药又可分为活血止痛药、活血调经药、活血疗伤药以及破血消瘀药。此外，活血药本身根据其作用强弱的不同，也有和血行血、活血散瘀、破血逐瘀的不同。本类药物行散力较强，容易动血耗血，因此不宜用于妇女月经过多者以及非血瘀的出血证。对于孕妇，尤当慎用。

1. 活血药（表 2-20）

表 2-20　常用活血药

名称	来源	处方用名	性味	归经	功能	用法用量
川芎	为伞形科植物川芎的干燥根茎	川芎、芎劳、京芎、西川芎、酒川芎	辛,温	归肝、胆、心包经	活血行气,祛风止痛	3～10克
郁金	为姜科植物温郁金、姜黄、广西莪术或蓬莪术的干燥块根	郁金、玉金、广郁金、川郁金	辛、苦,寒	归肝、心、肺经	活血止痛,行气解郁,清心凉血,利胆退黄	3～10克
延胡索	为罂粟科植物延胡索的干燥块茎	延胡索、玄胡、元胡、延胡、玄胡索	辛、苦,温	归肝、脾经	活血,利气,止痛	3～10克,研末吞服,一次1.5～3克
姜黄	为姜科植物姜黄的干燥根茎	姜黄、片姜黄	辛、苦,温	归脾、肝经	破血行气,通经止痛	3～9克
乳香	为橄榄科植物乳香树及同属植物树皮渗出的树脂	乳香、制乳香、炒乳香、醋炒乳香	辛、苦,温	归心、肝、脾经	活血定痛,消肿生肌	煎汤或入丸、散,3～5克。外用适量,研末调敷
没药	为橄榄科植物地丁树或哈地丁树的干燥树脂	没药、末药、制没药、醋没药	辛、苦,平	归心、肝、脾经	散瘀止痛,消肿生肌	3～5克,炮制去油,多入丸散用

名称	来　源	处方用名	性　味	归　经	功　能	用法用量
五灵脂	鼯鼠克动物复齿鼯鼠的粪便	五灵脂、灵脂、酒灵脂、醋灵脂、炒灵脂、灵脂炭	苦、咸、甘、温	归肝经	活血止痛，化瘀止血	3～10克
桃仁	为蔷薇科植物桃或山桃的干燥成熟种子	桃仁、桃仁泥、山桃仁、炒桃仁	苦、甘、平	归心、肝、大肠经	活血祛瘀，润肠通便，止咳平喘	5～10克
红花	为菊科植物红花的干燥花	红花、川红花、炒红花	辛，温	归心、肝经	活血通经，散瘀止痛	3～10克
益母草	为唇形科植物益母草的新鲜或干燥地上部分	益母草、坤草、茺蔚	苦、辛，微寒	归肝、心包、膀胱经	活血调经，利尿消肿，清热解毒	9～30克，鲜品12～40克
丹参	为唇形科植物丹参的干燥根和根茎	丹参、紫丹参、赤参、赤丹参、红根、酒丹参	苦，微寒	归心、肝经	活血祛瘀，通经止痛，清心除烦，凉血消痈	10～15克
牛膝	为苋科植物牛膝的干燥根	牛膝、牛夕、怀夕、怀膝、怀牛膝、淮牛膝、生牛膝、酒炒牛膝	苦、甘、酸，平	归肝、肾经	逐瘀通经，补肝肾，强筋骨，利尿通淋，引血下行	5～12克
鸡血藤	为豆科植物蜜花豆的干燥藤茎	鸡血藤、血藤	苦、甘，温	归肝、肾经	活血补血，调经止痛，舒筋活络	9～15克
王不留行	为石竹科植物麦蓝菜的干燥成熟种子	王不留行、王不留、留行子	苦，平	归肝、胃经	活血通经，下乳消肿，利尿通淋	5～10克
马钱子	为马钱科植物马钱的干燥成熟种子	马钱子、番木鳖、番木鳖仁、马前子	苦，温；有大毒	归肝、脾经	通络止痛，散结消肿	0.3～0.6克，炮制后入丸、散用
土鳖虫	为鳖蠊科昆虫地鳖或冀地鳖的雌性干燥体	土鳖虫、土元、蟅虫、地鳖、土鳖	咸，寒；有小毒	归肝经	破血逐瘀，续筋接骨	3～10克
骨碎补	为水龙骨科植物槲蕨的干燥根茎	骨碎补、碎补、肉碎补、猴姜、毛姜、申姜、生骨碎补、鲜骨碎补、炒骨碎补、烫骨碎补	苦，温	归肝、肾经	疗伤止痛，补肾强骨；外用消风祛斑	3～9克

续表

名称	来源	处方用名	性味	归经	功能	用法用量
血竭	为棕榈科植物麒麟竭果实渗出的树脂经加工制成	血竭、血杰、血力花、血结、龙血竭	甘、咸、平	归心、肝经	活血定痛,化瘀止血,生肌敛疮	研末,1~2克,或入丸剂。外用研末撒或入膏药用
儿茶	为豆科植物儿茶的去皮枝、干的干燥煎膏	儿茶、儿茶茶、黑儿茶	苦、涩、微寒	归肺、心经	活血止痛,止血生肌,收湿敛疮,清肺化痰	1~3克,包煎。多入丸散服。外用适量
刘寄奴	为菊科植物奇蒿的全草	刘寄奴、寄奴	苦、温	归心、肝、脾经	散瘀止痛,疗伤止血,破血痛经,消食化积	3~10克
水蛭	为水蛭科动物蚂蟥、水蛭及柳叶蚂蟥的干燥全体	水蛭、马蛭、马蟥、炙水蛭	咸、苦,平;有小毒	归肝经	破血通经,逐瘀消癥	1~3克
虻虫	虻科昆虫复带虻的雌虫体	虻虫、炒虻虫	苦、微寒;有小毒	归肝经	破血逐瘀,散积消癥	1~1.5克
三棱	为黑三棱科植物黑三棱的干燥块茎	三棱、光三棱、去皮三棱	辛、苦,平	归肝、脾经	破血行气,消积止痛	5~10克
莪术	为姜科植物蓬莪术,广西莪术或温郁金的干燥根茎	莪术、蓬莪术、蓬术	辛、苦,温	归肝、脾经	行气破血,消积止痛	6~9克
斑蝥	为芫青科昆虫南方大斑蝥或黄黑小斑蝥的干燥体	斑蝥、炒斑蝥	辛、热;有大毒	归肝、胃、肾经	破血逐瘀,散结消癥,攻毒蚀疮	0.03~0.06克,炮制后多入丸散用。外用适量,研末或浸酒醋,或制油膏涂敷患处,不宜大面积用
穿山甲	为鲮鲤科动物穿山甲的鳞甲	穿山甲、山甲、甲片、炮山甲、炮甲、炮甲片、炙山甲、山甲珠、炮甲珠、醋山甲、醋甲片	咸、微寒	归肝、胃经	活血消癥,通经下乳,消肿排脓,搜风通络	5~10克,一般炮制后用

2. **止血药**(表2-21)

表 2-21 常用止血药

名称	来源	处方用名	性味	归经	功能	用法用量
小蓟	为菊科植物刺儿菜的干燥地上部分	小蓟、小蓟草、鲜小蓟、小蓟炭	甘、苦,凉	归心、肝经	凉血止血,散瘀解毒消痈	5～12克
大蓟	为菊科植物蓟的干燥地上部分	大蓟、鲜大蓟、大蓟炭、刺蓟、刺蓟叶、刺蓟根、虎蓟根、猫蓟根	甘、苦,凉	归心、肝经	凉血止血,散瘀解毒消痈	9～15克
地榆	为蔷薇科植物地榆或长叶地榆的干燥根	地榆、赤地榆、生地榆、炒地榆、地榆炭	苦、酸,涩微寒	归肝、大肠经	凉血止血,解毒敛疮	9～15克。外用适量,研末涂敷患处
槐花	为豆科动物槐的干燥花及花蕾	槐花、槐米、生槐花、超槐花、槐花炭	苦,微寒	归肝、大肠经	凉血止血,清肝泻火	5～10克
侧柏叶	为柏科植物侧柏的干燥枝梢和叶	侧柏叶、侧柏、柏叶、鲜侧柏叶、侧柏炭	苦、涩,寒	归肺、肝、脾经	凉血止血,化痰止咳,生发乌发	6～12克。外用适量
白茅根	为禾本科植物白茅的干燥根茎	白茅根、茅根、鲜茅根、茅根肉	甘,寒	归肺、胃、膀胱经	凉血止血,清热利尿	9～30克
三七	为五加科植物三七的干燥根和根茎	三七、田三七、田七、田漆、山漆、参三七、金不换	甘、微苦,温	归肝、胃经	散瘀止血,消肿定痛	3～9克,研粉吞服,每次1～3克。外用适量
茜草	为茜草科植物茜草的干燥根和根茎	茜草、生茜草、茜草炭	苦,寒	归肝经	凉血,祛瘀,止血,通经	6～10克
蒲黄	为香蒲科植物水烛香蒲、东方香蒲或同属植物的干燥花粉	蒲黄、生蒲黄、炒蒲黄、蒲黄炭	甘,平	归肝,心包经	止血,化瘀,通淋	5～10克,包煎。外用适量,敷患处
降香	为豆科植物降香檀树干和根的干燥心材	降真香、降香	辛,温	归肝、脾经	化瘀止血,理气止痛	9～15克,后下。外用适量,研细末敷患处
白及	为兰科植物白及的干燥块茎	白及、白芨、白芨片	苦、苦、涩,微寒	归肺、肝、胃经	收敛止血,消肿生肌	6～15克,研粉吞服,3～6克。外用适量

续表

名称	来　源	处方用名	性　味	归　经	功　能	用法用量
仙鹤草	为蔷薇科植物龙芽草的干燥地上部分	仙鹤草、龙牙草、鲜仙鹤草	苦、涩,平	归心、肝经	收敛止血,截疟,止痢,解毒,补虚	6～12克。外用适量
棕榈炭	为棕榈科植物棕榈的叶鞘纤维	棕榈炭、陈棕炭	苦、涩,平	归肺、肝、大肠经	收敛止血	3～10克
血余炭	为人发制成的碳化物	血余炭、血余、人发炭	苦,平	归肝、胃经	收敛止血,化瘀,利尿	5～10克
藕节	为睡莲科植物莲的干燥根茎节部	藕节、老藕节、鲜藕节、生藕节、藕节炭	甘、涩,平	归肝、肺、胃经	收敛止血,化瘀	9～15克
艾叶	为菊科植物艾的干燥叶	艾叶、陈艾叶、生艾叶、蕲艾、艾绒、艾炭	苦、辛,温;有小毒	归肝、脾、肾经	温经止血,散寒止痛,外用祛湿止痒	3～9克,外用适量,供灸治或熏洗用
炮姜	为姜科植物姜干燥根茎的炮制品	炮姜	苦、涩,温	归脾、肝经	温经止血,温中止痛	3～6克
灶心土	为烧木柴或杂草的土灶内底部中心的焦黄土块	灶心土、伏龙肝	辛,温	归脾、胃经	温中止血,止呕,止泻	15～30克

第十一节　平肝息风药

凡以平肝潜阳或息风止痉为主,治疗肝阳上亢证或肝风内动证的药物,称为平肝息风药。

本类药物多为金石、昆虫、介壳等,皆入肝经,具有平肝潜阳或息风止痉的功效。平肝息风药主要治疗肝阳上亢证(多见头晕头痛,面红目赤,耳聋耳鸣等)和肝风内动证(多见眩晕,半身不遂,口眼㖞斜,肌肉痉挛,四肢抽搐等)。临床使用平肝息风药的同时,应根据引起肝阳上亢和肝风内动的原因进行辨证施治。如因热而引起的,应与清热泻火药配伍使用;因风痰而引起的,应与化痰药配伍使用;因阴亏血虚而引起的,应与滋阴药配伍使用;因血虚而引起的,则应与养血药配伍使用。

本类药物有性偏寒凉或性偏温燥之不同,故当注意使用。脾虚慢惊者,不宜用寒凉之品。阴虚血亏者，当忌温燥之品。平肝息风药中金石、介壳类药物因其质坚沉重，用量应大，生用时宜先煎。钩藤有效成分易被高热破坏，入汤剂则应后下。羚羊角为贵重物品，一般多入丸散服用。蜈蚣、全蝎等有毒，用量宜谨慎（表2-22）。

表2-22　常用平肝熄风药

名称	来　　源	处方用名	性味	归经	功　　能	用法用量
石决明	为鲍科动物色鲍、皱纹盘鲍、羊鲍、澳洲鲍、耳鲍或白鲍的贝壳	石决明、生石决明、煅石决明	咸、寒	归肝经	平肝潜阳，清肝明目	6～20克,先煎
珍珠母	为蚌科动物三角帆蚌、皱纹冠蚌或珍珠贝壳动物马氏珍珠贝的贝壳	珍珠母、珍珠层粉	咸、寒	归肝、心经	平肝潜阳，安神定惊，明目退翳	10～25克,先煎
牡蛎	为牡蛎科动物长牡蛎、大连湾牡蛎或近江牡蛎的贝壳	牡蛎、左牡蛎、生牡蛎、煅牡蛎	咸,微寒	归肝、胆、肾经	重镇安神，潜阳补阴，软坚散结	9～30克,先煎
赭石	为三方晶系氧化物类矿物赤铁矿的矿石	代赭石、赭石、生赭石、煅赭石	苦、寒	归肝、心经	平肝潜阳、重镇降逆，凉血止血	10～30克,先煎
刺蒺藜	为蒺藜科植物蒺藜的果实	刺蒺藜	辛、苦,温。有小毒	归肝经	平肝疏肝，祛风明目	6～9克
天麻	为兰科植物天麻的干燥块茎	天麻、明天麻、天麻片	甘,平	归肝经	息风止痉，平抑肝阳，祛风通络	3～10克
钩藤	为茜草科植物钩藤、大叶钩藤、毛钩藤、华钩藤或无柄钩藤的干燥带钩茎枝	钩藤、勾藤、双钩、勾丁	甘,凉	归肝、心包经	息风定惊，清热平肝	3～12克,后下
羚羊角	为牛科动物赛加羚羊的角	羚羊角、羚羊角片、羚羊角粉	咸,寒	归肝、心经	平肝息风，清肝明目，散血解毒	1～3克,宜另煎2小时以上;磨汁或研粉服，每次0.3～0.6克
牛黄	为牛科动物牛的干燥胆结石	牛黄、西黄、犀黄、天然牛黄	甘,凉	归心、肝经	清心，豁痰，开窍，凉肝，息风，解毒	0.15～0.35克,多入丸散用。外用适量，研末敷患处

续表

名称	来　源	处方用名	性味	归经	功　能	用法用量
地龙	为钜蚓科动物三环毛蚓、通俗环毛蚓、威廉环毛蚓或栉盲环毛蚓的干燥体	地龙、地龙肉、鲜地龙、生地龙、酒地龙、炙地龙、炒地龙	咸,寒	归肝、脾、膀胱经	清热定惊,通络,平喘,利尿	5～10克
蜈蚣	为蜈蚣科动物少棘巨蜈蚣的干燥体	蜈蚣、蜈蚣末、酒蜈蚣	辛,温;有毒	归肝经	息风止痉,通络止痛,攻毒散结	3～5克
全蝎	为钳蝎科动物东亚钳蝎的干燥体	全蝎、全虫、淡全蝎、制全蝎、酒全蝎	辛,平;有毒	归肝经	息风止痉,通络止痛,攻毒散结	3～6克
僵蚕	为蚕蛾科昆虫家蚕4～5龄的幼虫感染(或人工接种)白僵菌而致死的干燥体	僵蚕、白僵蚕、生僵蚕、炒僵蚕	咸、辛,平	归肝、肺、胃经	息风止痉,祛风止痛,化痰散结	5～10克

第十二节　化痰止咳平喘药

凡能消除痰涎,减轻或制止咳喘的药物,称为化痰止咳平喘药。

咳嗽、气喘与痰涎常有密切关系,咳喘多夹痰,痰多常致咳喘。因此,临床上止咳化痰平喘药常相互配伍使用。化痰止咳平喘药的性味大多为辛、苦、甘。辛能开郁散结;苦能降气平喘;甘能润肺止咳。

某些温燥的化痰药,因其温燥可动血,因此咳嗽伴咯血者不宜使用;麻疹初起之咳嗽不宜单用止咳之品,要配合清宣之药,以免麻邪不透(表2-23)。

表2-23　常用化痰止咳平喘药

名称	来　源	处方用名	性味	归经	功　能	用法用量
半夏	为天南星科植物半夏的干燥块茎	半夏、清半夏、青夏、制半夏、法半夏、法夏、姜半夏、姜夏、生半夏、半夏曲	辛,温;有毒	归脾、胃、肺经	燥湿化痰,降逆止呕,消痞散结	内服一般炮制后使用,3～9克。外用适量,磨汁涂或研末以酒敷患处

续表

名称	来　源	处方用名	性　味	归　经	功　能	用法用量
天南星	为天南星科植物天南星、异叶天南星或东北天南星的干燥块茎	天南星、生天南星、南星、南星片、制天南星、胆南星	苦、辛，温；有毒	归肺、肝、脾经	散结消肿	外用生品适量，研末以醋或酒调敷患处
芥子	为十字花科植物白芥或芥的干燥成熟种子	芥子、白芥子	辛，温	归肺经	温肺豁痰利气，散结通络止痛	3～9克。外用适量
旋覆花	为菊科植物旋覆花或欧亚旋覆花的干燥头状花序	旋覆花、覆花、伏花、炙覆花、密炙旋覆花	苦、辛、咸、微温	归肺、脾、胃、大肠经	降气，消痰，行水，止呕	3～9克，包煎
白前	为萝藦科植物柳叶白前或芫花叶白前的干燥根茎和根	白前、鹅管白前、生白前、炙白前、蜜白前、蜜炙白前	辛、苦，微温	归肺经	降气、消痰，止咳	3～10克
川贝母	为百合科植物川贝母、暗紫贝母、甘肃贝母、梭砂贝母、太白贝母或瓦布贝母的干燥鳞茎	川贝母、松贝、青贝、炉贝、川贝、平贝、西贝母、伊贝	苦、甘，微寒	归肺、心经	清热润肺，化痰止咳，散结消痈	3～10克，研粉冲服，一次1～2克
浙贝母	为百合科植物浙贝母的干燥鳞茎	浙贝、浙贝母、象贝、大贝	苦，寒	归肺、心经	清热化痰止咳，解毒散结消痈	5～10克
瓜蒌	为葫芦科植物栝楼或双边栝楼的干燥成熟果实	瓜蒌、栝楼、全瓜蒌、栝楼子、瓜蒌仁	甘、微苦，寒	归肺、胃、大肠经	清热涤痰，宽胸散结，润燥滑肠	9～15克
前胡	为伞形科植物白花前胡的干燥根	前胡、嫩前胡、生前胡、炒前胡、炙前胡、蜜前胡、蜜炙前胡	苦、辛，微寒	归肺经	降气化痰，散风清热	3～10克
桔梗	为桔梗科植物桔梗的干燥根	桔梗、苦桔梗、白桔梗、炒桔梗	苦、辛，平	归肺经	宣肺，利咽，祛痰，排脓	3～10克
胖大海	为梧桐科植物胖大海的干燥成熟种子	胖大海、大海、通大海	甘，寒	归肺、大肠经	清热润肺，利咽开音，润肠通便	2～3枚，沸水泡服或煎服
竹茹	为禾本科植物青竿竹、大头典竹或淡竹的茎秆的干燥中间层	竹茹、姜制竹茹、姜竹茹	甘，微寒	归肺、胃、心、胆经	清热化痰，除烦，止呕	5～10克

续表

名称	来源	处方用名	性味	归经	功能	用法用量
竹沥	为禾本科植物淡竹或青竿竹等新鲜竹杆经火烤灼而流出的淡黄色澄清液汁	竹沥、淡竹沥、竹汁、鲜竹沥	甘,寒	归心、肺、肝经	清热豁痰,定惊利窍	30～50克,冲服
天竺黄	为禾本科植物青皮竹或华思劳竹等杆内的分泌液干燥后的块状物	竹黄、竺黄、天竹黄、天竺黄	甘,寒	归心、肝经	清热豁痰,凉心定惊	3～9克
海藻	为马尾藻科植物海蒿子或羊栖菜的干燥藻体	海藻、淡海藻	苦、咸、寒	归肝、胃、肾经	消痰软坚散结,利水消肿	6～12克
昆布	为海带科植物海带或翅藻科植物昆布的干燥叶状体	昆布、黑昆布、淡昆布	咸、寒	归肝、胃、肾经	消痰软坚散结,利水消肿	6～12克
瓦楞子	为蚶科动物毛蚶、泥蚶或魁蚶的贝壳	瓦楞子、蛤壳、瓦垄子、蛤子壳、煅瓦楞子	咸、平	归肺、胃、肝经	消痰化瘀,软坚散结,制酸止痛	9～15克,先煎
礞石	为绿泥石片岩或云母岩的石块或碎粒	青礞石、金礞石、礞石	咸,平	归肺、肝经	坠痰下气,平肝镇惊	6～10克,先煎
苦杏仁	为蔷薇科植物山杏、西伯利亚杏、东北杏或杏的干燥成熟种子	苦杏仁、杏仁、杏仁泥、光杏仁、生杏仁、炒杏仁	苦、微温;有小毒	归肺、大肠经	降气止咳平喘,润肠通便	5～10克,生品入煎剂后下
紫苏子	为唇形科植物紫苏的干燥成熟果实	紫苏子、苏子、炒苏子	辛,温	归肺经	降气化痰,止咳平喘,润肠通便	3～10克
百部	为百部科植物直立百部、蔓生百部或对叶百部的干燥块根	百部、肥百部、生百部、制百部、蒸百部、炒百部、蜜炙百部、炙百部	甘、苦、微温	归肺经	润肺下气止咳,杀虫灭虱	3～9克。外用适量,水煎或酒浸
马兜铃	为马兜铃科植物北马兜铃或马兜铃的成熟果实	兜铃、马兜铃	苦、微寒	归肺、大肠经	清肺化痰,止咳平喘,清肠疗痔	3～9克

续表

名称	来　源	处方用名	性　味	归　经	功　能	用法用量
枇杷叶	蔷薇科植物枇杷的干燥叶	巴叶、枇杷叶、鲜枇杷叶、炙杷叶、蜜炙杷叶、姜炙杷叶	苦、微寒	归肺、胃经	清肺止咳、降逆止呕	6～10克
桑白皮	为桑科植物桑的干燥根皮	桑白皮、桑皮、桑根白皮、白桑皮	甘,寒	归肺经	泻肺平喘,利水消肿	6～12克
葶苈子	为十字花科植物播娘蒿或独行菜的干燥成熟种子	葶苈子、葶力子、炒葶苈子、盐葶苈子、蜜葶苈子	辛、苦、大寒	归肺、膀胱经	泻肺平喘,行水消肿	3～10克,包煎
款冬花	为菊科植物款冬的干燥花蕾	款冬花、冬花、款冬	辛、微苦,温	归肺经	润肺下气,止咳化痰	5～10克
紫菀	为菊科植物紫菀的干燥根和根茎	紫菀、生紫菀、炙紫菀、蜜制紫菀	辛、苦,温	归肺经	润肺下气,消痰止咳	5～10克
白果	为银杏科植物银杏的干燥成熟种子	白果、白果仁、炒白果、炒白果仁、蒸白果、熟白果	甘、苦、涩、平;有毒	归肺、肾经	敛肺定喘,止带缩尿	5～10克
罗汉果	为葫芦科植物罗汉果的干燥果实	罗汉果	甘、凉	归肺、大肠经	清热润肺,利咽开音,润肠通便	9～15克

第十三节 安 神 药

凡以镇静安神为其主要功效,治疗心神不宁为主的药物称为安神药。

安神药主要用于心悸怔忡,失眠多梦,惊风等症。安神药分为两类,属于质重的矿石、化石及介类药,因其具有质重之性,重则能镇,重可去怯,为重镇安神药,多用于心神不宁、躁动不安等实证;属于植物药而取其养心益阴、安神定志的作用,为养心安神药,适用于阴血不足所致的心悸、失眠等虚证。

本类药物多为治标之品,因此要配合治本之药来使用,以求标本兼治。金石类药物易耗伤胃气,因此需配伍健脾养胃之品。

1. 重镇安神药（表 2-24）

表 2-24 常用重镇安神药

名称	来源	处方用名	性味	归经	功能	用法用量
朱砂	为硫化物类矿物辰砂族辰砂,主含硫化汞(HgS)	朱砂、丹砂、辰砂、水飞朱砂	甘,微寒;有毒	归心经	清心镇惊,安神,明目,解毒	0.1～0.5克,多入丸散服,不宜入煎剂,外用适量
磁石	为氧化物类矿物尖晶石族磁铁矿。主含四氧化三铁(Fe₃O₄)	磁石、灵磁石、活磁石、吸铁石	咸,寒	归心、肝、肾经	镇惊安神,平肝潜阳,聪耳明目,纳气平喘	9～30克,先煎
龙骨	为古代大型哺乳类动物象类等的骨骼化石或象类门齿的化石	生龙骨、煅龙骨、白龙骨、花龙骨	甘、涩,平	归心、肝、肾经	镇惊安神,平肝潜阳,收敛固涩	15～30克,外用适量
琥珀	为古代松科植物的树脂埋藏地下经年转化而成的化石样物质	琥珀	甘、平	归心、肝、膀胱经	镇惊安神,活血散瘀,利尿通淋	研末冲服或入丸散,每次1.5～3克

2. 养心安神药(表 2-25)

表 2-25 常用养心安神药

名称	来源	处方用名	性味	归经	功能	用法用量
酸枣仁	为鼠李科植物酸枣的干燥成熟种子	酸枣仁、生枣仁、炒枣仁、山枣仁、枣仁、枣人	甘、酸,平	归肝、胆、心经	养心补肝,宁心安神,敛汗,生津	10～15克
柏子仁	为柏科植物侧柏的干燥成熟种仁	柏子仁、柏仁、侧柏仁、柏子	甘、平	归心、肾、大肠经	养心安神,润肠通便,止汗	3～10克
灵芝	为多孔菌科真菌赤芝或紫芝的干燥子实体	灵芝、紫芝、赤芝、灵芝草	甘、平	归心、肺、肝、肾经	补气安神,止咳平喘	6～12克
首乌藤	为蓼科植物何首乌的干燥藤茎	首乌藤、夜交藤	甘、平	归心、肝经	养血安神,祛风通络	9～15克,外用适量,煎水洗患处
合欢皮	为豆科植物合欢的干燥树皮	合欢皮、夜合皮、夜合树皮	甘、平	归心、肝、肺经	解郁安神,活血消肿	6～12g。外用适量,研末调敷

名称	来　源	处方用名	性　味	归　经	功　能	用法用量
远志	为远志科植物远志或卵叶远志的干燥根	远志、泡远志、清远志、制远志、炙远志、蜜远志	苦、辛、温	归心、肾、肺经	安神益智，交通心智，祛痰，消肿	3～10g

第十四节　补　益　药

　　凡能补虚扶弱，治疗各种虚证，提高机体抗病能力的药物，称为补益药。

　　根据补益药的各自特点，可分为补气药、补血药、补阴药和补阳药四类。

　　补气药性多甘温或甘平，具有纠正体内脏气虚衰的作用。适用于治疗由于气虚导致的神疲乏力，少气懒言，食欲不振，胸腹胀满，便溏，泄泻，脱肛，子宫脱垂，头晕自汗等证。

　　补血药多为甘温质润之物，主入心肝血分，适用于血虚引起的面色萎黄，唇甲苍白，耳鸣头晕，心悸怔忡，失眠健忘，妇女月经后期，量少，色淡甚至闭经等。补血药多滋腻黏滞，故凡脾胃虚弱，湿浊中阻，脘腹胀满，食少便溏者，不宜应用或配伍健脾燥湿之药。

　　凡具有滋养阴液，生津润燥等功效，治疗阴虚证的药物称为补阴药。本类药物以甘寒为主，适用于肺阴虚之咳嗽少痰、咯血、虚热、口干舌燥等证；胃阴虚之舌绛、苔剥、咽干口渴，胃中嘈杂，大便燥结等证；肝阴虚之目涩昏花、眩晕等证；肾阴虚之腰膝酸痛，手足心热、心烦失眠，遗精，或潮热盗汗等证。补阴药大都甘寒滋腻，故凡脾胃虚弱、痰湿内阻、腹胀便溏者慎用。

　　凡能补助人体阳气，以治疗阳虚证的药物称为补阳药。本类药物多温热，主要适用于肾阳虚，症见畏寒肢冷，腰膝酸软，夜尿增多、阳痿早泄、宫冷不孕、白带清稀等。本类药物性多燥，故阴虚火旺不宜使用，以免助火伤阴。

　　1. 补气药（表 2-26）

表 2-26　常用补气药

名称	来　源	处方用名	性　味	归　经	功　能	用法用量
人参	为五加科植物人参的干燥根和根茎，野生者称山参；栽培者称园参	人参、野山参、白糖参、生晒参、高丽参、吉林参、红参、别直参	甘、微苦，微温	归脾、肺、心、肾经	大补元气，复脉固脱，补脾益肺，生津养血，安神益智	3～9克，另煎兑服，也可研粉吞服，一次2克，一日两次

续表

名称	来　源	处方用名	性　味	归　经	功　能	用法用量
西洋参	为五加科植物西洋参的干燥根	西洋参、洋参、花旗参	甘、微苦，凉	归心、肺、肾经	补气养阴，清热生津	3～6克，另煎兑服
党参	为桔梗科植物党参、素花党参或川党参的干燥根	党参、潞党参、潞党、汶党参、晶党参	甘，平	归脾、肺经	健脾益肺，养血生津	9～30克
太子参	为石竹科植物孩儿参的干燥块根	太子参、孩儿参、童参	甘、微苦，平	归脾、肺经	益气健脾，生津润肺	9～30克
黄芪	为豆科植物蒙古黄芪或膜荚黄芪的干燥根	黄芪、绵黄芪、生黄芪、炙黄芪、西黄芪、北芪	甘、微温；炙黄芪：甘温	归肺、脾经	补气升阳，固表止汗，利水消肿，生津养血，行滞通痹，托毒排脓，敛疮生肌。炙黄芪：益气补中	9～30克
白术	为菊科植物白术的干燥根茎	白术、生白术、炒白术、潻白术、於术、土炒白术、麸炒白术、焦白术	苦、甘，温	归脾、胃经	健脾益气，燥湿利水，止汗，安胎	6～12克
山药	为薯蓣科植物薯蓣的干燥根茎	山药、淮山药、怀山药、淮山、生山药、炒山药、干山药	甘，平	归脾、肺、肾经	补脾养胃，生津益肺，补肾涩精	15～30克
白扁豆	为豆科植物扁豆的干燥成熟种子	白扁豆、扁豆、生扁豆、炒扁豆	甘，微温	归脾、胃经	健脾化湿，和中消暑	9～15g
甘草	为豆科植物甘草、胀果甘草或光果甘草的干燥根和根茎	甘草、生草、生甘草、炙甘草、粉甘草、国老、粉草	甘，平；炙甘草：甘，平	归心、肺、脾、胃经	补脾益气，清热解毒，祛痰止咳，缓急止痛，调和诸药	2～10克
大枣	为鼠李科植物枣的干燥成熟果实	大枣、红枣、枣肉、南枣	甘，温	归脾、胃、心经	补中益气，养血安神	6～15克
红景天	为景天科植物红景天的根和根茎	红景天	甘、苦，平	归肺、心经	益气活血，通脉平喘	3～6克

续表

名称	来源	处方用名	性味	归经	功能	用法用量
蜂蜜	为蜜蜂科昆虫中华蜜蜂或意大利蜂所酿的蜜	蜜、蜂蜜、白蜜、生蜂蜜、生蜜、炼蜜	甘、平	归肺、脾、大肠经	补中。润燥，止痛，解毒；外用生肌敛疮	15~30克

2. 补血药（表2-27）

表2-27　常用补血药

名称	来源	处方用名	性味	归经	功能	用法用量
当归	为伞形科植物当归的干燥根	当归、全当归、岷当归、川当归、西当归、当归头、当归身、当归尾、酒当	甘、辛、温	归肝、心、脾经	补血活血，调经止痛，润肠通便	6~12克
熟地黄	为生地黄的炮制加工品	熟地黄、熟地、大熟地	甘，微温	归肝、肾经	补血滋阴，益精填髓	9~15克
何首乌	为蓼科植物何首乌的干燥块根。制首乌为何首乌的炮制加工品	何首乌、生首乌、制首乌	苦、甘、涩，微温	归肝、心、肾经	生首乌解毒，消痈，截疟，润肠通便。制首乌补肝肾，益精血，乌须发，强筋骨，化浊降脂	生首乌3~6克，制首乌6~12克
白芍	为毛茛科植物芍药的干燥根	白芍、杭白芍、穿白芍、川白芍、亳芍	苦、酸，微寒	归肝、脾经	养血调经，敛阴止汗，柔肝止痛，平抑肝阳	6~15克
阿胶	为马科动物驴的干燥皮或鲜皮经煎煮、浓缩制成的固体胶	阿胶、贡阿胶、驴皮胶、阿胶珠	甘，平	归肺、肝、肾经	补血滋阴，润燥，止血	3~9克，烊化兑服
龙眼肉	为无患子科植物龙眼的假种皮	龙眼肉、桂圆肉、元肉、圆肉	甘、温	归心、脾经	补益心脾，养血安神	9~15克

3. 补阴药（表2-28）

表 2-28 常用补阴药

名称	来源	处方用名	性味	归经	功能	用法用量
北沙参	为伞形科植物珊瑚菜的干燥根	北沙参、野北沙参、白条参、银条参、莱阳参	甘、微苦，微寒	归肺、胃经	养阴清肺，益胃生津	5～12克
南沙参	为桔梗科植物轮叶沙参或沙参的干燥根	沙参、南沙参	甘、微寒	归肺、胃经	养阴清肺，益胃生津，化痰，益气	9～15克
麦冬	为百合科植物麦冬的干燥块根	麦冬、寸冬、麦门冬、朱麦冬、杭麦冬、川麦冬	甘、微苦，微寒	归心、肺、胃经	养阴生津，润肺清心	6～12克
天冬	为百合科植物天冬的干燥块根	天冬、天门冬、明天冬、肥天冬、炒天冬、炙天冬、朱天冬、鲜天冬	甘、苦、寒	归肺、肾经	养阴润燥，清肺生津	6～12克
玉竹	为百合科植物玉竹的干燥根茎	玉竹、葳蕤、肥玉竹、生玉竹、炙玉竹	甘、微寒	归肺、胃经	养阴润燥，生津止渴	6～12克
石斛	为兰科植物金钗石斛、鼓槌石斛或流苏石斛的栽培品及其同属植物近似种的新鲜或干燥茎	石斛、金钗石斛、铁皮石斛、鲜石斛、霍石斛	甘，微寒	归胃、肾经	益胃生津，滋阴清热	6～12克，鲜品15～30克
黄精	为百合科植物滇黄精、黄精或多花黄精的干燥根茎	生黄精、黄精、熟黄精、甜黄精、制黄精、酒黄精	甘、平	归脾、肺、肾经	补气养阴，健脾，润肺，益肾	9～15克
百合	为百合科植物卷丹、百合或细叶百合的干燥肉质鳞叶	百合、生百合、炙百合、蜜百合	甘，寒	归心、肺经	养阴润肺，清心安神	6～12克
龟甲	为龟科动物龟的背甲及腹甲	龟甲、龟板、龟版、生龟板、炒龟板、炙龟板、醋龟板	甘、咸，微寒	归肝、肾、心经	滋阴潜阳，益肾强骨，养血补心，固精止崩	9～24克，先煎
鳖甲	为鳖科动物鳖的背甲	鳖甲、炙鳖甲、别甲、生鳖甲、醋鳖甲	咸，微寒	归肝、肾经	滋阴潜阳，退热除蒸，软坚散结	9～24克，先煎

续表

名称	来　源	处方用名	性　味	归　经	功　能	用法用量
枸杞子	为茄科植物宁夏枸杞的干燥成熟果实	枸杞、西枸杞、甘杞子、枸杞果、杞果、杞子、宁夏枸杞	甘，平	归肝、肾、肺经	润补肝肾、益精明目	6～12克
墨旱莲	为菊科植物鳢肠的干燥地上部分	旱莲草、金陵草、旱莲草根、鳢肠草汁、旱莲子草、猢狲头草、鲜旱莲草、旱莲草子、金陵草叶、鳢肠汁、墨斗草、旱莲	甘、酸、寒	归肾、肝经	滋补肝肾，凉血止血	6～12克
女贞子	为木犀科植物女贞的干燥成熟果实	女贞子、女贞实、冬青子	甘、苦、凉	归肝、肾经	滋补肝肾，明目乌发	6～12克

4. 补阳药（表2-29）

表2-29　常用补阳药

名称	来　源	处方用名	性　味	归　经	功　能	用法用量
鹿茸	为鹿科动物梅花鹿或马鹿的雄鹿未骨化密生茸毛的幼角	鹿茸、黄毛茸、青毛茸、血茸、鹿茸片	甘、咸，温	归肾、肝经	壮肾阳，益精血，强筋骨，调冲任，托疮毒	1～2克，研末冲服
紫河车	为健康人的干燥胎盘	紫河车、胎盘、人胞	甘、咸，温	归肺、肝、肾经	温肾补精，益气养血	2～3克，研末吞服
淫羊藿	为小檗科植物淫羊藿、箭叶淫羊藿、柔毛淫羊藿或朝鲜淫羊藿的干燥叶	淫羊藿、仙灵脾、羊藿叶	辛、甘，温	归肝、肾经	补肾阳，强筋骨，祛风湿	6～10克
仙茅	为石蒜科植物仙茅的干燥根茎	仙茅、生仙茅、制仙茅	辛，热；有毒	归肾、肝、脾经	补肾阳，强筋骨，祛寒湿	3～10克

名称	来源	处方用名	性味	归经	功能	用法用量
巴戟天	为茜草科植物巴戟天的干燥根	巴戟天、巴戟肉、盐巴戟	甘、辛，微温	归肾、肝经	补肾阳，强筋骨，祛风湿	3～10 克
杜仲	为杜仲科植物杜仲的干燥树皮	杜仲、川杜仲、黑仁仲、生杜仲、盐杜仲、杜仲炭	甘、温	归肝、肾经	补肝肾，强筋骨，安胎	6～10 克
续断	为川续断科植物川续断的干燥根	续断、川续断、川断、续断肉	苦、辛，微温	归肝、肾经	补肝肾，强筋骨，续折伤，止崩漏	9～15 克
菟丝子	为旋花科植物南方菟丝子或菟丝子的干燥成熟种子	菟丝子、炒菟丝子、吐丝子、菟丝饼	辛、甘，平	归肝、肾、脾经	补益肝肾，固精缩尿，安胎，明目，止泻，外用消风去斑	6～12 克，外用适量
肉苁蓉	为列当科植物肉苁蓉或管花肉苁蓉的干燥带鳞叶的肉质茎	肉苁蓉、苁蓉、制肉苁蓉、酒肉苁蓉、淡大云、淡大芸	甘、咸，温	归肾、大肠经	补肾阳，益精血，润肠通便	6～10 克
锁阳	为锁阳科植物锁阳的干燥肉质茎	锁阳、琐阳	甘、温	归肝、肾、大肠经	补肾阳，益精血，润肠通便	5～10 克
补骨脂	为豆科植物补骨脂的干燥成熟果实	补骨脂、故脂、故子、故纸、破故纸、生故子、黑胡纸、盐故纸、炒故纸	辛、苦，温	归肾、脾经	温肾助阳，纳气平喘，温脾止泻；外用消风祛斑	6～10g。外用20%～30%酊剂涂患处
益智仁	为姜科植物益智的干燥成熟果实	益智、益智仁、益智子	辛、温	归脾、肾经	暖肾固精缩尿，温脾止泻摄唾	3～10 克
沙苑子	为豆科植物扁茎黄芪的干燥成熟种子	沙苑子、沙苑蒺藜、潼蒺藜、生沙苑子、炒沙苑子、盐沙苑子	甘、温	归肝、肾经	补肾助阳，固精缩尿，养肝明目	9～15g
蛤蚧	为壁虎科动物蛤蚧的干燥体	蛤蚧、生蛤蚧、对蛤蚧、酒蛤蚧、蛤蚧粉、蛤蚧尾	咸、平	归肺、肾经	补肺益肾，纳气定喘，助阳益精	3～6g，多入丸散或酒剂

续表

名称	来源	处方用名	性味	归经	功能	用法用量
冬虫夏草	为麦角菌科真菌冬虫夏草菌寄生在蝙蝠蛾科昆虫幼虫上的子座和幼虫尸体的干燥复合体	冬虫夏草、虫草	甘、平	归肺、肾经	补肾益肺，止血化痰	3～9g
紫石英	为氟化物类矿物萤石族萤石，主含氟化钙	紫石英、生紫石英、煅紫石英	甘、温	归肾、心、肺经	温肾暖宫，镇心安神，温肺平喘	9～15g，先煎
海马	为海龙科动物海马、刺海马、大海马、三斑海马或小海马(海蛆)的干燥体	海马、大海马、水马、酒炙海马	甘、咸、温	归肝、肾经	温肾壮阳，散结消肿	3～9g。外用适量，研末敷患处

第十五节 收 涩 药

凡以收敛固涩为主要功用，用于治疗各种滑脱病证的药物，叫做固涩药。

本类药物大多性味酸涩，性温或平，分别具有敛汗、止泻、固精、缩尿、止带、止血、止嗽等作用，故适用于久病体虚、正气不足所致的自汗、盗汗、久泻、久痢、遗精、滑精、遗尿、尿频、久咳虚喘，以及崩漏带下不止等滑脱不禁的证候。

滑脱证候的根本原因是正气虚弱，而收敛固涩属于治标应急的方法，不能根本消除导致滑脱诸证的病机，故临床上常与补益药同用，以标本兼顾。

收涩药通常性涩能敛邪，故凡属外感邪实者，应当禁用或慎用，以免闭门留寇；但有些收涩药不具敛邪之性（表2-30）。

表 2-30 常用收涩药

名称	来源	处方用名	性味	归经	功能	用法用量
麻黄根	为麻黄科植物草麻黄或中麻黄的干燥根和根茎	麻黄根	甘,涩平	归心、肺经	固表止汗	3～9克。外用适量，研粉撒扑

名称	来　源	处方用名	性　味	归　经	功　能	用法用量
浮小麦	为禾本科植物小麦未成熟的颖果	浮小麦	甘、凉	归心经	固表止汗,益气,除热	15～30克
五味子	为木兰科植物五味子的干燥成熟果实	五味子、北五味子、南五味子、辽五味	酸、甘、温	归肺、心、肾经	收敛固涩,益气生津,补肾宁心	2～6克
乌梅	为蔷薇科植物梅的干燥近成熟果实	乌梅、乌梅肉、乌梅炭、醋乌梅	酸、涩,平	归肝、脾、肺、大肠经	敛肺,涩肠,生津,安蛔	6～12克
五倍子	为漆树科植物盐肤木、青麸杨或红麸杨上的虫瘿,主要有五倍子蚜寄生而形成	五倍子、炒五倍子、百药煎	酸、涩、寒	归肺、大肠、肾经	敛肺降火,涩肠止泻,敛汗,止血,收湿敛疮	3～6克
罂粟壳	为罂粟科植物罂粟的干燥成熟果壳	罂粟壳、御米壳、炙米壳	酸、涩、平;有毒	归肺、大肠、肾经	敛肺,涩肠,止痛	3～6克
诃子	为使君子科植物诃子或绒毛诃子的干燥成熟果实	诃子、大诃子、诃黎勒、诃子肉、诃子、呵子、炒诃子、炙诃子、煨诃子	苦、酸、涩、平	归肺、大肠经	涩肠止泻,敛肺止咳,降火利咽	3～10克
肉豆蔻	为肉豆蔻科植物肉豆蔻的干燥种仁	肉豆蔻、肉蔻、肉叩、肉扣、煨肉蔻	辛、温	归脾、胃、大肠经	温中行气,涩肠止泻	3～10克
赤石脂	为硅酸盐类矿物多水高岭石,主含四水硅酸铝[Al$_4$(Sl$_4$O$_{10}$(OH)$_8$·4H$_2$O)]	赤石脂、煅赤石脂	甘、酸、涩、温	归大肠、胃经	涩肠,止血,生肌敛疮	9～12克,先煎。外用适量,研末敷患处
禹余粮	为氢氧化物类矿物褐铁矿,主含碱式氧化铁[FeO·(OH)]	禹余粮、禹馀粮、余粮、煅禹余粮	甘、涩、微寒	归胃、大肠经	涩肠止泻,收敛止血	9～15克,先煎;或入丸散
山茱萸	为山茱萸科植物山茱萸的干燥成熟果肉	山茱萸、山黄肉、山芋肉、净萸肉、酒萸肉、枣皮	酸、涩、微温	归肝、肾经	补益肝肾,收敛固脱	6～12克

续表

名称	来源	处方用名	性味	归经	功能	用法用量
覆盆子	为蔷薇科植物华东覆盆子的干燥果实	覆盆子、复盆子、酒蒸覆盆子	甘、酸、温	归肝、肾、膀胱经	益肾固精缩尿,养肝明目	6～12克
桑螵蛸	为螳螂科昆虫大刀螂、小刀螂或巨斧螳螂的干燥卵鞘	桑螵蛸、桑蛸、炒桑螵蛸、盐桑螵蛸	甘、咸,平	归肝、肾经	固精缩尿,补肾助阳	5～10克
金樱子	为蔷薇科植物金樱子的干燥成熟果实	金樱子、炒金樱子、蜜金樱子、盐金樱子、金英子	酸、甘、涩、平	归肾、膀胱、大肠经	固精缩尿,固崩止带,涩肠止泻	6～12克
海螵蛸	为乌贼科动物无针乌贼或金乌贼的干燥内壳	海螵蛸、乌贼骨、乌则骨、海螵、炒乌贼骨、煅乌贼骨、醋乌贼骨	咸、涩、温	归脾、肾经	收敛止血,涩精止带,制酸止痛,收湿敛疮	5～10克。外用适量,研末敷患处
芡实	为睡莲科植物芡实的干燥成熟种仁	芡实、北芡实、南芡实、苏芡实	甘、涩、平	归脾、肾经	益肾固精,补脾止泻,除湿止带	9～15克
莲子	为睡莲科植物莲的干燥成熟种子	莲子、莲肉、湘莲肉、建莲肉、莲子肉	甘、涩、平	归脾、肾、心经	补脾止泻,止带,益肾涩精,养心安神	6～15克
刺猬皮	为刺猬科动物刺猬或短刺猬的皮	刺猬皮、炒刺猬皮、炙刺猬皮	苦、涩、平	归肾、胃、大肠经	固精缩尿,收敛止血,化瘀止痛	3～10克
鸡冠花	为苋科植物鸡冠花的干燥花序	鸡冠花、鸡冠花炭、白鸡冠花、红鸡冠花、鲜鸡冠花	甘、涩、凉	归肝、大肠经	收敛止血,止带,止痢	6～12克
椿皮	为苦木科植物臭椿的干燥根皮或干皮	臭椿皮、臭椿白皮、椿皮、麸炒臭椿皮	苦、涩、寒	归大肠、胃、肝经	清热燥湿,收涩止带,止泻,止血	6～9克

第十六节　开　窍　药

凡具有辛香走窜之性,以开窍醒神为主要功效的药物,叫做开窍药。

本类药主要用于由温病热陷心包,痰浊蒙蔽心窍所致的窍闭证,或中风、癫痫、惊风等症。闭证因其病因不同，又分为寒闭和热闭，治疗分别以凉开，温开之法，临床选药时需注意。

本类方药临床上只做急救治标之用。因其多为芳香辛散走窜之品，故只可暂用，不可久服，久服易伤人元气。此外，内服多入丸散剂使用。一般不入汤剂（表 2-31）。

表 2-31 常用开窍药

名称	来　源	处方用名	性　味	归　经	功　能	用法用量
麝香	为鹿科动物林麝、马麝或原麝成熟雄体香囊中的干燥分泌物	麝香、射香、当门子	辛,温	归心、脾经	开窍醒神,活血通经,消肿止痛	0.03～0.1克,多入丸散服用。外用适量
冰片	为龙脑香科植物龙脑香树树脂的加工品	冰片、梅片、龙脑香、梅花冰片	辛、苦,微寒	归心、脾、肺经	开窍醒神,清热止痛	0.3～1.5克,宜入丸散剂。外用适量
苏合香	为金缕梅科植物苏合香树的树干渗出的香树脂经加工精制而成	苏合香、苏合香油	辛,温	归心、脾经	开窍,辟秽,止痛	0.3～1克,宜入丸散服
石菖蒲	为天南星科植物石菖蒲的干燥根茎	石菖蒲、鲜石菖蒲、菖蒲	辛、苦,温	归心、胃经	开窍豁痰,醒神益智,化湿开胃	3～10克

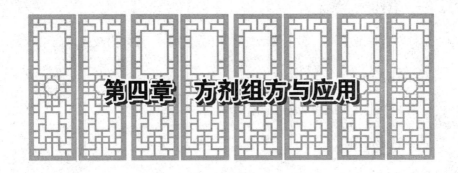

第四章 方剂组方与应用

方剂，包括中医处方和剂型两个层面的意义。中药剂型将在中成药知识中叙述。本节主要讨论中医处方方法。中医处方方法是根据辨证所得的证候进行选药处方的规律。涉及立法、选药配伍、确定剂量、确定煎服法等。是理、法、方、药的一个重要组成部分。中医认为，"法随证立，方从法出，方以药成"，是说立法是处方的前提和基础。中医处方体现着中国人民的智慧，同时，一张优秀的处方也是一件赏心悦目的艺术品，是中华民族优秀文化的象征。

自古至今医家创立的方剂有数十万首之多。我国现存最古老的方书当属1973年在长沙马王堆三号汉墓中出土的《五十二病方》，载方近300首。此后的方书著作有唐代的《备急千金要方》、《千金翼方》；宋代的《太平圣惠方》、《济生方》；明代的《普济方》、《景岳全书》等。数量虽多，但其处方均具有普遍的规律。因此，中医就有"师其法而不泥其方"的古训。强调了处方方法的重要性。

第一节　方剂的组成原则

方剂的组成不是单纯药物的堆积，而是有一定的原则和规律，是理法方药的综合运用。通过药物之间的相互作用来实现疗效。古人将方剂的结构用"君、臣、佐、使"四个部分加以概括，用以说明药物配伍的主从关系。一个疗效确实的方剂，必须是针对证候设立，要做到组方严谨、方义明确、重点突出、少而精悍。每首方的君药是不可缺少的，而臣药、佐药、使药却不是一定要用的。要根据实际情况加以选择。

一、君药

是针对病因或主证，起主要治疗作用的药物，一般效力较强，药量较大。

二、臣药

是指方中能够协助和加强主药作用的药物。

三、佐药

意义有三。

1. 佐助药：协助君臣药以治疗兼证的药物。

2. 佐制药：用以消除或制约君臣药物的峻烈之性。

3. 反佐药：与君臣药物药性相反的药物。用于病重而出现拒药时，以达到相反相成的作用。

四、使药

意义有二。

1. 引经药，既能引方中诸药至病所的药物。

2. 调和药，既具有调和方中诸药作用的药物。

例如一病人恶寒发热、无汗而喘、头痛、脉浮紧。其辨证是风寒表实证。选用麻黄汤治疗，方中之麻黄，辛温，发汗解表，以除其病因（风寒）而治主证为君药；桂枝，辛甘温，温经解肌，协助麻黄增强发汗解表之功，为臣药；杏仁，甘苦温，助麻黄宣肺平喘，以治咳喘之兼证为佐药；甘草，甘温，调和诸药为使药。

第二节　方剂的变化

方剂的组成既有严格的原则性，又有极大的灵活性。必须根据临床病证的轻重缓急以及各种影响因素进行灵活的加减化裁，以达到应有的疗效。方剂的变化一般有药味加减的变化、药量加减变化以及剂型变化。

一、药味加减的变化

是指在主证未变的情况下，随着兼证的变化，加入或去掉某些药物，使之更合乎治疗的需要。例如麻黄汤主治风寒表实证，假如外感风寒所伤在肺，症见鼻塞声重，咳嗽痰多，胸闷气短，苔白脉浮者，当以宣肺散寒为主，在麻黄汤中去炙甘草，加上生姜组成三拗汤，使肺气宣畅，诸证皆除。

二、药量加减变化

是指相同药物组成的处方，由于其中某些药量发生了变化，其处方的主治也随之发生变化。例如，四逆汤和通脉四逆汤，二方都由附子、干姜、炙甘草三味组成，但前方中姜、附用量较小，主治阴盛阳微而致四肢厥逆，恶寒蜷卧，下利，脉微细的证候，有回阳救逆的功用。后方中姜、附用量较大，主治阴盛格阳于外而致四肢厥逆，身反不恶寒，下利清谷，脉微欲绝之证候，有回阳逐阴、通脉救逆的功用。

三、剂型的变化

同一方剂，由于剂型的不同，其治疗作用也不相同，例如，理中丸由人参、白术、干姜、甘草等量组成丸剂，治中焦虚寒、自下利、呕吐腹痛、舌淡苔白，脉沉迟之证。若治上焦阳虚而致胸痹，证见心中痞闷、胸满、胁下有气上逆抢心、四肢不温、脉沉细等，即用上四味药煎成汤剂分三次服（即人参汤）。这是根据病位有中上之别，病势有轻重之异，所以理中丸取丸剂缓治，理中汤取汤剂急治。在临床应用时要根据病情的变化合理地选择剂型，以达到最佳疗效。

第三节　煎　服　法

中药疗效的好坏，除了取决于辨证、立法、处方之外，中药煎服恰当与否，也直接影响其疗效，因此，正确煎服中药是保证疗效的一个重要环节。

一、煎药方法

1. 煎药器具　以砂锅、搪瓷皿为好，忌用铁器，以免发生化学反应。

2. 煎药用水量　根据药物体积而定，一般以药物浸泡后，水浸过药面为度。

3. 煎成的药汁量　一般每煎剩药汁 250～300ml 为宜。

4. 注意事项

（1）煎药前，将药用冷水浸泡一段时间，使药物充分湿润，以便有效成分易于煎出。浸泡时间随温度不同而略有差异。一般夏季浸泡 30 分钟至 1 个小时，冬季可以浸泡 2～4 个小时。

（2）一般药物均可同煎。先用大火煮沸，煮沸后即改为文火再煎。一般再煎 15～30 分钟左右。煎药时要防止药汁外溢及过快熬干。煎药时要注意搅拌，以利于有效成分溶出。但在煎煮富含挥发油成分的药物时，也要注意不宜频频打开锅盖，以尽量减少易挥发成分的丢失。如为味厚的滋补药品，如熟地、首乌等，煎煮时间宜稍长，一般煎 40 分钟到 1 个小时，以使有效成分更多地被煎出；而清热、解表、芳香类药物煎时宜稍短。一般煮沸后再煎 10 分钟左右即可，以免有效成分损失或药性改变。

（3）有些药物煎法特殊（处方必须注明），现介绍如下（表 2-32）：

表 2-32 特殊药物煎法

名 称	煎 法	举 例
先煎	贝壳类、矿石类药物，因质坚而难煎出味，应打碎先煎，煮沸 15～30 分钟后，再下其他药	如龟板、鳖甲、代赭石、磁石、生牡蛎、生龙骨、生石膏等；而玉米须、芦根、白茅根等，宜先煎取汁，用其汁代水煎其他药
后下	气味芳香的药，借其挥发油取效的，宜在一般药物即将煎好时下，煎四、五分钟即可，以防其有效成分走散	如薄荷、砂仁、苏叶、杏仁等
包煎	为防止煎后药混浊或减少对消化道、咽喉的不良刺激，要用薄布将药包好，再放入内煎煮	如赤石脂、滑石、旋覆花等
另炖或另煎	某些贵重药，为保存其有效成分，节约药材，可另炖或另煎	如人参（隔水炖 3 小时）；羚羊角、犀角切成薄片另煎 2 小时取汁服，或水磨汁或成细末调服
溶化（烊化）	胶质、黏性大的药物，应先单独加温溶化，再加入去渣之药液中微煮或趁热搅拌，使之溶化，以免同煎时黏锅煮焦，影响药效	如阿胶、鹿角胶、蜂蜜、饴糖等
冲服	散剂、丹剂、小丸、自然药汁、芳香或贵重药物，以冲服为宜	如牛黄、麝香、沉香末、肉桂末、三七粉等

二、服药方法

1. 服药次数 汤剂，一般每日一剂，煎两至三次取汁，分 2～3 次服。病重患者、老年、儿童应根据实际情况酌情增减。

2. 服药时间 一般以早饭前、晚饭后为宜；对胃肠有刺激的药物宜饭后服；滋补药宜空腹服；安神药宜睡前服；急病不拘时间服；慢性病应定时服。另外，对于有特定服药时间的药物要依据特定的服药时间服用。

3. 服药温度　通常以温服为宜。但遇热证者可冷服；遇寒证者可热服；发汗解表药宜趁热顿服，服后加盖衣被，服热稀粥，以利发汗；服药易吐者，可先含服姜汁，再服药。不能口服者，可鼻饲或灌肠。

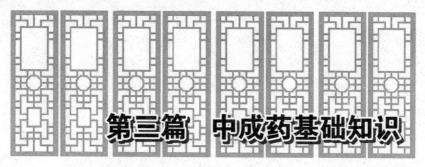

第三篇 中成药基础知识

（中成药临床应用指导原则〈节选〉）

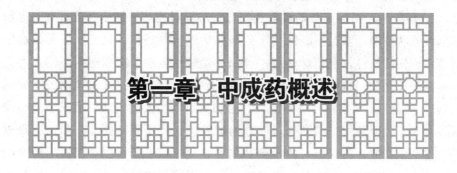

第一章 中成药概述

中成药是在中医药理论指导下，以中药饮片为原料，按规定的处方和标准制成具有一定规格的剂型，可直接用于防治疾病的制剂。中成药有着悠久的历史，应用广泛，在防病治病、保障人民群众健康方面发挥了重要作用。

中成药的处方是根据中医理论，针对某种病证或症状制定的，因此使用时要依据中医理论辨证选药，或辨病辨证结合选药。

中成药具有特定的名称和剂型，在标签和说明书上注明了批准文号、品名、规格、处方成分、功效和适应证、用法用量、禁忌、注意事项、生产批号、有效期等内容。相对于中药汤剂来说，中成药无需煎煮，可直接使用，尤其方便急危病症患者的治疗及需要长期治疗的患者使用，且体积小，有特定的包装，存贮、携带方便。

一、中成药的常用剂型

中成药剂型种类繁多，是我国历代医药学家长期实践的经验总结，近几十年，中成药剂型的基础研究取得了较大进展，研制开发了大量新剂型，进一步扩大了中成药的使用范围。

中成药的剂型不同，使用后产生的疗效、持续的时间、作用的特点会有所不同。因此，正确选用中成药应首先了解中成药的常用剂型。

（一）固体制剂

固体剂型是中成药的常用剂型，其制剂稳定，携带和使用方便。

1. 散剂　系指药材或药材提取物经粉碎、均匀混合而制成的粉末状制剂，分为内服散剂和外用散剂。散剂粉末颗粒的粒径小，容易分散，起效快。外用散剂的覆盖面积大，可同时发挥保护和收敛作用。散剂制备工艺简单，剂量易于控制，便于婴幼儿服用。但也应注意散剂由于分散度大而造成的吸湿性、化学活性、气味、刺激性等方面的影响。

2. 颗粒剂　系指药材的提取物与适宜的辅料或药材细粉制成具有一定粒度的颗粒状剂型。颗粒剂既保持了汤剂作用迅速的特点，又克服了汤剂临用时煎煮不便的缺点，且口味较好、体积小，但易吸潮。根据辅料不同，可分为无糖颗粒剂型和有糖颗粒剂型，近年来无糖颗粒剂型的品种逐渐增多。

3. 胶囊剂　系指将药材用适宜方法加工后，加入适宜辅料填充于空心胶囊或密封于软质囊材中的制剂，可分为硬胶囊、软胶囊（胶丸）和肠溶胶囊等，主要供口服。胶囊剂可掩盖药物的不良气味，易于吞服；能提高药物的稳定性及生物利用度；对药物颗粒进行不同程度包衣后，还能定时定位释放药物。

4. 丸剂　系指将药材细粉或药材提取物加适宜的黏合剂或其他辅料制成的球形或类球形制剂，分为蜜丸、水蜜丸、水丸、糊丸、蜡丸、浓缩丸等类型。其中，蜜丸分为大蜜丸、小蜜丸，水蜜丸的含蜜量较少；水丸崩解较蜜丸快，便于吸收；糊丸释药缓慢，适用于含毒性成分或药性剧烈成分的处方；蜡丸缓释、长效，且可达到肠溶效果，适合毒性和刺激性较大药物的处方；浓缩丸服用剂量较小。

5. 滴丸剂　系指药材经适宜的方法提取、纯化、浓缩，并与适宜的基质加热熔融混匀后，滴入不相混溶的冷凝液中，收缩冷凝而制成的球形或类球形制剂。滴丸剂服用方便，可含化或吞服，起效迅速。

6. 片剂　系指将药材提取物、或药材提取物加药材细粉、或药材细粉与适宜辅料混匀压制成的片状制剂。主要供内服，也有外用或其他特殊用途者。其质量较稳定，便于携带和使用。按药材的处理过程可分为全粉末片、半浸膏片、浸膏片、提纯片。

7. 胶剂　系指以动物的皮、骨、甲、角等为原料，水煎取胶质，经浓缩干燥制成的固体块状内服制剂，含丰富的动物水解蛋白类等营养物质。作为传统的补益药，多烊化兑服。

8. 栓剂　系由药材提取物或药材细粉与适宜基质混合制成供腔道给药的制剂。既可作为局部用药剂型又可作为全身用药剂型，用于全身用药时，不经过胃，且无肝脏首过效应，因此生物利用度优于口服，对胃的刺激性和肝的副作用小，同时适合不宜或不能口服药物的患者。

9. 丹剂　系指由汞及某些矿物药，在高温条件下烧炼制成的不同结晶形状的无机化合物，如红升丹、白降丹等。此剂型含汞，毒性较强，只能外用。

10. 贴膏剂　系指将药材提取物、药材和/或化学药物与适宜的基质和基材制成的供皮肤贴敷，可产生局部或全身作用的一类片状外用制剂。包括橡胶膏剂、巴布膏剂和贴剂等。贴膏剂用法简便，兼有外治和内治的功能。近年来发展起来的巴布膏剂，是以水溶性高分子材料为主要基质，加入药物制成的外用制剂，和传统的中药贴膏剂相比，能快速、持久地透皮释放基质中所包含的有效成分，具有给药剂量较准确、吸收面积小、血药浓度较稳定、使用舒适方便等优点。

11. 涂膜剂　系指由药材提取物或药材细粉与适宜的成膜材料加工制成的膜状制剂。可用于口腔科、眼科、耳鼻喉科、创伤科、烧伤科、皮肤科及妇科等。作用时间长，且可在创口形成一层保护膜，对创口具有保护作用。一些膜剂尤其是鼻腔、皮肤用药膜亦可起到全身作用。

（二）半固体剂型

1. 煎膏剂　系指将药材加水煎煮，取煎煮液浓缩，加炼蜜或糖（或转化糖）制成的稠厚状半流体制剂。适用于慢性病或需要长期连续服药的疾病，传统的膏滋也属于此剂型，以滋补作用为主而兼治疗作用。

2. 软膏剂　系指将药材提取物、或药材细粉与适宜基质混合制成的半固体外用制剂。常用基质分为油脂性、水溶性和乳剂基质。

3. 凝胶剂　系指药材提取物与适宜的基质制成的、具有凝胶特性的半固体或稠厚液体制剂。按基质不同可分为水溶性凝胶和油性凝胶。适用于皮肤黏膜及腔道给药。

（三）液体制剂

1. 合剂　系指药材用水或其他溶剂，采用适宜方法提取制成的口服液体制剂，是在汤剂基础上改进的一种剂型，易吸收，能较长时间贮存。

2. 口服液　系指在合剂的基础上，加入矫味剂，按单剂量灌装，灭菌制成的口服液体制剂。口感较好，近年来无糖型口服液逐渐增多。

3. 酒剂　系指将药材用蒸馏酒提取制成的澄清液体制剂。酒剂较易吸收。小儿、孕妇及对酒精过敏者不宜服用。

4. 酊剂　系指将药材用规定浓度的乙醇提取或溶解而制成的澄清液体制剂。有效成分含量高，使用剂量小，不易霉败。小儿、孕妇及对酒精过敏者不宜服用。

5. 糖浆剂　系指含药材提取物的浓蔗糖水溶液。比较适宜儿童使用，糖尿病人慎用。

6. 注射剂　系指药材经提取、纯化后制成的供注入体内的溶液、乳状液及供临用前配制成溶液的粉末或浓溶液的无菌制剂。药效迅速，便于昏迷、急症、重症、不能吞咽或消化系统障碍患者使用。

(四) 气体剂型

气雾剂：系指将药材提取物、药材细粉与适宜的抛射剂共同封装在具有特殊阀门装置的耐压容器中，使用时借助抛射剂的压力将内容物喷出呈雾状、泡沫状或其他形态的制剂。其中以泡沫形态喷出的可称泡沫剂。不含抛射剂，借助手动泵的压力或其他方法将内容物以雾状等形态喷出的制剂为喷雾剂。可用于呼吸道吸入、皮肤、黏膜或腔道给药。

二、中成药分类

中成药分类的方法较多，按中成药的功效可分为以下 20 类：

1. 解表剂　辛温解表、辛凉解表、扶正解表。
2. 泻下剂　寒下、温下、润下、逐水、攻补兼施。
3. 和解剂　和解少阳、调和肝脾、调和胃肠。
4. 清热剂　清气分热、清营凉血、清热解毒、清脏腑热、清退虚热、气血两清。
5. 祛暑剂　祛暑清热、祛暑解表、祛暑利湿、清暑益气。
6. 温里剂　温中祛寒、回阳救逆、温经散寒。
7. 表里双解　解表攻里、解表清里、解表温里。
8. 补益剂　补气、补血、气血双补、补阴、补阳、阴阳双补。
9. 安神剂　重镇安神、滋养安神。
10. 开窍剂　凉开、温开。
11. 固涩剂　固表止汗、涩肠止泻固脱、涩精止遗、敛肺止血、固崩止带。
12. 理气剂　理气疏肝、疏肝散结、理气和中、理气止痛、降气。
13. 理血剂　活血（活血化瘀、益气活血、温经活血、养血活血、凉血散瘀、化瘀消癥、散瘀止痛、活血通络、接筋续骨）、止血（凉血止血、收涩止血、化瘀止血、温经止血）。
14. 治风剂　疏散外风、平熄内风。
15. 治燥剂　清宣润燥、滋阴润燥。
16. 祛湿剂　燥湿和中、清热祛湿、利水渗湿、温化水湿、祛风胜湿。
17. 祛痰剂　燥湿化痰、清热化痰、润燥化痰、温化寒痰、化痰熄风。
18. 止咳平喘剂　清肺止咳、温肺止咳、补肺止咳、化痰止咳、温肺平喘、清肺平喘、补肺平喘、纳气平喘。

19. 消导化积剂　消食导滞、健脾消食。

20. 杀虫剂　驱虫止痛、杀虫止痒。

三、中成药安全性

中成药的历史悠久，应用广泛，大量研究和临床实践表明，在合理使用的情况下，中成药的安全性是较高的。合理使用包括正确的辨证选药、用法用量、使用疗程、禁忌证、合并用药等多方面，其中任何环节有问题都可能引发药物不良事件。合理用药是中成药应用安全的重要保证。

药物的两重性是药物作用的基本规律之一，中成药也不例外，中成药既能起到防病治病的作用，也可引起不良反应。

1. 中成药使用中出现不良反应的主要原因

（1）中药自身的药理作用或所含毒性成分引起的不良反应；

（2）特异性体质对某些药物的不耐受、过敏等；

（3）方药证候不符，如辨证不当或适应证把握不准确；

（4）长期或超剂量用药，特别是含有毒性中药材的中成药，如朱砂、雄黄、蟾酥、附子、川乌、草乌、北豆根等，过量服用即可中毒；

（5）不适当的中药或中西药的联合应用。

2. 中成药使用中出现的不良反应有多种类型，临床可见以消化系统症状、皮肤黏膜系统症状、泌尿系统症状、神经系统症状、循环系统症状、呼吸系统症状、血液系统症状、精神症状或过敏性休克等为主要表现的不良反应，可表现为其中一种或几种症状。

3. 临床上预防中成药不良反应，要注意以下几个方面：

（1）加强用药观察及中药不良反应监测，完善中药不良反应报告制度。

（2）注意药物过敏史。对有药物过敏史的患者应密切观察其服药后的反应，如有过敏反应，应及时处理，以防止发生严重后果。

（3）辨证用药，采用合理的剂量和疗程。尤其是对特殊人群，如婴幼儿、老年人、孕妇以及原有脏器损害功能不全的患者，更应注意用药方案。

（4）注意药物间的相互作用，中、西药并用时尤其要注意避免因药物之间相互作用而可能引起的不良反应。

（5）需长期服药的患者要加强安全性指标的监测。

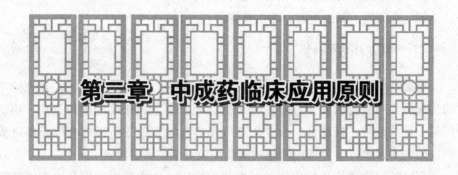

第三章 中成药临床应用原则

一、中成药临床应用基本原则

1. 辨证用药　依据中医理论，辨认、分析疾病的证候，针对证候确定具体治法，依据治法，选定适宜的中成药。

2. 辨病辨证结合用药　辨病用药是针对中医的疾病或西医诊断明确的疾病，根据疾病特点选用相应的中成药。临床使用中成药时，可将中医辨证与中医辨病相结合、西医辨病与中医辨证相结合，选用相应的中成药，但不能仅根据西医诊断选用中成药。

3. 剂型的选择　应根据患者的体质强弱、病情轻重缓急及各种剂型的特点，选择适宜的剂型。

4. 使用剂量的确定　对于有明确使用剂量的，慎重超剂量使用。有使用剂量范围的中成药，老年人使用剂量应取偏小值。

5. 合理选择给药途径　能口服给药的，不采用注射给药；能肌内注射给药的，不选用静脉注射或滴注给药。

6. 使用中药注射剂还应做到：

（1）用药前应仔细询问过敏史，对过敏体质者应慎用。

（2）严格按照药品说明书规定的功能主治使用，辨证施药，禁止超功能主治用药。

（3）中药注射剂应按照药品说明书推荐的剂量、调配要求、给药速度和疗程使用药品，不超剂量、过快滴注和长期连续用药。

（4）中药注射剂应单独使用，严禁混合配伍，谨慎联合用药。对长期使用的，在每疗程间要有一定的时间间隔。

（5）加强用药监护。用药过程中应密切观察用药反应，发现异常，立即停药，必要时采取积极救治措施；尤其对老人、儿童、肝肾功能异常等特殊人群和初次使用中药注射剂的患者应慎重使用，加强监测。

二、联合用药原则

（一）中成药的联合使用

1. 当疾病复杂，一个中成药不能满足所有证候时，可以联合应用多种中成药。

2. 多种中成药的联合应用，应遵循药效互补原则及增效减毒原则。功能相同或基本相同的中成药原则上不宜叠加使用。

3. 药性峻烈的或含毒性成分的药物应避免重复使用。

4. 合并用药时，注意中成药的各药味、各成分间的配伍禁忌。

5. 一些病证可采用中成药的内服与外用药联合使用。

中药注射剂联合使用时，还应遵循以下原则：

1. 两种以上中药注射剂联合使用，应遵循主治功效互补及增效减毒原则，符合中医传统配伍理论的要求，无配伍禁忌。

2. 谨慎联合用药，如确需联合使用时，应谨慎考虑中药注射剂的间隔时间以及药物相互作用等问题。

3. 需同时使用两种或两种以上中药注射剂，严禁混合配伍，应分开使用。除有特殊说明，中药注射剂不宜两个或两个以上品种同时共用一条通道。

（二）中成药与西药的联合使用

针对具体疾病制定用药方案时，考虑中西药物的主辅地位确定给药剂量、给药时间、给药途径。

1. 中成药与西药如无明确禁忌，可以联合应用，给药途径相同的，应分开使用。

2. 应避免副作用相似的中西药联合使用，也应避免有不良相互作用的中西药联合使用。

中西药注射剂联合使用时，还应遵循以下原则：

1. 谨慎联合使用。如果中西药注射剂确需联合用药，应根据中西医诊断和各自的用药原则选药，充分考虑药物之间的相互作用，尽可能减少联用药物的种数和剂量，根据临床情况及时调整用药。

2. 中西注射剂联用，尽可能选择不同的给药途径（如穴位注射、静脉注射）。必须同一途径用药时，应将中西药分开使用，谨慎考虑两种注射剂的使用间隔时间以及药物相互作用，严禁混合配伍。

三、孕妇使用中成药的原则

1. 妊娠期妇女必须用药时，应选择对胎儿无损害的中成药。

2. 妊娠期妇女使用中成药，尽量采取口服途径给药，应慎重使用中药注射剂；根据中成药治疗效果，应尽量缩短妊娠期妇女用药疗程，及时减量或停药。

3. 可以导致妊娠期妇女流产或对胎儿有致畸作用的中成药，为妊娠禁忌。此类药物多为含有毒性较强或药性猛烈的药物组分，如砒霜、雄黄、轻粉、斑蝥、蟾酥、麝香、马钱子、乌头、附子、土鳖虫、水蛭、虻虫、三棱、莪术、商陆、甘遂、大戟、芫花、牵牛子、巴豆等。

4. 可能会导致妊娠期妇女流产等副作用，属于妊娠慎用药物。这类药物多数含有通经祛瘀类的桃仁、红花、牛膝、蒲黄、五灵脂、穿山甲、王不留行、凌霄花、虎杖、卷柏、三七等，行气破滞类枳实、大黄、芒硝、番泻叶、郁李仁等，辛热燥烈类的干姜、肉桂等，滑利通窍类的冬葵子、瞿麦、木通、漏芦等。

四、儿童使用中成药的原则

1. 儿童使用中成药应注意生理特殊性，根据不同年龄阶段儿童生理特点，选择恰当的药物和用药方法，儿童中成药用药剂量，必须兼顾有效性和安全性。

2. 宜优先选用儿童专用药，儿童专用中成药一般情况下说明书都列有与儿童年龄或体重相应的用药剂量，应根据推荐剂量选择相应药量。

3. 非儿童专用中成药应结合具体病情，在保证有效性和安全性的前提下，根据儿童年龄与体重选择相应药量。一般情况 3 岁以内服 1/4 成人量，3～5 岁的可服 1/3 成人量，5～10 岁的可服 1/2 成人量，10 岁以上与成人量相差不大即可。

4. 含有较大的毒副作用成分的中成药，或者含有对小儿有特殊毒副作用成分的中成药，应充分衡量其风险/收益，除没有其他治疗药物或方法而必须使用外，其他情况下不应使用。

5. 儿童患者使用中成药的种类不宜多，应尽量采取口服或外用途径给药，慎重使用中药注射剂。

6. 根据治疗效果，应尽量缩短儿童用药疗程，及时减量或停药。

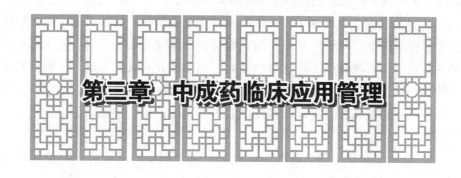

第三章 中成药临床应用管理

一、含毒性中药材的中成药临床应用管理

毒性中药材是指按已经公布的相关法规和法定药材标准中标注为"大毒（剧毒）"、"有毒"的药材。其中属于大毒的，是国务院《医疗用毒性药品管理办法》（1988年）颁布的28种毒性药材，包括砒石（红砒、白砒）、砒霜、水银、生马钱子、生川乌、生草乌、生白附子、生附子、生半夏、生南星、生巴豆、斑蝥、青娘虫、红娘虫、生甘遂、生狼毒、生藤黄、生千金子、生天仙子、闹羊花、雪上一枝蒿、红升丹、白降丹、蟾酥、洋金花、红粉、轻粉、雄黄。

含毒性中药材的中成药品种较多，分布于各科用药中，其中不乏临床常用品种。毒性中药材及其制剂具有较独特的疗效，但若使用不当，就会有致患者中毒的危险。且其中的毒性中药材的毒性范围广，涉及多个系统、器官，大部分毒性药材可一药引起多系统损伤，应引起重视。

另外，一些历代本草学著作中没有毒性记载的饮片及其制剂，近年来有研究报道其具有严重不良反应，比如，马兜铃、关木通、广防己、青木香、天仙藤等含马兜铃酸，处方中含有这些中药材的中成药，若长期服用，可能造成马兜铃酸的蓄积，导致肾间质纤维化，引起肾衰竭等不良反应。

因此，临床使用含毒性中药材的中成药时应注意：

1. 辨证使用是防止中毒的关键。不同的病证选用不同的药物治疗，有的放矢，方能达到预期效果。另外，还应注意因人、因时、因地制宜，辨证施治，尤其对小儿、老人、孕妇、哺乳期妇女、体弱者，更应注意正确辨证使用中成药。

2. 注意合理配伍。利用药物间的相互作用进行合理配伍用药，既可增强功效，又可减少毒性，如配伍相杀、相畏药。

3. 注意用量。含毒性中药材的中成药安全范围小，容易引起中毒，因而要严格控制剂量。既要注意每次用药剂量，还要注意用药时间，防止药物在体内蓄积中毒，同时还要注意个体差异，如孕妇、老人、儿童、体弱者要考虑机体特点。使用此类药，通常从小量开始，逐渐加量，而需长期用药的，必须注意有无蓄积性，可逐渐减量，或采取间歇给药，中病即止，防止蓄积中毒。

4. 建立、健全保管、验收、调配、核对等制度，坚持从正规渠道购进药品。

二、中成药不良反应的监测

在合理使用中成药的同时，应加强其不良反应的监测工作，逐步建立起完善的中成药不良反应监测体系，减少漏报率。一旦出现不良反应立即停药，并采取相应治疗措施。

特别加强中药注射剂、含毒性中药材中成药的不良反应监测，临床用药前应详细询问过敏史，重视个体差异，辨证施治。制定科学用药方案，避免中西药联合应用的不良反应，掌握含毒性药材中成药的用药规律。

建立中药严重不良反应快速反应、紧急处理预案，并建立严重病例报告追踪调查制度。对中药严重不良反应关联性进行分析评价时，必要时应追踪原始病案、药品生产厂家、批号及原料药的产地、采集、加工、炮制与制剂的工艺方法等。

对上市5年以内的药品和列为国家重点监测的药品，要报告该药品引起的所有可疑不良反应；对上市5年以上的药品主要报告该药品引起严重、罕见或新的不良反应。各省、自治区、直辖市药品监督管理部门和卫生行政部门是本地区实行药品不良反应报告制度的监管部门。国家对药品不良反应实行逐级、定期报告制度。严重或罕见的药品不良反应须随时报告，必要时可以越级报告。医疗预防保健机构发现严重、罕见或新的不良反应病例和在外单位使用药物发生不良反应后来本单位就诊的病例，应先经医护人员诊治和处理，并在15个工作日内向所在省、自治区、直辖市药品不良反应监测部门报告。

三、开展中成药临床应用监测、建立中成药应用点评制度

中成药临床使用时应针对实际情况，监测所使用的中成药品种、数量、

合理用药情况和不良事件。特别是对风险较大、毒性明确的中成药，如中药注射剂和含毒性中药材的中成药，可进行重点监测。

处方点评制度和临床药师制度等的落实，可有效地促进中成药临床使用监测，及时获取中成药用量的动态信息、合理用药情况、药品不良事件发生情况等。

中成药处方点评内容包括辨证用药、用药剂量、用药方法、给药途径、溶媒、联合用药及配伍合理性、治疗过程中更换药品或停药的合理性等，定期进行中成药处方点评有利于提高临床用药的水平。

临床药师可参与临床药物治疗，监测患者用药全过程，对药物治疗做出综合评价，发现和报告药物不良反应，最大限度地降低药物不良反应及有害的药物相互作用的发生，从而更好地保证中成药的临床合理应用，减少和避免药源性伤害。

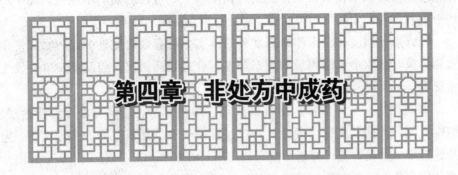

第四章 非处方中成药

一、非处方中成药简介

非处方药（Non-prescription Drug，OTC），是指经国家食品药品监督管理局批准，不需要凭执业医师或执业助理医师处方，消费者按药品说明书即可自行判断和使用的安全有效的药品。我国的非处方药为化学药和中成药两部分。这些药物大都用于多发病常见病的自行诊治，如感冒、咳嗽、消化不良、头痛、发热等。国家食品药品监督管理局公布的非处方药专有标识图案为椭圆形背景下的 OTC 三个英文字母的组合。其中：甲类非处方药为椭圆形红底白字；乙类非处方药为椭圆形绿底白字。甲乙两类 OTC 虽然都可以在药店购买，但乙类非处方药安全性更高。乙类非处方药除了可以在药店出售外，还可以在超市、宾馆、百货商店等处销售（表 3-1）。

表 3-1　处方药与非处方药对比

项　　目	处　方　药	非　处　方　药
疾病诊断者	医生	患者自我诊断
疾病类型	病情较重，需经医生诊断治疗	小伤小病解除症状，慢性病维持治疗
取药凭据	医生处方	不需处方
取药地点	医院调剂室、药店（凭医生处方）	医院调剂室、药店、超市（乙类）
服药天数	长	短
给药途径	根据病情和医嘱执行	口服、外用为主
品牌保护方式	新药保护、专利保护期	品牌
宣传对象	医生	消费者
广告范围	专业性医药报刊	大众传播媒介
专有标示	无	有

目前,国家公布的 4000 余种非处方药目录当中,中成药品种占总数的近80%。非处方中成药在治疗可自我诊断的简单病和慢性病当中,起到了很大的作用。非处方中成药具有安全性、可靠性、稳定性、方便性、实用性、大众性等特点,深受人民群众的喜爱。

二、非处方中成药分类

目前,非处方中成药按照主治病症可分为内科用药、外科用药、妇科用药、儿科用药、五官科用药、骨伤科用药以及皮肤科用药。每一类下又有若干小类(详见下表)。但在实际使用中,也可超越这种分类方法。如藿香正气水既可以治疗暑湿,又可以治疗腹泻。临床使用当首以辨证为依据(表 3-2)。

表 3-2　非处方中成药的分类

内科用药	外科用药	妇科用药	儿科用药	五官科用药	骨伤科用药	皮肤科用药
感冒类药	烫伤类药	月经不调类药	小儿感冒类药	迎风流泪类药	慢性软组织扭挫伤类药	脚气类
暑湿类药	冻伤类药			视疲劳类药	腰腿痛类药	粉刺类
咳嗽类药	虫咬类药	痛经类药	小儿咳嗽类药	耳鸣耳聋类药		风瘙痒类药
眩晕类药	疥疮类药					荨麻疹类药
头痛类药	痔疮类药		厌食类	鼻病类药		湿疹类药
食滞类药				咽喉病类药		
胃痛类药				口疮类药		
便秘类药						
腹泻类药						
虚证类药						
失眠类药						
中风后遗症类药						

三、常用非处方中成药的组成与功效

常用非处方中成药(表 3-3):

表 3-3 非处方中成药的分类及主要代表药

大类	小类	常用中成药	药物组成	功效与主治	OTC类别
内科用药	感冒类药	感冒清热颗粒	荆芥穗、薄荷、防风、柴胡、紫苏叶、葛根、桔梗、苦杏仁、白芷、苦地丁、芦根	疏风散寒,解表清热。用于风寒感冒,头痛发热,恶寒身痛,鼻流清涕,咳嗽咽干	甲类
		风寒感冒颗粒	麻黄、葛根、紫苏叶、防风、桂枝、白芷、陈皮、苦杏仁、桔梗、甘草、干姜	解表发汗,疏风散寒。用于风寒感冒,发热,头痛,恶寒,无汗,咳嗽,鼻塞,流清涕	甲类
		风热感冒颗粒	板蓝根、连翘、薄荷、荆芥穗、桑叶、芦根、牛蒡子、菊花、苦杏仁、桑枝、六神曲	疏风清热,利咽解毒。用于风热感冒,发热,有汗,鼻塞,头痛,咽痛,咳嗽,多痰	甲类
		羚翘解毒丸	羚羊角、金银花、连翘、薄荷、荆芥穗、淡豆豉、牛蒡子(炒)、桔梗、淡竹叶、甘草	疏风清热,解毒。用于风热感冒,恶寒发热,头晕目眩,咳嗽,咽痛	甲类
		桑菊感冒颗粒	桑叶、菊花、连翘、薄荷油、苦杏仁、桔梗、甘草、芦根	疏风清热,宣肺止咳。用于风热感冒初起,头痛,咳嗽,口干,咽痛	乙类
		银翘解毒合剂	金银花、连翘、薄荷、荆芥、淡豆豉、牛蒡子(炒)、桔梗、淡竹叶、甘草	辛凉解表,清热解毒。用于风热感冒,发热头痛,咳嗽,口干,咽喉疼痛	乙类
		银柴颗粒	忍冬藤、芦根、薄荷、柴胡、枇杷叶	清热,解表,止咳。用于风热感冒,发热咳嗽	甲类
		参苏丸	党参、紫苏叶、葛根、前胡、茯苓、半夏(制)、陈皮、枳壳(炒)、桔梗、木香、甘草	益气解表,疏风散寒,祛痰止咳。用于身体虚弱、感受风寒所致感冒,症见恶寒发热、头痛鼻塞、咳嗽痰多、胸闷呕逆、乏力气短	甲类
		午时茶颗粒	苍术、柴胡、羌活、防风、白芷、川芎、广藿香、前胡、连翘、陈皮、山楂、枳实、麦芽(炒)、甘草、六神曲(炒)、桔梗、紫苏叶、厚朴、红茶	祛风解表,化湿和中。用于外感风寒、内伤食积证,症见恶寒发热、头痛身楚、胸脘满闷、恶心呕吐、腹痛腹泻	乙类
		柴胡口服液	柴胡	解表退热。用于外感发热,症见身热面赤、头痛身楚、口干而渴	甲类
		板蓝根颗粒	板蓝根	清热解毒,凉血利咽。用于肺胃热盛所致的咽喉肿痛、口咽干燥;急性扁桃体炎见上述证候者	乙类
		双黄连口服液	金银花、黄芩、连翘	疏风解表,清热解毒。用于外感风热所致的感冒,症见发热、咳嗽、咽痛	甲类

续表

大类	小类	常用中成药	药物组成	功效与主治	OTC类别
内科用药	暑湿类药	广东凉茶	葛根、黄芩、黄连、甘草	清热解暑,去湿生津。用于四时感冒,发热喉痛,湿热积滞,口干尿黄	甲类
		藿香正气水	苍术、陈皮、厚朴(姜制)、白芷、茯苓、大腹皮、生半夏、甘草浸膏、广藿香油、紫苏叶油。辅料为乙醇	解表化湿,理气和中。用于外感风寒、内伤湿滞或夏伤暑湿所致的感冒,症见头痛昏重、胸膈痞闷、脘腹胀痛、呕吐泄泻;胃肠型感冒见上述证候者	甲类
		六合定中丸	广藿香、紫苏叶、香薷、木香、檀香、厚朴(姜制)、枳壳(炒)、陈皮、桔梗、甘草、茯苓、木瓜、白扁豆(炒)、山楂(炒)、六神曲(炒)、麦芽(炒)、稻芽(炒)	祛暑除湿,和中消食。用于夏伤暑湿,宿食停滞,寒热头痛,胸闷恶心,吐泻腹痛	甲类
		清凉油	薄荷脑、薄荷油、樟脑油、樟脑、桉油、丁香油、桂皮油、氨水	清凉散热,醒脑提神,止痒止痛。用于伤暑引起的头痛,晕车,蚊虫叮咬	乙类
		十滴水	樟脑、干姜、大黄、小茴香、桂皮、辣椒、桉油	健胃,祛暑。用于因中暑而引起的头晕、恶心、腹痛、胃肠不适	乙类
		仁丹	陈皮、檀香、砂仁、豆蔻(去果皮)、甘草、木香、广藿香叶、儿茶、肉桂、薄荷脑、冰片、朱砂	清暑开窍。用于伤暑引起的恶心胸闷,头昏,晕车晕船	甲类
	咳嗽类药	川贝清肺糖浆	枇杷叶、苦杏仁、川贝母、麦冬、地黄、甘草、桔梗、薄荷	清肺润燥,止咳化痰。用于干咳,咽干,咽痛	乙类
		二母宁嗽丸	川贝母、知母、石膏、栀子(炒)、黄芩、桑白皮(蜜炙)、瓜蒌子(炒)、茯苓、陈皮、枳实(麸炒)、五味子(蒸)、甘草(蜜炙)	清肺润燥,化痰止咳。用于燥热蕴肺所致的咳嗽,痰黄而黏不易咳出,胸闷气促,久咳不止,声哑喉痛	甲类
		通宣理肺丸	紫苏叶、前胡、桔梗、苦杏仁、麻黄、甘草、陈皮、半夏(制)、茯苓、枳壳(炒)、黄芩	解表散寒,宣肺止嗽。用于风寒感冒所致的咳嗽,发热恶寒,鼻塞流涕,头痛无汗,肢体酸痛	甲类
		橘红片	化橘红、陈皮、半夏(制)、茯苓、甘草、桔梗、苦杏仁、紫苏子(炒)、紫菀、款冬花、瓜蒌皮、浙贝母、地黄、麦冬、石膏	化痰,止咳。用于咳嗽痰多,痰不易咯出	甲类
		养阴清肺糖浆	地黄、玄参、麦冬、川贝母、牡丹皮、白芍、薄荷脑、甘草	养阴润肺,清热利咽。用于咽喉干燥疼痛,干咳,少痰或无痰	甲类

续表

大类	小类	常用中成药	药物组成	功效与主治	OTC类别
内科用药	咳嗽类药	百合固金丸	百合、地黄、熟地黄、麦冬、玄参、川贝母、当归、白芍、桔梗、甘草	养阴润肺,化痰止咳。用于肺肾阴虚,燥咳少痰,咽干喉痛	甲类
		苏子降气丸	紫苏子(炒)、厚朴、前胡、甘草、姜半夏、陈皮、沉香、当归	降气化痰。用于痰多色白、咳嗽喘促,气短胸闷,动则加剧	甲类
		秋梨润肺膏	梨,百合,麦冬,川贝母,款冬花	润肺止咳,生津利咽。用于久咳,痰少质黏,口燥咽干	乙类
	眩晕类药	脑立清丸	磁石、赭石、珍珠母、清半夏、酒曲、酒曲(炒)、牛膝、薄荷脑、冰片、猪胆汁(或猪胆粉)	平肝潜阳,醒脑安神。用于肝阳上亢,头晕目眩,耳鸣口苦,心烦难寐	甲类
		清眩丸	川芎、白芷、薄荷、荆芥穗、石膏	散风清热。用于风热头晕目眩,偏正头痛,鼻塞牙痛	甲类
		薄荷锭	薄荷脑	散风,泄热。用于风热感冒头痛	甲类
	头痛类药	芎菊上清丸	川芎、菊花、黄芩、栀子、蔓荆子、黄连、薄荷、连翘、荆芥穗、羌活、藁本、桔梗、防风、甘草、白芷	清热解表,散风止痛。用于外感风邪引起的恶风身热、偏正头痛、鼻流清涕、牙疼喉痛	甲类
		黄连上清丸	黄连、栀子(姜制)、连翘、蔓荆子(炒)、防风、荆芥穗、白芷、黄芩、菊花、薄荷、酒大黄、黄柏(酒炒)、桔梗、川芎、石膏、旋覆花、甘草	清热通便,散风止痛。用于上焦风热所致的头晕脑胀,牙龈肿痛,口舌生疮,咽喉红肿,耳痛耳鸣,大便干燥,小便黄赤	甲类
		牛黄上清丸	牛黄、薄荷、菊花、荆芥穗、白芷、川芎、栀子、黄连、黄柏、黄芩、大黄、连翘、赤芍、当归、地黄、桔梗、甘草、石膏、冰片	清热泻火,散风止痛。用于热毒内盛、风火上攻所致的头痛眩晕、目赤耳鸣、咽喉肿痛、口舌生疮、牙龈肿痛、大便燥结	甲类
	食滞类药	香砂枳术丸	木香、枳实(麸炒)、砂仁、白术(麸炒)	健脾开胃,行气消痞。用于脾虚气滞,脘腹痞闷,食欲不振,大便溏软	甲类
		大山楂丸	山楂、六神曲(麸炒)、麦芽(炒)	开胃消食。用于食积内停所致的食欲不振、消化不良、脘腹胀闷	乙类
		加味保和丸	白术(麸炒)、茯苓、陈皮、厚朴(姜炙)、枳实、枳壳(麸炒)、香附(醋炙)、山楂(炒)、六神曲(麸炒)、麦芽(炒)、法半夏	健胃消食。用于饮食积滞,消化不良	甲类
		木香顺气丸	木香、枳壳(制)、陈皮、香附(醋制)、槟榔、苍术(炒)、砂仁、厚朴(制)、甘草、青皮(炒)	行气化湿,健脾和胃。用于脘腹胀痛,恶心,嗳气	甲类

大类	小类	常用中成药	药物组成	功效与主治	OTC类别
内科用药	食滞类药	神曲茶	六神曲(炒)、麦芽、山楂(炒)、广藿香、香附(醋制)、陈皮、苍术(炒)、紫苏叶、槟榔、桔梗、厚朴(姜制)、白芷、姜半夏、茯苓、砂仁、豆蔻、甘草	解表祛风,健胃消食。用于风寒感冒,伤食腹痛	甲类
	胃痛类药	加味左金丸	黄连(姜炙)、吴茱萸(甘草炙)、黄芩、柴胡、木香、香附(醋制)、郁金、白芍、青皮(醋制)、枳壳(去瓤麸炒)、陈皮、延胡索(醋制)、当归、甘草	疏肝和胃。用于嗳气吞酸,胃痛少食	甲类
		香砂平胃颗粒	苍术(炒)、陈皮、甘草、厚朴(姜炙)、香附(醋炙)、砂仁	健脾,燥湿。用于胃脘胀痛	甲类
		温胃舒颗粒	党参、附子(制)、黄芪(炙)、肉桂、山药、肉苁蓉(制)、白术(炒)、山楂(炒)、乌梅、砂仁、陈皮、补骨脂	温胃止痛。用于慢性胃炎,胃脘凉痛,饮食生冷,受寒痛甚	甲类
		养胃舒颗粒	党参、陈皮、黄精(蒸)、山药、玄参、乌梅、山楂、北沙参、干姜、菟丝子、白术(炒)	滋阴养胃。用于慢性胃炎,胃脘灼热,隐隐作痛	甲类
		气滞胃痛颗粒	柴胡、延胡索(炙)、枳壳、香附(炙)、白芍、甘草(炙)	疏肝理气,和胃止痛。用于肝郁气滞,胸痞胀满,胃脘疼痛	甲类
		胃苏颗粒	紫苏梗、香附、陈皮、香橼、佛手、枳壳、槟榔、鸡内金(制)	理气消胀,和胃止痛。主治气滞型胃脘痛,症见胃脘胀痛,窜及两胁,得嗳气或矢气则舒,情绪郁怒则加重,胸闷食少,排便不畅及慢性胃炎见上述证候者	甲类
		六味安消胶囊	土木香、大黄、山奈、寒水石(煅)、诃子、碱花	健脾和胃,导滞消积,行血止痛。用于胃痛胀满,消化不良,大便秘结,痛经	甲类
	便秘类药	麻仁润肠丸	火麻仁、苦杏仁(炒)、大黄、木香、陈皮、白芍	润肠通便。用于肠胃积热,胸腹胀满,大便秘结	甲类
		五仁润肠丸	地黄、桃仁、火麻仁、郁李仁、柏子仁、肉苁蓉(酒蒸)、陈皮、大黄(酒蒸)、当归、松子仁	润肠通便。用于老年体弱便秘	甲类
		苁蓉通便口服液	肉苁蓉、何首乌、枳实(麸炒)、蜂蜜	润肠通便。用于老年便秘,产后便秘	甲类

大类	小类	常用中成药	药物组成	功效与主治	OTC类别
内科用药	腹泻类药	葛根芩连片	葛根、黄芩、黄连、炙甘草	解肌,清热,止泻。用于泄泻腹痛,便黄而黏,肛门灼热	甲类
		香连片	黄连(吴茱萸制)、木香	清热燥湿,行气止痛。用于泄泻腹痛,便黄而黏	甲类
	虚证类药	补中益气丸	炙黄芪、党参、炙甘草、白术(炒)、当归、升麻、柴胡、陈皮、生姜、大枣	补中益气,升阳举陷。用于脾胃虚弱、中气下陷所致的体倦乏力、食少腹胀、便溏久泻、肛门下坠	乙类
		阿胶补血膏	阿胶、熟地黄、党参、黄芪、枸杞子、白术	益气补血。用于久病体弱,气虚血亏	乙类
		八珍丸	党参、白术(炒)、茯苓、甘草、当归、白芍、川芎、熟地黄	补气益血。用于气血两虚,面色萎黄,食欲不振,四肢乏力,月经过多	乙类
		十全大补丸	党参、白术(炒)、茯苓、炙甘草、当归、川芎、白芍(酒炒)、熟地黄、炙黄芪、肉桂	温补气血。用于气血两虚,面色苍白,气短心悸,头晕自汗,体倦乏力,四肢不温,月经量多	乙类
		人参归脾丸	人参、白术(麸炒)、茯苓、炙黄芪、当归、龙眼肉、酸枣仁(炒)、远志(去心甘草炙)、木香、炙甘草	益气补血,健脾养心。用于心脾两虚,气血不足所致的心悸、失眠健忘,食少体倦,面色萎黄	乙类
		人参养荣丸	人参、白术(土炒)、茯苓、炙甘草、当归、熟地黄、白芍(麸炒)、炙黄芪、陈皮、远志(制)、肉桂、五味子(酒蒸)、鲜姜、大枣	温补气血。用于心脾不足,气血两亏,形瘦神疲,食少便溏,病后虚弱	乙类
		龟鹿二仙膏	龟板、鹿角、党参、枸杞子	温肾益精。用于久病肾虚,腰膝酸软,遗精阳痿	乙类
		麦味地黄丸	麦冬、五味子、熟地黄、山茱萸(制)、牡丹皮、山药、茯苓、泽泻	滋肾养肺。用于肺肾阴亏,潮热盗汗,咽干,眩晕耳鸣,腰膝酸软	甲类
		六味地黄丸	熟地黄、山茱萸(制)、牡丹皮、山药、茯苓、泽泻	滋阴补肾。用于肾阴亏损,头晕耳鸣,腰膝酸软,骨蒸潮热,盗汗遗精	乙类
		五子衍宗丸	枸杞子、菟丝子(炒)、覆盆子、五味子(蒸)、车前子(盐炒)	补肾益精。用于肾虚精亏所致的阳痿不育、遗精早泄、腰痛、尿后余沥	甲类
		知柏地黄丸	知母、黄柏、熟地黄、山茱萸(制)、牡丹皮、茯苓、泽泻、山药	滋阴降火。用于阴虚火旺,潮热盗汗,口干咽痛,耳鸣遗精,小便短赤	乙类

续表

大类	小类	常用中成药	药物组成	功效与主治	OTC类别
内科用药	虚证类药	参苓白术丸	人参、茯苓、白术(炒)、山药、白扁豆(炒)、莲子、薏苡仁(炒)、砂仁、桔梗、甘草	健脾、益气。用于体倦乏力,食少便溏	乙类
		附子理中丸	附子(制)、党参、白术(炒)、干姜、甘草	温中健脾。用于脾胃虚寒,脘腹冷痛,呕吐泄泻,手足不温	甲类
		人参健脾丸	人参、白术(麸炒)、甘草、山药、莲子、白扁豆、木香、草豆蔻、陈皮、青皮、六神曲、谷芽、山楂、芡实、薏苡仁、当归、枳壳	健脾益气,和胃止泻。用于脾胃虚弱所致的饮食不化,脘闷嘈杂,恶心呕吐,腹痛便溏,不思饮食,体弱倦怠	乙类
	失眠类药	养血安神丸	首乌藤、鸡血藤、熟地黄、生地黄、合欢皮、墨旱莲、仙鹤草	养血安神。用于失眠多梦,心悸头晕	乙类
		枣仁安神液	酸枣仁(炒)、丹参、五味子(醋制)	补心安神。用于失眠、头晕,健忘	乙类
		脑乐静	甘草浸膏、大枣、小麦	养心安神。用于心神失养所致的精神忧郁,易惊不寐,烦躁	甲类
		百乐眠胶囊	百合、刺五加(生)、首乌藤、合欢花、珍珠母、石膏、酸枣仁、茯苓、远志、玄参、地黄(生)、麦冬、五味子、灯心草、丹参	滋阴清热,养心安神。用于肝郁阴虚型失眠症,症见入睡困难,多梦易醒,醒后不眠,头晕乏力,烦躁易怒,心悸不安等	乙类
	中风后遗症类药	消栓通络片	川芎、丹参、黄芪、泽泻、三七、槐花、桂枝、郁金、木香、冰片、山楂、桔梗	活血化瘀,温经通络。用于中风(脑血栓)恢复期(一年内)半身不遂,肢体麻木	甲类
		山楂精降脂片	山楂	消积化瘀。用于高脂血症	甲类
		绞股蓝总苷片	绞股蓝总苷	养心健脾,益气和血,除痰化瘀,降血脂。用于高脂血症,见有心悸气短、胸闷肢麻,眩晕头痛,健忘耳鸣,自汗乏力或脘腹胀满等心脾气虚,痰阻血瘀者	甲类
外科用药	烫伤类药	京万红软膏	地榆、地黄、罂粟、当归、桃仁、黄连、木鳖子、血余炭、棕榈、半边莲、土鳖虫、穿山甲、白蔹、黄柏、紫草、金银花、红花、大黄、苦参、五倍子、槐米、木瓜、苍术、白芷、赤芍、黄芩、胡黄连、川芎、栀子、乌梅、冰片、血竭、乳香、没药	活血解毒,消肿止痛,去腐生肌。用于轻度水、火烫伤,疮疡肿痛,创面溃烂	乙类

续表

大类	小类	常用中成药	药物组成	功效与主治	OTC类别
外科用药	烫伤类药	烧伤喷雾剂	黄连、黄柏、大黄、紫草、川芎、白芷、细辛、红花、地榆、榆树皮、酸枣树皮、冰片	清热解毒,消肿止痛。用于轻度水、火烫伤	乙类
		烧烫伤膏	獾油、地榆、大黄、冰片、虫白蜡、无水羊毛脂、蜂蜡、茉莉香精、白凡士林	清热解毒,消肿止痛。用于轻度水、火烫伤	乙类
	冻伤类药	风痛灵	乳香、没药、血竭、麝香、草脑、冰片、樟脑、薄荷脑、氯仿、香精、丁香、罗勒油、水杨酸甲酯	活血散瘀,消肿止痛。用于扭挫伤痛,风湿痹痛,冻疮红肿	甲类
	虫咬类药	风油精	薄荷脑、水杨酸甲酯、樟脑、桉油、丁香酚	清凉、止痛、祛风、止痒。用于蚊虫叮咬及伤风感冒引起的头痛、头晕、晕车不适	乙类
	疖疮类药	如意金黄散	姜黄、大黄、黄柏、苍术、厚朴、陈皮、甘草、生天南星、白芷、天花粉	清热解毒,消肿止痛。用于热毒瘀滞肌肤所致的疮疖肿痛,症见肌肤红、肿、热、痛,亦可用于跌打损伤	甲类
		三黄膏	黄柏、黄连、黄芩、栀子	清热解毒,消肿止痛。用于疮疡初起、红肿热痛、轻度烫伤	乙类
		泻毒散	大黄、黄连、黄芩	清热解毒。用于疮疡初起、红肿热痛	甲类
	痔疮类药	地榆槐角丸	地榆(炭)、槐角(蜜炙)、槐花(炒)、大黄、黄芩、地黄、当归、赤芍、红花、防风、荆芥穗、枳壳(麸炒)	疏风润燥,凉血泻热。用于痔疮便血,发炎肿痛	乙类
		槐角丸	槐角(炒)、地榆(炭)、黄芩、枳壳(炒)、当归、防风	清肠疏风,凉血止血。用于血热所致的肠风便血,痔疮肿痛	乙类
		马应龙麝香痔疮膏	麝香、牛黄、珍珠、炉甘石(煅)、硼砂、冰片	清热燥湿,活血消肿,去腐生肌。用于湿热瘀阻所致的痔疮、肛裂,症见大便出血、或疼痛、有下坠感;亦用于肛周湿疹	乙类
		痔疮外洗药	芒硝、花椒、防风、黄连、鱼腥草、五倍子、甘草	祛毒止痒,消肿止痛。用于痔疮,肛门痛痒	甲类

续表

大类	小类	常用中成药	药物组成	功效与主治	OTC类别
骨伤科用药	慢性软组织扭挫伤类药	跌打活血散	红花、当归、血竭、三七、骨碎补(炒)、续断、乳香(制)儿茶、没药(制)、大黄、冰片、土鳖虫	舒筋活血,散瘀止痛。用于跌打损伤,瘀血疼痛,闪腰岔气	甲类
		活血止痛散	当归、三七、乳香(制)、冰片、土鳖虫、自然铜(煅)	活血散瘀,消肿止痛。用于跌打损伤,瘀血肿痛	甲类
		跌打丸	三七、当归、白芍、赤芍、桃仁、红花、血竭、北刘寄奴、骨碎补(烫)、续断、苏木、牡丹皮、乳香(制)、没药(制)、姜黄、三棱(醋制)、防风、甜瓜子、枳实(炒)、桔梗、甘草、关木通、自然铜(煅)、土鳖虫	活血散瘀,消肿止痛。用于跌打损伤,瘀血肿痛,闪腰岔气	甲类
		三七片	三七粉	散瘀止血,消肿定痛。用于外伤出血,跌扑肿痛	甲类
		养血荣筋丸	当归、鸡血藤、何首乌(黑豆酒炙)、赤芍、续断、桑寄生、铁丝威灵仙(酒炙)、伸筋草、透骨草、油松节、补骨脂(盐炒)、党参、白术(麸炒)、陈皮、木香、赤小豆	养血荣筋,祛风通络。用于跌打损伤日久引起的筋骨疼痛、肢体麻木等陈旧性疾患	甲类
		跌打损伤丸	大黄(醋制)、刘寄奴、红花、当归、香附(制)、莪术(醋制)、青皮、枳实(炒)、川芎、降香、赤芍、槟榔、自然铜(煅)、延胡索(制)、牛膝、桃仁、苏木、土鳖虫(酒润)、威灵仙、三棱	行气活血,舒筋止痛。用于跌打损伤,筋骨疼痛	甲类
	腰腿痛类药	风湿痛药酒	石南藤、麻黄、枳壳、桂枝、蚕砂、黄精、陈皮、厚朴、苦杏仁、泽泻、山药、苍术、牡丹皮、川芎、白术、白芷、木香、石耳、羌活、小茴香、猪牙皂、补骨脂、香附、菟丝子、没药、当归、乳香	祛风除湿,活络止痛。用于风湿骨痛,手足麻木	甲类
		活络止痛丸	鸡血藤、何首乌、过岗龙、牛大刀、荭草、半枫荷、两面针、臭屎茉莉、豆豉姜、走马胎、威灵仙、连线草、千斤拔、独活、穿破石、薏苡仁、土五加、钩藤、山白芷、宽筋藤	活血舒筋,祛风除湿。用于风湿痹痛,手足麻木酸软	甲类
		木瓜酒	木瓜、玉竹、五加皮、羌活、独活、当归、陈皮、秦艽、川芎、红花、千年健、川牛膝、桑寄生	祛风活血。用于风湿痹痛,筋脉拘挛,四肢麻木,关节不利	甲类

续表

大类	小类	常用中成药	药物组成	功效与主治	OTC类别
骨伤科用药	腰腿痛类药	伤湿止痛膏	伤湿止痛流浸膏、水杨酸甲酯、薄荷脑、冰片、樟脑、芸香浸膏、颠茄流浸膏	祛风湿，活血止痛。用于风湿性关节炎、肌肉疼痛、关节肿痛	乙类
		国公酒	当归、羌活、怀牛膝（去头）、防风、独活、牡丹皮、广藿香、槟榔、麦冬、五加皮、厚朴（姜炙）、红花、天南星（矾水炙）、枸杞子、白芷、白芍、紫草、补骨脂（盐水炙）、青皮（醋炒）、白术（麸炒）、川芎、木瓜、栀子、苍术（炒）、枳壳（去心麸炒）、乌药、佛手、玉竹、陈皮、红曲、蜂蜜、红糖	散风祛湿，舒筋活络。用于风寒湿邪闭阻所致的痹病，症见关节疼痛、沉重、屈伸不利、手足麻木、腰腿疼痛	甲类
		驱风油	薄荷油、樟脑油、水杨酸甲酯	活血止痛。用于关节痛	乙类
妇科用药	月经不调类药	当归片	当归	补血活血，调经止痛。用于血虚引起的面色萎黄，眩晕心悸，月经不调，痛经	乙类
		调经止带丸	熟地黄、香附（制）、远志（甘草制）、川芎（酒炒）、海螵蛸、赤石脂（煅）、当归、白芍（酒炒）、椿皮、牡蛎（煅）、黄柏（盐炒）	补血调经，清热利湿。用于经期延长，淋漓不净，赤白带下	甲类
		止血片	墨旱莲、珍珠母（煅）、土大黄、拳参、地锦草	凉血止血。用于月经量多	甲类
		七制香附丸	当归、白芍、川芎、熟地黄、白术、香附、阿胶、延胡索、益母草、砂仁、黄芩	开郁顺气，调经养血。用于月经错后，胸胁胀痛，小腹冷痛	甲类
		益母草膏	益母草经加工制成的煎膏	活血调经。用于血瘀所致的月经不调，症见经水量少	乙类
		加味逍遥丸	柴胡、当归、白芍、白术（麸炒）、茯苓、甘草、牡丹皮、栀子（姜炙）、薄荷	疏肝清热，健脾养血。用于肝郁血虚，肝脾不和，两胁胀痛，头晕目眩，倦怠食少，月经不调，脐腹胀痛	甲类
		八珍益母丸	益母草、党参、白术（炒）、茯苓、甘草、当归、白芍（酒炒）、川芎、熟地黄	益气养血，活血调经。用于气血两虚兼有血瘀所致的月经不调，症见月经周期错后，行经量少，精神不振，肢体乏力	甲类

续表

大类	小类	常用中成药	药物组成	功效与主治	OTC类别
妇科用药	月经不调类药	乌鸡白凤丸	乌鸡(去毛、爪、肠)、鹿角胶、鳖甲(制)、牡蛎(煅)、桑螵蛸、人参、黄芪、当归、白芍、香附(醋制)、天冬、甘草、地黄、熟地黄、川芎、银柴胡、丹参、山药、芡实(炒)、鹿角霜	补气养血,调经止带。用于气血两虚,身体瘦弱,腰膝酸软,月经量少,后错,带下	甲类
		艾附暖宫丸	艾叶(炭)、香附(醋制)、吴茱萸(制)、肉桂、当归、川芎、白芍(酒炒)、地黄、黄芪(蜜炙)、续断	理气补血,暖宫调经。用于子宫虚寒,月经量少,后错,经期腹痛,腰酸带下	甲类
	痛经类药	妇科得生丸	益母草、白芍、当归、羌活、柴胡、木香	解郁调经。用于肝气不舒,胸满胁痛,经期提前或错后,行经腹痛	甲类
		痛经丸	当归、白芍、川芎、熟地黄、香附(醋制)、木香、青皮、山楂(炭)、延胡索、炮姜、肉桂、丹参、茺蔚子、红花、益母草、五灵脂(醋炒)	温经活血,调经止痛。用于下焦寒凝血瘀所致的痛经、月经不调,症见经行错后,经量少有血块,行经小腹冷痛,喜暖	甲类
		元胡止痛片	延胡索(醋制)、白芷	理气、活血、止痛。用于气滞血瘀所致的胃痛、胁痛、头痛及痛经	甲类
		妇康片	益母草、延胡索(醋制)、阿胶、当归、人参、熟地黄、白芍(酒制)、川芎、白术(炒)、茯苓、甘草(蜜炙)	补气、养血、调经。用于疲乏无力,心慌气短,行经腹痛,经血不畅	甲类
		妇康宝口服液	熟地黄、川芎、白芍、艾叶、当归、甘草、阿胶、红糖	补血、调经、止血。用于面色萎黄,头晕乏力,月经后错,量多色淡,经期延长	甲类
		四物合剂	当归、川芎、白芍、熟地黄	养血调经。用于血虚所致的面色萎黄、头晕眼花,心悸气短及月经不调	甲类
儿科用药	小儿感冒类药	小儿感冒颗粒	广藿香、菊花、连翘、大青叶、板蓝根、地黄、地骨皮、白薇、薄荷、石膏	疏风解表,清热解毒。用于小儿风热感冒,症见发热,头胀痛,咳嗽痰黏,咽喉肿痛;流感见上述证候者	乙类
		小儿热速清口服液	柴胡、黄芩、板蓝根、葛根、金银花、水牛角、连翘、大黄	清热解毒,泻火利咽。用于小儿外感风热所致的感冒,症见发热,头痛,咽喉肿痛,鼻塞流涕,咳嗽,大便干结	甲类
		金银花露	金银花	清热解毒。用于小儿痱毒,暑热口渴	乙类
		导赤丸	黄连、栀子(姜炒)、黄芩、连翘、木通、大黄、玄参、赤芍、滑石、天花粉	清热泻火,利尿通便。用于火热内盛所致的口舌生疮,咽喉疼痛,心胸烦热,小便短赤,大便秘结	甲类

续表

大类	小类	常用中成药	药物组成	功效与主治	OTC类别
儿科用药	小儿咳嗽类药	小儿咳喘灵颗粒	麻黄、金银花、苦杏仁、板蓝根、石膏、甘草、瓜蒌	宣肺、清热、止咳、祛痰。用于上呼吸道感染引起的咳嗽	甲类
		健儿清解液	金银花、菊花、连翘、山楂、苦杏仁、陈皮	清热解毒、消滞和胃。用于咳嗽咽痛、食欲不振、脘腹胀满	甲类
		儿童清肺口服液	麻黄、桑白皮(蜜炙)、黄芩、苦杏仁(去皮炒)、石膏、甘草、瓜蒌皮、板蓝根、法半夏、浙贝母	清肺、化痰、止咳。用于面赤身热，咳嗽，痰多，咽痛	甲类
	厌食类	健胃消食片	太子参、陈皮、山药、麦芽(炒)、山楂	用于脾胃虚弱所致的食积，症见不思饮食、嗳腐酸臭、脘腹胀满；消化不良见上述证候者	乙类
		小儿消食片	鸡内金(炒)、山楂、六神曲(炒)、麦芽(炒)、槟榔、陈皮	消食化滞，健脾和胃。用于脾胃不和，消化不良，食欲不振，便秘，食滞，疳积	甲类
		小儿健胃糖浆	沙参、稻芽、白芍、玉竹、麦芽(炒)、山楂、麦冬、陈皮、荷叶、牡丹皮、山药	健脾消食，清热养阴。用于脾胃阴虚所致的食欲减退，消化不良	甲类
		小儿喜食糖浆	六神曲(炒)、枳壳(炒)、白术(炒)、山楂、稻芽(炒)、麦芽(炒)	健脾、消食、化积。用于治疗小儿单纯性消化不良、食欲不振及消化不良引起的腹泻	甲类
		启脾丸	人参、白术(炒)、茯苓、甘草、陈皮、山药、莲子(炒)、山楂(炒)、六神曲(炒)、麦芽(炒)、泽泻	健脾和胃。用于脾胃虚弱，消化不良，腹胀便溏	甲类
		小儿胃宝丸	山楂(炒)、山药(炒)、麦芽(炒)、六神曲(炒)、鸡蛋壳(焙)	消食化积，健脾养胃。用于伤食伤乳，呕吐泄泻，脾虚胃弱，消化不良	甲类
皮肤科用药	脚气类	脚气散	荆芥穗、白芷、枯矾	燥湿、止痒。用于脚癣、趾间糜烂、刺痒难忍	乙类
		愈裂贴膏	白及、尿囊素	生肌止痛。用于手、足皲裂	乙类
	粉刺类	当归苦参丸	当归、苦参	凉血、祛湿。用于血燥湿热引起：头面生疮、粉刺疙瘩、湿疹刺痒、酒糟鼻赤	乙类
		清热暗疮片	金银花、大黄浸膏、穿心莲浸膏、牛黄、蒲公英浸膏、珍珠层粉、山豆根浸膏、甘草、栀子浸膏	清热解毒，凉血散瘀。用于痤疮(粉刺)	甲类

续表

大类	小类	常用中成药	药物组成	功效与主治	OTC类别
皮肤科用药	风瘙痒类药	肤痒颗粒	苍耳子(炒、去刺)、地肤子、川芎、红花、白英	祛风活血、除湿止痒。用于皮肤瘙痒病、荨麻疹	甲类
	荨麻疹类药	防风通圣丸	防风、荆芥、薄荷、麻黄、大黄、芒硝、栀子、滑石、桔梗、石膏、川芎、当归、白芍、黄芩、连翘、甘草、白术(炒)	解表通里、清热解毒。用于外寒内热，表里俱实，恶寒壮热，头痛咽干，小便短赤，大便秘结，风疹湿疮	甲类
	湿疹类药	二妙丸	苍术 黄柏	燥湿清热。用于湿热下注、白带、阴囊湿痒	甲类
五官科用药	迎风流泪类药	明目地黄丸	熟地黄、山茱萸(制)、牡丹皮、山药、茯苓、泽泻、枸杞子、菊花、当归、白芍、蒺藜、石决明(煅)	滋肾、养肝、明目。用于肝肾阴虚，目涩畏光，视物模糊，迎风流泪	甲类
		明目上清丸	黄连、黄芩、栀子、连翘、石膏、熟大黄、车前子、天花粉、玄参、麦冬、蒺藜、菊花、荆芥、蝉蜕、薄荷、当归、赤芍、陈皮、枳壳、桔梗、甘草	清热散风，明目止痛。用于暴发火眼	甲类
	视疲劳类药	杞菊地黄丸	枸杞子、菊花、熟地黄、山茱萸(制)、牡丹皮、山药、茯苓、泽泻	滋肾养肝。用于肝肾阴亏，眩晕耳鸣，羞明畏光，迎风流泪，视物昏花	甲类
	耳鸣耳聋类药	耳聋左慈丸	磁石(煅)、熟地黄、山茱萸(制)、牡丹皮、山药、茯苓、泽泻、竹叶、柴胡	滋肾平肝。用于肝肾阴虚，耳鸣耳聋，头晕目眩	甲类
		龙胆泻肝丸	龙胆、柴胡、黄芩、栀子、泽泻、木通、车前子、当归、地黄、炙甘草	清肝胆、利湿热。用于肝胆湿热，头晕目赤，耳鸣耳聋，胁痛口苦，尿赤，湿热带下	甲类
	鼻病类药	辛夷鼻炎丸	辛夷、薄荷、紫苏叶、甘草、广藿香、苍耳子、鹅不食草、板蓝根、山白芷、防风、鱼腥草、菊花、三叉苦	祛风、清热、解毒。用于鼻炎	甲类
		鼻炎康片	广藿香、苍耳子、鹅不食草、野菊花、黄芩、麻黄、当归、猪胆粉、薄荷油、马来酸氯苯那敏	清热解毒，宣肺通窍、消肿止痛。用于风邪蕴肺所致的急、慢性鼻炎、过敏性鼻炎	甲类

续表

大类	小类	常用中成药	药 物 组 成	功效与主治	OTC类别
五官科用药	鼻病类药	通窍鼻炎片	苍耳子(炒)、防风、黄芪、白芷、辛夷、白术(炒)、薄荷	散风固表，宣肺通窍。用于风热蕴肺、表虚不固所致的鼻塞时轻时重、鼻流清涕或浊涕、前额头痛；慢性鼻炎、过敏性鼻炎、鼻窦炎见上述证候者	甲类
		鼻窦炎口服液	辛夷、荆芥、薄荷、桔梗、柴胡、苍耳子、白芷、川芎、黄芩、栀子、茯苓、川木通、黄芪、龙胆草	疏散风热、清热利湿、宣通鼻窍。用于风热犯肺、湿热内蕴所致的鼻塞不通、流黄稠涕；急慢性鼻炎、鼻窦炎见上述证候者	甲类
		香菊片	化香树果序(除去种子)、夏枯草、野菊花、生黄芪、辛夷、防风、白芷、甘草、川芎	辛散祛风，清热通窍。用于治疗急、慢性鼻窦炎、鼻炎	甲类
	咽喉病类药	藏青果颗粒	西青果	清热、利咽、生津。用于慢性咽炎、慢性喉炎、慢性扁桃体炎	乙类
		穿心莲片	穿心莲	清热解毒，凉血消肿。用于邪毒内盛，感冒发热，咽喉肿痛，口舌生疮	甲类
		复方青果颗粒	胖大海、青果、金果榄、麦冬、玄参、诃子、甘草	清热利咽。用于口干舌燥，声哑失音，咽喉肿痛	甲类
		金果饮	地黄、玄参、麦冬、南沙参、太子参、胖大海、西青果、蝉蜕、陈皮、薄荷油	养阴生津，清热利咽，润肺开音。用于急慢性咽喉炎	甲类
		金莲花颗粒	金莲花	清热解毒。用于上呼吸道感染、咽炎、扁桃体炎	乙类
	口疮类药	口腔溃疡散	青黛、白矾、冰片	清热敛疮。用于口腔溃疡	甲类
		蜂胶口腔膜	蜂胶膏、薄荷脑	清热止痛。用于复发性口疮	甲类

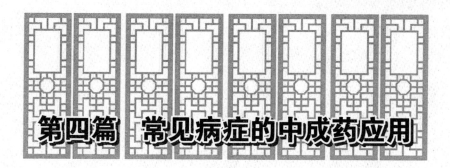

第四篇　常见病症的中成药应用

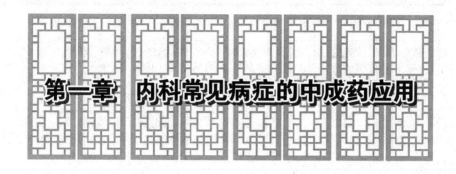

第一章 内科常见病症的中成药应用

第一节 感冒的病证用药

感冒是一种常见的急性上呼吸道感染性疾病。人们常说的感冒通常是指普通感冒，与流行性感冒不同。感冒多由人体免疫力下降而使病毒趁虚而入导致。不良的生活习惯如贪凉饮冷、劳累过度等都可导致感冒的发生。本病为自限性疾病，一般4～10天可自愈。本病中医也称之为"感冒"，多因气候变化、寒温失调、正气不足、外邪侵犯人体所致，属于外感类疾病。外邪常以风邪为主，可兼杂寒邪、热邪、毒邪、湿邪。以恶寒发热、鼻塞、流涕、喷嚏、头痛、身痛、咳嗽、全身不适为主要表现。轻者称"伤风"，若在一个时期内广泛流行则称"时行感冒"，相当于流行性感冒。

治疗感冒应首先辨寒热，其次看是否有兼杂，常有夹湿、夹暑的不同。治疗以解表达邪为主要原则。风寒证治以辛温解表，风热证治宜辛凉清解，兼有暑湿当解暑祛湿，时行感冒当配合清热解毒，虚人外感当扶正以祛邪。可辨证选择"感冒类"中药非处方药治疗，也可辨证选药（表4-1）。

表4-1 感冒的中成药辨证应用

证型	症 状	治 法	方 药	主 要 成 分
风寒感冒	恶寒重，发热轻，无汗，头痛，身痛，咳嗽，鼻塞，流清涕，口不渴，咽不痛，苔薄白，脉浮紧	辛温解表，疏风散寒	①感冒清热颗粒：本药具有疏风散寒，解表清热的功效，用于风寒感冒，头痛身痛等	荆芥穗、薄荷、防风、柴胡、紫苏叶、葛根、桔梗、苦杏仁、白芷、苦地丁、芦根
			②感冒软胶囊：本药具有散风解热的功效，用于外感风寒引起的头痛发热，鼻塞流涕，咽喉肿痛，身热恶寒无汗，骨节酸痛等	麻黄、桂枝、荆芥穗、黄芩、苦杏仁、羌活、川芎、防风、白芷、石菖蒲、葛根、薄荷、当归、桔梗

续表

证型	症　状	治　法	方　药	主要成分
风热感冒	发热重,恶寒轻,有汗或汗出不畅,咳嗽,痰黏或黄,口渴咽干,鼻塞流黄涕,舌边尖红苔薄黄,脉浮数	辛凉清解,清肺透邪	①桑菊感冒片:本药具有疏风清热,宣肺止咳的功效,用于风热感冒初起、头痛等	桑叶、菊花、连翘、薄荷素油、苦杏仁、桔梗、甘草、芦根
			②银翘解毒片:本药具有辛凉解表,清热解毒的功效,用于风热感冒,发热头痛,咳嗽,口干,咽喉疼痛	金银花、连翘、薄荷、荆芥、淡豆豉、牛蒡子(炒)、桔梗、淡竹叶、甘草
			③双黄连口服液:本药具有清热解毒的功效,用于感冒发热,咳嗽咽痛	金银花、黄芩、连翘
			④柴黄颗粒:本药具有清热解毒的功效,用于上呼吸道感染、感冒发热等	柴胡、黄芩提取物
暑湿感冒	恶寒发热,头胀头痛,胸膈满闷,心腹疼痛,恶心呕吐,肠鸣泄泻,苔白腻,脉濡缓	解表化湿,理气和中	①藿香正气水:本药具有解表化湿,理气和中的功效,用于暑湿感冒,恶寒发热,头胀头痛,胸膈满闷,心腹疼痛,恶心呕吐,肠鸣泄泻	苍术、陈皮、厚朴(姜制)、白芷、茯苓、大腹皮、生半夏、甘草浸膏、广藿香油、紫苏叶油
			②藿香祛暑软胶囊:本药具有祛暑化湿,解表和中的功效,用于受暑感寒引起的恶寒发热,头痛无汗,四肢酸懒,恶心呕吐,腹痛泄泻	广藿香、香薷、白芷、紫苏叶、苍术、丁香、陈皮、大腹皮、法半夏、茯苓、生姜、甘草
气虚感冒	多见平素气虚,反复感冒,多为感受风寒,恶寒轻,发热轻,怕冷,伴有气短无力,汗出,苔白,脉弱	益气固表,疏风散寒	①参苏宣肺丸:本药具有益气解表散寒,宣肺化痰的功效,用于痰湿阻肺、感冒风寒引起的头痛鼻塞,周身不适,咳嗽痰多等	人参、紫苏叶、陈皮、法半夏、茯苓、甘草、葛根、木香、枳壳(麸炒)、前胡、桔梗
			②玉屏风颗粒:本药具有益气固表止汗的功效,用于体虚感冒,反复感冒,汗多乏力等	黄芪、白术(炒)、防风
时行感冒	由时行疫毒侵袭人体,出现突然高热,全身酸痛,头痛,待热退后,呼吸道症状始为明显,舌红,苔黄干,脉滑数	清热解毒,透邪外出	①羚羊感冒片:本药具有清热解表的功效,用于流行性感冒,伤风咳嗽,头晕发热,咽喉肿痛	羚羊角、牛蒡子、淡豆豉、金银花、荆芥、连翘、淡竹叶、桔梗、薄荷素油、甘草
			②羚翘解毒片:本药具有辛凉解表,清热解毒的功效,用于外感温邪或风热引起的畏风发热,四肢酸懒,头痛鼻塞,咳嗽咽痛	羚羊角粉、金银花、连翘、荆芥穗、薄荷、牛蒡子(炒)、淡豆豉、淡竹叶、桔梗、冰片、甘草

续表

证型	症 状	治 法	方 药	主 要 成 分
时行感冒			③板蓝根颗粒:本药具清热解毒的功效,用于病毒性感冒,咽喉肿痛	板蓝根

第二节 咳嗽的病证用药

咳嗽是一种常见的呼吸系统疾病的临床症状,是由延髓咳嗽中枢受刺激引起的。属于人体自身保护性反射反应,是人体的防卫功能。人可以通过咳嗽将呼吸道内的异物和分泌物排出体外,起到清除异物、清洁呼吸道的作用。许多疾病都可引起咳嗽,如感冒、鼻窦炎、肺炎等,当患有上述疾病时,呼吸道由于感染而产生大量的分泌物,分泌物刺激呼吸道黏膜产生咳嗽反射。如果是因为吸入刺激性气体、烟雾、灰尘等也可引起咳嗽。有些神经中枢障碍同样会导致咳嗽的发生。本病中医也称之为"咳嗽",是由六淫外邪侵袭肺系,或脏腑功能失调,内伤及肺,肺气不清,失于宣肃而成。临床以咳嗽、咳痰为主要表现。

治疗咳嗽先辨外感内伤,再辨证候虚实。外感咳嗽多为实证,可分为风寒咳嗽、风热咳嗽、风燥咳嗽等,治宜祛邪宣肺;内伤咳嗽多为正虚邪实,如痰湿咳嗽、阴虚咳嗽等,治宜祛邪止咳、扶正补虚。外感咳嗽切忌滋腻敛邪,内伤咳嗽切忌发散伤正。可辨证选择"咳嗽类"中药非处方药治疗,也可辨证选药(表4-2)。

表4-2 咳嗽的中成药辨证应用

证型	症 状	治 法	方 药	主 要 成 分
风寒咳嗽	咽痒咳嗽声重,痰稀白,恶寒发热,头痛或鼻塞流清涕,肢体酸痛,无汗。苔薄白,脉浮紧	解表散寒,宣肺止咳	①通宣理肺丸:本药具有解表散寒,宣肺止咳的功效,用于风寒感冒所致咳嗽,发热恶寒,鼻塞流涕,头痛无汗,肢体酸痛等	紫苏叶、前胡、桔梗、苦杏仁、麻黄、甘草、陈皮、半夏(制)、茯苓、枳壳(炒)、黄芩
			②气管炎丸:本药具有散寒镇咳,祛痰定喘的功效,用于外感风寒引起的咳嗽,气促哮喘,喉中发痒,痰涎壅盛	麻黄、苦杏仁(去皮炒)、石膏、甘草(蜜炙)、前胡、白前、百部(蜜炙)、紫菀、款冬花(蜜炙)、蛤

续表

证型	症状	治法	方药	主要成分
风寒咳嗽				壳(煅)、葶苈子、化橘红(盐水炙)、桔梗、茯苓、半夏曲(炒)、远志(去心炒焦)、旋覆花、浮海石(煅)、紫苏子(炒)、党参、大枣、五味子(醋炙)、桂枝(炒)、薤白、白芍(酒炙)、桑叶、射干、黄芩、青黛、蒲公英、生姜汁、枇杷叶膏
			③桂龙咳喘宁胶囊:本药具有止咳化痰,降气平喘的功效,用于外感风寒,痰湿阻肺引起的咳喘等症,以及急慢性支气管炎见上述症状者	桂枝、龙骨、白芍、牡蛎、黄连、法半夏、瓜蒌皮、苦杏仁(炒)、大枣、生姜、甘草(炙)
风热咳嗽	咳嗽频剧,胸闷气粗,痰白黏或黄稠,常伴鼻流黄涕,口渴喜饮,或发热,便秘,舌苔黄,脉浮数	疏风清热,宣肺止咳	①羚羊清肺丸:本药具有清肺利咽,清瘟止嗽的功效,用于肺胃热盛,感受时邪,身热头晕,四肢酸懒,咳嗽痰盛,咽喉肿痛,鼻衄咳血,口干舌燥	浙贝母、桑白皮(蜜炙)、前胡、麦冬、天冬、天花粉、地黄、玄参、石斛、桔梗、枇杷叶(蜜炙)、苦杏仁(炒)、金果榄、金银花、大青叶、栀子、黄芩、板蓝根、牡丹皮、薄荷、甘草、熟大黄、陈皮、羚羊角粉
			②蛇胆川贝液:本药具有祛风止咳,除痰散结的功效,用于风热咳嗽,痰多气喘,胸闷,咳痰不爽或久咳不止	蛇胆汁、平贝母
			③克咳胶囊:本药具有止咳,定喘,祛痰的功效,用于咳嗽,喘急气短	麻黄、苦杏仁、罂粟壳、甘草、桔梗、莱菔子
风燥咳嗽	喉痒干咳,连声作呛,咽干,痰少或有痰不易咳出,口干咽燥,鼻唇干燥,苔少,舌红干而少津,脉细数	清肺润燥,止咳化痰	①蜜炼川贝枇杷膏:本药具有润肺化痰,止咳平喘,护喉利咽,生津补气的功效,用于伤风咳嗽,咽喉干痒,声音嘶哑	川贝母、枇杷叶、桔梗、陈皮、水半夏、北沙参、五味子、款冬花、杏仁水、薄荷脑
			②川贝清肺糖浆:本药具有清肺润燥,止咳化痰的功效,用于干咳,咽干,咽痛	川贝母、枇杷叶、苦杏仁、麦冬、地黄、桔梗、薄荷、甘草

续表

证型	症　状	治　法	方　药	主要成分
痰湿咳嗽	咳声重浊,喘息,胸闷,晨起咳甚,痰多,黏腻或成块,色白或灰,痰出则憋闷感减轻,伴脘腹胀满,大便时溏,苔白腻,脉濡滑	燥湿化痰,理气止咳	①二陈丸:本药具有燥湿化痰,理气和胃的功效,用于痰湿停滞导致的咳嗽痰多,胸脘胀闷,恶心呕吐	陈皮、半夏(制)、茯苓、甘草
			②香砂六君丸:本药具有益气健脾化痰的功效,用于脾虚气滞,痰湿蕴脾	木香、砂仁、党参、炒白术、茯苓、炙甘草、陈皮、姜半夏、生姜、大枣
痰热咳嗽	咳嗽气息粗促,或喉中痰鸣,痰多质黏或稠黄,咯吐不爽,或有热腥味,胸胁胀满,面赤身热,口干而黏,欲饮水,舌质红,苔薄黄腻,脉滑数	清热肃肺,豁痰止咳	①急支糖浆:本药具有清热化痰,宣肺止咳的功效,用于治疗急性支气管炎,感冒后咳嗽,慢性支气管炎急性发作等呼吸系统疾病	鱼腥草、金荞麦、四季青、麻黄、紫菀、前胡、枳壳、甘草
			②止咳橘红口服液:本药具有清肺,止咳,化痰的功效,用于痰热阻肺引起的咳嗽痰多,胸满气短,咽干喉痒	化橘红、陈皮、法半夏、茯苓、款冬花、甘草、瓜蒌皮、紫菀、麦冬、知母、桔梗、地黄、石膏、苦杏仁(去皮炒)、紫苏子(炒)
			③复方鲜竹沥液:本药具有清热化痰止咳的功效,用于痰热咳嗽	鲜竹沥、鱼腥草、枇杷叶、桔梗、生半夏、生姜、薄荷油
阴虚咳嗽	干咳,咳声短促,或痰中带血丝,低热盗汗,午后颧红,口干,舌质红,少苔,脉细数	滋阴润肺,化痰止咳	①百合固金丸:本药具有养阴润肺,化痰止咳的功效,用于阴虚久咳,干咳无痰,咽干舌燥	百合、地黄、熟地黄、麦冬、玄参、川贝母、当归、白芍、桔梗、甘草
			②养阴清肺丸:本药具有养阴清肺,清热利咽的功效,用于咽喉干燥疼痛,干咳少痰	地黄、玄参、麦冬、川贝母、牡丹皮、白芍、薄荷、甘草
			③二母宁嗽颗粒:本药具有清肺润燥,化痰止咳的功效,用于咳嗽痰黄,不易咳出,胸闷气促,咽喉疼痛	川贝母、知母、石膏、栀子(炒)、黄芩、桑白皮(蜜炙)、茯苓、瓜蒌子(炒)、陈皮、枳实(麸炒)、甘草(蜜炙)、五味子(蒸)

第三节 眩晕的病证用药

眩晕是指以头晕眼花为主要表现的症状。具体来说，眩晕可分为头晕和目眩。头晕是指自觉身体或周围景物旋转，从而站立不稳。目眩是指眼花、眼前发黑或视物不清。眩晕是高血压、低血压、美尼尔氏综合征、贫血、晕动证的常见症状。中医认为眩晕是由于风、火、痰、瘀、虚等导致的清窍失养、清窍蒙蔽或上扰清窍而引发。

治疗眩晕首先要辨脏腑，其次辨虚实，辨标本。眩晕多责之于肝，但也不能忽视其他脏腑导致的眩晕，如脾胃湿盛、痰浊上蒙所致眩晕以及肾精不足之眩晕。实证多见风热上扰、肝火上炎；虚证多为气血亏虚、肾精亏虚；而肝阳上亢则为虚实夹杂之证。眩晕治疗以虚补实泻，调整阴阳为原则。可辨证选择"眩晕类"非处方中成药，也可辨证选药（表4-3）。

表4-3 眩晕的中成药辨证应用

证型	症状	治法	方药	主要成分
风热上扰	眩晕，头痛，或伴有口渴，汗出，苔薄黄，脉浮弦	散风清热	①清眩丸：本药具有散风清热的功效，用于头晕目眩，偏正头痛	川芎、白芷、薄荷、荆芥穗、石膏
			②薄荷锭：本药具有散风泻热的功效，用于感冒头痛	薄荷脑
肝阳上亢	眩晕耳鸣，头痛头胀，急躁易怒，肢麻震颤，失眠多梦，腰膝酸软，面红目赤，舌红苔黄，脉弦细数	平肝潜阳，滋养肝肾	①全天麻胶囊：本品具有平肝息风止痉的功效，用于头痛眩晕	天麻
			②天麻钩藤颗粒（处方药）：本药具有平肝熄风，清热安神的功效，用于肝阳上亢，高血压等所引起的头痛，眩晕，耳鸣，眼花，震颤，失眠	天麻、钩藤、石决明、栀子、黄芩、牛膝、杜仲（盐制）、益母草、桑寄生、首乌藤、茯苓
			③脑立清丸：本药具有平肝潜阳，醒脑安神的功效，用于头晕目眩，耳鸣口苦等	磁石、赭石、珍珠母、清半夏、酒曲、酒曲（炒）、牛膝、薄荷脑、冰片、猪胆汁（或猪胆粉）
肝火上炎	头晕头痛，目赤口苦，胸胁胀痛，烦躁易怒，寐少多梦，舌红苔黄腻，脉弦数	清肝泻火，清利湿热	①龙胆泻肝丸：本药具有清肝胆，利湿热的功效，用于肝胆湿热，头晕目赤，耳鸣耳聋，耳肿疼痛，胁痛口苦，尿赤涩痛，湿热带下	龙胆、柴胡、黄芩、栀子、泽泻、木通、车前子、当归、地黄、炙甘草

续表

证型	症状	治法	方药	主要成分
肝火上炎			②牛黄降压丸(处方药):本药具有清心化痰,平肝安神的功效。用于心肝火旺,痰热壅盛所致的头晕目眩、头痛失眠、烦躁不安;高血压病见上述证候者	羚羊角、珍珠、水牛角浓缩粉、人工牛黄、冰片、白芍、党参、黄芪、决明子、川芎、黄芩提取物、甘松、薄荷、郁金
气血亏虚	头晕目眩,动则加剧,遇劳则发,面色㿠白,神疲乏力,心悸少寐,舌淡苔薄白,脉细弱	补气养血,健运脾胃	①八珍丸:本药具有补气养血的功效,用于气血两虚,面色无华,食欲不振,头晕眼花	党参、白术(炒)、茯苓、甘草、当归、白芍、川芎、熟地黄
			②脑心舒口服液:本药具有滋补强壮,镇静安神的功效,用于身体虚弱,心神不安,失眠多梦,神经衰弱,头痛眩晕	蜜环菌浓缩液、蜂王浆
			③心脑欣胶囊:本药具有益气养阴,活血化瘀的功效,用于气阴两虚,瘀血阻滞引起的头晕头痛,心悸气喘乏力	红景天、枸杞子、沙棘鲜浆
痰浊上蒙	头重如蒙,视物旋转,胸闷作呕,呕吐痰涎,苔白腻,脉弦滑	燥湿化痰,健脾和胃	①二陈丸:本药具有燥湿化痰,理气和胃的功效,用于痰湿停滞导致眩晕恶心呕吐	陈皮、半夏(制)、茯苓、甘草
			②眩晕宁片:本药具有健脾利湿,滋肾平肝的功效,用于痰湿中阻,肝肾不足引起的头晕	泽泻、白术、茯苓、陈皮、半夏(制)、女贞子、墨旱莲、菊花、牛膝、甘草
肾精亏虚	头晕目眩,腰膝酸软,五心烦热,盗汗遗精,耳鸣健忘,舌嫩红,苔少,脉细弱	补肾益精	①左归丸:本药具有滋阴补肾的功效,用于真阴不足,腰酸腿软,盗汗遗精,口干舌燥,五心烦热	熟地黄、菟丝子、牛膝、龟板胶、鹿角胶、山药、山茱萸、枸杞子
			②六味地黄丸:本药具有滋阴补肾的功效,用于头晕耳鸣,遗精盗汗,五心烦热,腰酸腿软	熟地黄、酒萸肉、牡丹皮、山药、茯苓、泽泻

第四节 头痛的病证用药

　　头痛是指病人自觉头部疼痛为特征一种常见症状,是高血压、感冒、鼻窦炎、中耳炎、外伤、癫痫、颅内肿瘤等常见症状。中医认为,头痛的发生与外感或内伤导致的脉络拘急、脉络失养、清窍不利有关。

　　治疗头痛首先要辨头痛的轻重。一般来说,外感、寒厥头痛较重;内伤、虚损头痛较轻；气虚晨起重；血虚午后重。其次辨头痛性质，重坠而胀者多为痰湿；跳痛者多为肝火；痛而胀者多为阳亢；隐痛或空痛者多为虚损。再次辨部位。虚损者疼在全头；阳亢者疼在枕部、多连颈肌；肝火者疼在两颞；偏头痛者疼在一侧，并连及同侧眼齿。可选择"头痛类"非处方中成药，也可辨证选药（表4-4）。

表 4-4　头痛的中成药辨证应用

证型	症　状	治　法	方　药	主要成分
风寒头痛	巅顶部疼痛，痛连及颈部和项背部，恶寒怕风，遇风头痛加重，口不渴，苔薄白，脉浮	解表发汗，疏风散寒	①川芎茶调片：本药具有疏风止痛的功效，用于风邪头痛，或有寒热，鼻塞等	川芎、白芷、羌活、细辛、荆芥、防风、薄荷、甘草
			②芎菊上清颗粒：本药具有清热解毒，散风止痛的功效，用于外感风邪引起的怕风发热、头痛等	川芎、菊花、黄芩、白芷、桔梗、栀子、连翘、防风、蔓荆子(炒)、荆芥穗、黄连、甘草、羌活、薄荷、藁本
风热头痛	头痛而胀，严重时头痛欲裂，发热或恶风，面红目赤，口渴欲饮水，遇热头痛加重。舌红，苔黄，脉浮数	疏散风热，清热止痛	①黄连上清片：本药具有清热通便，散风止痛的功效。用于内热火盛引起的头晕脑胀，牙龈肿痛，口舌生疮，咽喉红肿，耳痛耳鸣，暴发火眼，大便干燥，小便色黄	黄连、大黄、栀子、黄芩、菊花、连翘、蔓荆子(炒)、荆芥穗、薄荷、黄柏、防风、白芷、桔梗、川芎、石膏、旋覆花、甘草
			②牛黄上清片：本药具有清热泻火，散风止痛的功效，用于头痛眩晕，目赤耳鸣	白芷、冰片、薄荷、赤芍、川芎、大黄、当归、地黄、甘草、黄柏、黄连、黄芩、荆芥穗、桔梗、菊花、连翘、牛黄、石膏、栀子
瘀血头痛	头痛经久不愈，痛处固定不移，严重时痛如锥刺。或头部有外伤史。舌暗或有瘀斑，苔薄白，脉细涩	活血定痛	①通天口服液：本药具有活血化瘀，祛风止痛的功效，用于瘀血阻滞，风邪上扰引起的偏头痛	川芎、赤芍、天麻、羌活、白芷、细辛、菊花、薄荷、防风、茶叶、甘草
			②正天丸：本药具有疏风活血，通络止痛的功效，用于外感风邪，瘀血阻络引起的头痛，神经性头痛	钩藤、白芍、川芎、当归、地黄、白芷、防风、羌活、桃仁、红花、细辛、独活、麻黄、附片、鸡血藤
肝阳头痛	头胀痛，眩晕，心烦易怒，胁痛，夜卧不安，口苦。舌红，苔薄黄，脉弦	平肝潜阳，祛风止痛	①全天麻胶囊：本品具有平肝熄风止痉的功效，用于头痛眩晕	天麻
			②天麻钩藤颗粒(处方药)：本药具有平肝熄风，清热安神的功效，用于肝阳上亢，高血压等所引起的头痛，眩晕，耳鸣，眼花，震颤，失眠	天麻、钩藤、石决明、栀子、黄芩、牛膝、杜仲(盐制)、益母草、桑寄生、首乌藤、茯苓

续表

证型	症　状	治　法	方　药	主要成分
肝阳头痛			③养血清脑颗粒:本药具有养血平肝,活血通络的功效,用于血虚肝亢所致各种头晕头痛,眩晕眼花,心烦易怒,失眠多梦。广泛应用于因慢性脑供血不足引起的头晕,头痛及原发性头痛(如紧张型头痛,偏头痛等),女性周期头痛,高血压引起的头晕头痛,脑外伤后头晕头痛等	当归、川芎、白芍、熟地黄、钩藤、鸡血藤、夏枯草、决明子、珍珠母、延胡索、细辛
血虚头痛	头痛而晕,心悸不宁,过劳加重,气短,神疲乏力,面色发白,舌淡苔薄白,脉沉弱	益气养血,补血止痛	①人参归脾丸:本药具有益气补血,健脾养心的功效,用于气血不足,心悸,失眠等	人参、白术(麸炒)、茯苓、甘草(蜜炙)、黄芪(蜜炙)、当归、木香、远志(去心甘草炙)、龙眼肉、酸枣仁(炒)
			②当归补血口服液:本药具有补养气血的功效,用于气血两亏证	当归、黄芪

第五节　伤食的病证用药

伤食即为被食物所伤之意。是指因食物积滞,难以消化所引起的胃肠功能失调相关症状。中医认为,伤食的发生多与饮食不节、过食生冷及不干净的食物有关。此外,脾胃虚弱、肝郁气滞也是伤食发生的重要因素。

治疗伤食首先要辨原因,是由于饮食不当引起还是由脾虚或肝郁引起。如见胃脘胀满,食欲不振,口臭,嗳气,嗳腐吞酸等症,则多为饮食伤胃;如为脾虚伤食,则见伤食伴脾虚症状。对于此证要详查脾虚与伤食的程度孰轻孰重。如见伤食伴肝郁症状,则为肝郁食滞。可辨证选用"伤食类"中药非处方药治疗,也可辨证选药(表4-5)。

表4-5　伤食的中成药辨证应用

证型	症　状	治　法	方　药	主要成分
饮食伤胃	胃脘胀满,食欲不振,口臭,嗳气,嗳腐吞	开胃消食	①大山楂丸:本药具有开胃消食的功效,用于食积内停所致的食欲不振,消化不良,脘腹胀闷	山楂、六神曲(麸炒)、麦芽(炒)

续表

证型	症状	治法	方药	主要成分
饮食伤胃	酸。舌苔白厚腻,脉滑		②保和丸:本药具有消食,导滞,和胃的功效,用于食积停滞,脘腹胀满,嗳腐吞酸,不欲饮食	山楂(焦)、六神曲(炒)、半夏(制)、茯苓、陈皮、连翘、莱菔子(炒)、麦芽(炒)
			③复方鸡内金片:本药具有健脾开胃,消食化积的功效,用于脾胃不和引起的食积胀满,饮食停滞,呕吐泄泻	鸡内金、六神曲
脾虚伤食	脘腹胀满,食欲不振,恶心呕吐,消瘦乏力,大便稀溏,苔白,脉细弱	健脾和胃,理气消食	①健胃消食片:本药具有健胃消食的功效,用于脾胃虚弱所致的食积,症见不思饮食,嗳腐酸臭,脘腹胀满;消化不良见上述证候者	太子参、陈皮、山药、麦芽(炒)、山楂
			②加味保和丸:本药具有健胃消食的功效,用于饮食积滞,消化不良	白术(麸炒)、茯苓、陈皮、厚朴(姜炙)、枳实、枳壳(麸炒)、香附(醋炙)、山楂(炒)、六神曲(麸炒)、麦芽(炒)、法半夏
			③香砂和胃丸:本药具有健脾开胃,行气化滞的功效,用于脾胃虚弱,消化不良引起的食欲不振,脘腹胀痛,吞酸嘈杂,大便不调	木香、砂仁、陈皮、厚朴(姜炙)、香附(醋炙)、枳壳(麸炒)、广藿香、山楂、六神曲(麸炒)、麦芽(炒)、莱菔子(炒)、苍术、白术(麸炒)、茯苓、半夏曲(麸炒)、甘草、党参
肝郁食滞	胃脘及两胁胀满,心烦易怒,舌苔黄厚,脉弦	疏肝理气,消食导滞	①鞠保和丸:本药具有疏肝解郁,开胃消食的功效,用于气郁停滞,倒饱嘈杂,胸腹胀痛,消化不良	栀子(姜制)、六神曲(麸炒)、香附(醋制)、川芎、苍术、木香、槟榔
			②木香顺气丸:本药具有行气化湿,健脾和胃的功效,用于湿浊中阻,脾胃不和所致的胸膈痞闷,脘腹胀痛,呕吐恶心,嗳气纳呆	木香、砂仁、香附(醋制)、槟榔、甘草、陈皮、厚朴(制)、枳壳(炒)、苍术(炒)、青皮(炒)

第六节　胃脘痛的病证用药

胃脘痛是由外感邪气、内伤饮食、情志失调、脏腑功能失调等导致气机郁滞、胃失所养，以上腹胃脘部疼痛为主的病证。多为胃炎、胃溃疡、胃痉挛等病证的主要症状。中医认为，胃脘痛多与感受寒邪、饮食停滞、脾胃虚弱、肝气犯胃等因素导致。

治疗胃脘痛首辨急缓。一般外感寒邪，饮食不当多见胃痛暴作。而肝气犯胃、胃阴不足、脾胃虚寒之胃痛多渐发而不急。其次辨寒热虚实。寒邪客胃、饮食停滞、肝气犯胃、瘀血阻滞为实证；而胃阴不足、脾胃虚寒则为虚证。实证则要辨清邪气的性质，是寒邪还是食积，是肝气还是血瘀；虚证则要辨清是脾虚还是胃虚，是阴虚还是气虚等。可辨证选用"胃脘痛类"中药非处方药治疗，也可辨证选药（表 4-6）。

表 4-6　胃脘痛的中成药辨证应用

证型	症　状	治　法	方　药	主　要　成　分
寒邪客胃	胃痛暴作，恶寒喜暖，得温则减，遇寒则重，口淡不渴，或喜热饮，苔薄白，脉弦紧	温胃散寒，理气止痛	①良附丸：本药具有温胃理气的功效，用于寒凝气滞，脘痛吐酸，胸腹胀满	高良姜、香附（醋制）
			②十香暖脐膏（处方药、外用）：本药具有温中，散寒，止痛的功效，用于脾肾虚寒引起；脘腹冷痛，腹胀腹泻，腰痛寒疝，宫寒带下	八角茴香、小茴香（盐炙）、乌药、香附、白芷、当归、母丁香、沉香、肉桂、乳香（醋炙）、没药（醋炙）、木香
饮食停滞	胃脘疼痛，胀满拒按，嗳腐吞酸，或呕吐不消化食物，其味腐臭，吐后痛减，不思饮食，大便不爽，得矢气及便后觉舒，苔厚腻，脉滑	消食导滞，和胃止痛	①大山楂丸：本药具有开胃消食的功效，用于食积内停所致的食欲不振，消化不良，脘腹胀闷	山楂、六神曲（麸炒）、炒麦芽
			②保和丸：本药具有消食，导滞，和胃的功效，用于食积停滞，脘腹胀满，嗳腐吞酸，不欲饮食	山楂（焦）、六神曲（炒）、半夏（制）、茯苓、陈皮、连翘、莱菔子（炒）、麦芽（炒）
肝气犯胃	胃脘胀满，攻撑作痛，脘痛连胁，胸闷嗳气，喜长叹息，大便不畅，得嗳气、矢气则舒，遇烦恼郁怒则痛作或痛甚，苔薄白，脉弦	疏肝理气，和胃止痛	①加味左金丸：本药具有平肝降逆，疏郁止痛的功效，用于肝胃不和引起，胸脘痞闷，急躁易怒，嗳气吞酸，胃痛少食	黄连（姜炙）、吴茱萸（甘草炙）、黄芩、柴胡、木香、香附（醋炙）、郁金、白芍、青皮（醋炙）、枳壳（去瓤麸炒）、陈皮、延胡索（醋炙）、当归、甘草

证型	症　状	治　法	方　药	主要成分
肝气犯胃			②胃苏颗粒:本药具有理气消胀,和胃止痛的功效,用于胀痛,症见胃脘胀痛,窜及两胁,得嗳气或矢气则舒,情绪郁怒则加重,胸闷食少,排便不畅及慢性胃炎见上述证候者	紫苏梗、香附、陈皮、香橼、佛手、枳壳、槟榔、鸡内金(制)
			③疏肝和胃丸:本药具有疏肝解郁,和胃止痛的功效,用于两胁胀满,食欲不振,打嗝呕吐,胃脘疼痛,大便失调	香附(醋制)、白芍、佛手、木香、郁金、白术(炒)、陈皮、柴胡、广藿香、炙甘草、莱菔子、槟榔(炒焦)、乌药
			④沉香舒气丸:本药具有舒气化郁,和胃止痛的功效,用于肝郁气滞,肝胃不和引起的胃脘胀痛,两胁胀满疼痛或刺痛,烦躁易怒,呕吐吞酸,呃逆嗳气,倒饱嘈杂,不思饮食	木香、砂仁、沉香、青皮(醋炙)、厚朴(姜炙)、香附(醋炙)、乌药、枳壳(去瓤麸炒)、草果仁、豆蔻、片姜黄、郁金、延胡索(醋炙)、五灵脂(醋炙)、柴胡、山楂(炒)、槟榔、甘草
			⑤气滞胃痛颗粒:本药具有疏肝理气,和胃止痛的功效,用于肝郁气滞,胸痞胀满,胃脘疼痛	柴胡、延胡索(炙)、枳壳、香附(炙)、白芍、甘草(炙)
瘀血阻滞	病程日久,胃痛反复发作而不愈,胃脘痛如针刺或刀割,痛有定处而拒按,舌紫暗,有瘀点,脉涩	化瘀止痛	①九气拈痛丸:本药具有理气,活血,止痛的功效,用于气滞血瘀导致的胸胁胀满疼痛,痛经	香附(醋制)、木香、高良姜、陈皮、郁金、莪术(醋制)、延胡索(醋制)、五灵脂(醋炒)、槟榔、甘草
			②元胡止痛胶囊:本药具有理气,活血,止痛的功效,用于行经腹痛,胃痛,胁痛,头痛	延胡索(醋制)、白芷
			③五灵止痛胶囊:本药具有行气止痛,通经活络,祛瘀散结,开窍辟秽的功效,用于因气滞血瘀所致的胸胁痛,胃脘痛,痛经,腹痛,亦可用于扭挫伤	五灵脂、蒲黄、冰片
胃阴不足	胃脘隐痛或灼痛,饥不欲食,胃中嘈杂,咽干唇燥,舌体瘦,舌嫩红少苔或无苔,脉细	益气养阴,和胃止痛	①摩罗丹:本药具有和胃降逆,健脾消胀,通络定痛的功效,用于慢性萎缩性胃炎及胃疼,胀满,痞闷,纳呆,嗳气,烧心等症	百合、茯苓、玄参、乌药、泽泻、麦冬、当归、白术、茵陈、白芍、石斛、九节菖蒲、川芎、三七、地榆、延胡索、蒲黄、鸡内金

续表

证型	症 状	治 法	方 药	主要成分
胃阴不足			②养胃舒颗粒:本药具有滋阴养胃的功效。用于慢性胃炎,胃脘灼热,隐隐作痛	党参、陈皮、黄精(蒸)、山药、玄参、乌梅、山楂、北沙参、干姜、菟丝子、白术(炒)
			③胃康灵胶囊:本药具有柔肝和胃,散瘀止血,缓急止痛,去腐生新的功效,用于急慢性胃炎,胃溃疡,糜烂性胃炎,十二指肠溃疡及胃出血等症	白芍、白及、三七、甘草、茯苓、延胡索、海螵蛸、颠茄浸膏
脾胃虚寒	脾胃虚寒,脘腹冷痛,呕吐泄泻,手足不温	温中止痛	①附子理中丸:本药具有温中健脾的功效,用于脾胃虚寒,脘腹冷痛,呕吐泄泻,手足不温	附子(制)、党参、白术(炒)、干姜、甘草
			②温胃舒颗粒:本药具有温胃止痛的功效,用于慢性胃炎,胃脘凉痛,饮食生冷,受寒痛甚	党参、附子(制)、黄芪(炙)、肉桂、山药、肉苁蓉(制)、白术(炒)、山楂(炒)、乌梅、砂仁、陈皮、补骨脂

第七节 便秘的病证用药

便秘是指大便次数减少,一般每周少于三次,排便困难,粪便干结。便秘是临床上见症状,多长期持续存在。病因以肠道疾病为多,可因为缺乏纤维素饮食、工作生活压力大、老年人活动过少、肠易激综合征、肠道菌群紊乱、痔疮、肠梗阻、肠粘连以及应用吗啡类、抗胆碱类、钙通道阻滞剂类、神经阻滞药、镇静剂、抗抑郁药、含钙和铝的制酸剂等原因导致。便秘在中医学范畴中也称为"便秘",是由于大肠传导失司,导致大便秘结,排解困难的病症。多见于过食辛辣、寒凉、情绪抑郁或恼怒引发。中药对于便秘有确切且稳定的疗效。

治疗便秘要注意排便周期、粪质、有无其他伴随症状。有些病人症见排便周期延长、大便干结;有些则见排便周期不延长,大便不干结,但是排出不畅;还有一些病人排便周期延长,大便不干结,也不难受,不属于便秘。大便干结难下,肛门灼热通常属于燥热便秘;大便不甚干结,排出不畅,便下无力,多为气虚。可辨证选择"便秘类"中药非处方药治疗,也可辨证选药(表4-7)。

表 4-7　便秘的中成药辨证应用

证型	症　状	治　法	方　药	主 要 成 分
胃肠积热	大便干结,腹胀腹痛,面红身热,口干口臭,心烦不宁,小便短赤,舌苔黄燥,舌红,脉滑数	泻热导滞,润肠通便	①新清宁片:本药具有清热解毒,泻火通便的功效。用于内结实热所致的喉肿、牙痛、目赤、便秘、发热	熟大黄
			②三黄片:本药具有清热解毒,泻火通便的功效,用于三焦热盛,目赤肿痛,咽喉肿痛,尿赤便秘等	大黄、盐酸小檗碱、黄芩浸膏
			③牛黄清胃丸:本药具有清胃泻火,润燥通便的功效,用于心胃火盛,头晕目眩,口舌生疮,牙龈肿痛,乳蛾咽痛,便秘尿赤	人工牛黄、大黄、菊花、麦冬、薄荷、石膏、栀子、玄参、番泻叶、黄芩、甘草、桔梗、黄柏、连翘、牵牛子(炒)、枳实(沙烫)、冰片
			④复方芦荟胶囊:本药具有清肝泻热,润肠通便,宁心安神的功效,用于心肝火盛,大便秘结,腹胀腹痛,烦躁失眠	芦荟、青黛、朱砂、琥珀
			⑤六味安消胶囊:本药具有和胃健脾,导滞消积,行血止痛的功效,用于胃痛胀满,消化不良,便秘,痛经	土木香、大黄、山奈、寒水石(煅)、诃子、碱花
气机不畅	大便干结,或不干结但欲便不出,或便而不爽。肠鸣矢气,腹胀胸闷,嗳气食少,舌苔薄腻,脉弦	顺气导滞	①四磨汤口服液:本药具有顺气降逆,消积止痛的功效,用于中老年气滞,食积导致的脘腹胀满,腹痛,便秘	木香、枳壳、乌药、槟榔
			②木香槟榔丸:本药具有行气导滞,泻热通便的功效,用于湿热内停,赤白痢疾,里急后重,胃肠积滞,脘腹胀痛,大便不通	木香、槟榔、枳壳(炒)、陈皮、青皮(醋炒)、香附(醋制)、三棱(醋制)、黄连、黄柏(酒炒)、大黄、炒牵牛子、芒硝、莪术
脾肾阳虚	大便或干或不干,排出困难,小便清长,面色㿠白,四肢不温,腹中冷痛,得温则减,腰膝冷痛,舌淡胖,苔白,脉沉迟	温阳通便	①苁蓉通便口服液:本药具有滋阴补肾,润肠通便的功效,用于老年便秘,产后便秘	肉苁蓉、何首乌、枳实(麸炒)、蜂蜜
			②便通胶囊:本药具有健脾益肾,润肠通便的功效,用于健脾益肾,润肠通便。用于脾肾不足,肠腑气滞所致的便秘。症见:大便秘结或排便乏力,神疲气	白术、肉苁蓉、当归、桑葚、枳实、芦荟

续表

证型	症状	治法	方药	主要成分
脾肾阳虚			短,头晕目眩,腰膝酸软等;原发性习惯性便秘,肛周疾患所引起的便秘见以上证候者	
气虚便秘	大便不甚干硬,有便意但不易便出,汗出气短,便后乏力,神疲懒言,舌淡脉虚	补气润肠	①补中益气丸:本药具有补中益气,升阳举陷的功效,用于脾胃虚弱,中气下陷,体倦乏力,食少腹胀,久泻脱肛,子宫脱垂	炙黄芪、党参、炙甘草、白术(炒)、当归、升麻、柴胡、陈皮
			②芪蓉润肠口服液:本药具有益气养阴,健脾滋肾,润肠通便的功效,用于气阴两虚,脾肾不足,大肠失于濡润而致的虚症便秘	黄芪、肉苁蓉、白术、太子参、地黄、玄参、麦冬、当归、黄精、桑葚、黑芝麻、火麻仁、郁李仁、枳壳、蜂蜜
阴虚肠燥	大便干结如羊粪,形瘦头晕,颧红耳鸣,心烦少寐,潮热盗汗,腰膝酸软,舌红少苔,脉细数	滋阴通便	①麻仁润肠丸:本药具有润肠通便的功效,用于肠胃积热,胸腹胀满,大便秘结	火麻仁、苦杏仁(去皮炒)、大黄、木香、陈皮、白芍
			②麻仁滋脾丸:本药具有润肠通便,健胃消食的功效,用于胸腹胀满,大便干结不通,饮食无味,烦躁不宁	大黄(制)、火麻仁、枳实(麸炒)、厚朴(姜制)、苦杏仁(炒)、郁李仁、当归、白芍

第八节 泄泻的病证用药

泄泻是指排便次数增多,粪质稀薄,或带有黏液、脓血或未消化的食物。相当于西医的腹泻。可分为急性腹泻和慢性腹泻。超过两个月者属于慢性腹泻。急性腹泻可由肠道感染、急性中毒、全身感染等引起。慢性腹泻可由慢性胃炎,溃疡性结肠炎,胃酸缺乏、慢性细菌性痢疾、结肠息肉、功能性消化不良、肠道菌群紊乱、慢性胆囊炎和肠道肿瘤等导致。本病主要由感受外邪、饮食不节、情志失调、脾胃虚弱或命门火衰导致。湿邪为泄泻的主要病理因素,脾虚湿盛是其发病关键。

治疗腹泻当以运脾化湿为大法。首先分清暴泻和久泻,暴泻以湿盛为主,要分清寒热和是否夹杂外邪。久泻以脾虚为主,当健脾为治。可辨证选择"泄泻类"中药非处方药治疗,也可辨证选药(表4-8)。

表 4-8　泄泻的中成药辨证应用

证型	症　状	治法	方　药	主要成分
暴泻	寒湿泄泻	泄泻清稀,可如水样,腹痛肠鸣,脘闷食少,苔白腻,脉濡缓。若兼有外感风寒,则见恶寒发热,头痛身痛,苔薄白,脉浮	芳香化湿解表散寒	①藿香正气水:本药具有解表化湿,理气和中的功效,用于暑湿感冒,恶寒发热,头胀头痛,胸膈满闷,心腹疼痛,恶心呕吐,肠鸣泄泻	苍术、陈皮、厚朴(姜制)、白芷、茯苓、大腹皮、生半夏、甘草浸膏、广藿香油、紫苏叶油、干姜汁、药用乙醇
				②六合定中丸:本药具有解表化湿,理气消食的功效,用于寒湿泄泻,兼有食积,便下臭秽	广藿香、紫苏叶、香薷、木香、白扁豆(去皮)、檀香、茯苓、桔梗、枳壳(去心、麸炒)、木瓜、陈皮、山楂(炒)、厚朴(姜炙)、甘草、麦芽(炒)、谷芽(炒)、六神曲(麸炒)
暴泻	湿热泄泻	泄泻腹痛,泻下急迫,或泻下不爽,大便黄褐色,气味臭秽,肛门灼热,烦热口渴,小便短黄,苔黄腻,脉滑数	清热利湿	①加味香连丸:本药具有祛湿清热,化滞止痢的功效,用于湿热凝结引起的红白痢疾,腹痛下坠	木香、黄连(姜炙)、黄芩、黄柏(酒炙)、白芍、当归、厚朴(姜炙)、枳壳(去瓤麸炒)、槟榔、延胡索(醋炙)、吴茱萸(甘草炙)、甘草(蜜炙)
				②葛根芩连片:本药具有解肌清热止泻的功效,用于腹痛泄泻,身热烦渴	葛根、黄芩、黄连、炙甘草
				③木香槟榔丸:本药具有行气导滞,泻热通便的功效,用于湿热内停,赤白痢疾,里急后重,胃肠积滞,脘腹胀痛,大便不通	木香、槟榔、枳壳(炒)、陈皮、青皮(醋炒)、香附(醋制)、三棱(醋制)、黄连、黄柏(酒炒)、大黄、炒牵牛子、芒硝、莪术
				④肠炎宁片:本药具有清热利湿,行气的功效,用于湿热蕴结胃肠所致的腹泻,小儿消化不良	地锦草、金毛耳草,樟树根、香薷、枫香树叶
暴泻	伤食泄泻	腹痛肠鸣,粪便臭如败卵,泻后痛减,脘腹胀满,嗳腐酸臭,不思饮食,苔厚腻,脉滑	消食导滞	①复方鸡内金片:本药具有健脾开胃,消食化积的功效,用于脾胃不和引起的食积胀满,饮食停滞,呕吐泄泻	鸡内金、六神曲
				②枫蓼肠胃康颗粒:本药具有清热除湿化滞的功效,用于急性胃肠炎,属伤食泄泻型及湿热泄泻型者,证见腹痛腹满,泄泻臭秽,恶心呕腐或有发热恶寒苔黄脉数等,亦可用于食滞胃痛而证见胃脘痛,拒按,恶食欲吐,嗳腐吞酸,舌苔厚腻或黄腻脉滑数者	牛耳枫、辣蓼

续表

证型		症　状	治　法	方　药	主要成分
久泻	脾虚泄泻	大便时溏时泻，迁延反复，完谷不化，饮食减少，食后脘闷不舒，进食油腻则大便次数明显增加，面色萎黄，神疲乏力，舌淡苔白，脉细弱	健脾益气	①参苓白术丸：本药具有健脾益气，渗湿和胃的功效，用于脾胃虚弱，水湿内停导致的泄泻	人参、茯苓、白术（麸炒）、山药、白扁豆（炒）、莲子、薏苡仁（炒）、砂仁、桔梗、甘草
				②补脾益肠丸：本药具有补中益气，健脾和胃，涩肠止泻的功效，用于脾虚泄泻症，临床表现为腹泻腹痛，腹胀，肠鸣	外层：黄芪、党参（米炒）、砂仁、白芍、当归（土炒）、白术（土炒）、肉桂；内层：醋延胡索、荔枝核、炮姜、炙甘草、防风、木香、盐补骨脂、煅赤石脂
久泻	肾虚泄泻	黎明前脐腹作痛，肠鸣即泻，泻下完谷，泻后则安，形寒肢冷，腰膝酸软，舌淡苔白，脉沉细	温补脾肾固涩止泻	①肉蔻四神丸：本药具有温中散寒，补脾止泻的功效，用于大便失调，黎明泄泻，肠泻腹痛，不思饮食，面黄体瘦，腰酸腿软	补骨脂（盐水制）、木香、肉豆蔻（面粉煨）、罂粟壳、诃子肉、白芍、干姜、白术（麸炒）、吴茱萸（甘草水制）
				②附子理中丸：本药具有温中健脾的功效，用于脾胃虚寒，脘腹冷痛，呕吐泄泻，手足不温	附子（制）、党参、白术（炒）、干姜、甘草
				③固本益肠片：本药具有健脾温肾，涩肠止泻的功效，用于脾肾阳虚所致慢性泄泻	党参、补骨脂、黄芪、酒当归、醋延胡索、地榆炭、儿茶、炒白术、麸炒山药、炮姜、炒白芍、煨木香、煅赤石脂、炙甘草
久泻	肝郁泄泻	平素胸胁胀闷，嗳气食少，每因已于恼怒、情绪紧张发生腹痛泄泻，腹中雷鸣，攻窜作痛，矢气频作，舌淡红，脉弦	抑肝扶脾	①小柴胡颗粒：本药具有解表散热，疏肝和胃的功效，用于往来寒热，胸胁苦满，不欲饮食，心烦喜呕，口苦咽干目眩，泄泻	柴胡、黄芩、半夏（姜制）、党参、生姜、甘草、大枣
				②逍遥丸：本药具有疏肝健脾养血的功效，用于肝郁脾虚血弱，肝胃不和导致的月经不调，情绪抑郁，腹痛泄泻等	柴胡、当归、白芍、白术（炒）、茯苓、炙甘草、薄荷、生姜

第九节　虚证的病证用药

　　虚证是指人体因精气不足而出现的正气虚弱的证候。是与实证相对而言。所谓"邪气盛则实，精气夺则虚。"主要分为气虚、血虚、气血两虚、阴虚、阳虚、阴阳两虚等。可见如面色不华，神疲乏力，少气懒言，心悸失眠，饮食减少，头晕眼花，腰膝酸软，自汗盗汗，舌质淡胖或红瘦，脉虚细无力等。

治疗虚证应主要分辨虚的类型、脏腑，以及虚的程度。要注意是否兼杂实邪。可辨证选择"虚证类"中药非处方药治疗，也可辨证选药（表4-9）。

表4-9　虚证的中成药辨证应用

证型	症　状	治　法	方　　药	主要成分
气虚	疲乏力,少气懒言,头晕目眩,自汗,活动后加重,食少便溏,舌淡白,脉细弱	补中益气	①补中益气丸:本药具有补中益气,升阳举陷的功效,用于脾胃虚弱,中气下陷,体倦乏力,食少腹胀,久泻脱肛,子宫脱垂	炙黄芪、党参、炙甘草、白术(炒)、当归、升麻、柴胡、陈皮、生姜、大枣
			②香砂六君丸:本药具有益气健脾化痰的功效,用于脾虚气滞,痰湿蕴脾	木香、砂仁、党参、炒白术、茯苓、炙甘草、陈皮、姜半夏、生姜、大枣
血虚	面色萎黄或无华,唇甲色白,头晕眼花,心悸失眠,肢体麻木,舌淡白,苔薄,脉细	生血养血	①阿胶(液体):本药具有补血滋阴,润燥,止血的功效,用于血虚萎黄,眩晕心悸,心烦不眠,肺燥咳嗽	阿胶
			②四物合剂:本药具有养血,调血的功效,用于营血虚弱等	当归、川芎、白芍、熟地黄
			③阿胶补血膏:本药具有益气补血的功效,用于久病体弱,气虚血亏	阿胶、熟地黄、党参、黄芪、枸杞子、白术
			④益血生胶囊:本药具有健脾生血,补肾填精的功效,用于脾肾两亏所致的血虚诸症,各种类型贫血及血小板减少症	阿胶、鹿角胶、牛髓、鹿茸、龟甲胶、鹿血、紫河车、茯苓、黄芪(蜜炙)、当归、熟地黄、制何首乌、炒山楂、炒鸡内金、大黄(酒制)、白芍、党参、白术(麸炒)、大枣、炒麦芽、知母(盐制)、花生衣
气血两虚	面色苍白,倦怠乏力,头晕目眩,食欲不振,毛发干枯,爪甲色白,失眠心悸,健忘头晕,舌淡胖,苔薄,脉濡细	补气养血	①当归补血口服液:本药具有补养气血的功效,用于气血两亏证。人参归脾丸:本药具有益气补血,健脾养心的功效,用于气血不足,心悸,失眠等	当归、黄芪
			②八珍丸:本药具有补气益血的功效,用于气血两虚,面色萎黄,食欲不振,四肢乏力,月经过多	党参、白术(炒)、茯苓、甘草、当归、白芍、川芎、熟地黄

续表

证型	症 状	治 法	方 药	主 要 成 分
气血两虚			③十全大补丸:本药具有温补气血的功效,用于气血两虚,面色苍白,头晕自汗,体倦乏力,四肢不温,月经量多	党参、白术(炒)、茯苓、熟地黄、当归、白芍(酒炒)、川芎、炙黄芪、肉桂、炙甘草
			④人参养荣丸:本药具有温补气血的功效,用于心脾不足,气血两亏,形瘦神疲,食少便溏,病后虚弱	人参、白术(土炒)、茯苓、炙甘草、当归、熟地黄、白芍(麸炒)、炙黄芪、陈皮、远志(制)、肉桂、五味子(酒蒸)
			⑤复方阿胶浆:本药具有补气养血的功效,用于气血两虚,头晕目眩,心悸失眠,食欲不振及贫血	阿胶、人参、熟地黄、党参、山楂
阴虚	潮热盗汗,头晕耳鸣,腰膝酸软,颧红消瘦,五心烦热,舌红少苔,脉细数	滋阴补肾	①左归丸:本药具有滋阴补肾的功效,用于真阴不足,腰酸腿软,盗汗遗精,口干舌燥,五心烦热	熟地黄、菟丝子、牛膝、龟甲胶、鹿角胶、山药、山茱萸、枸杞子
			②六味地黄丸:本药具有滋阴补肾的功效,用于头晕耳鸣,遗精盗汗,五心烦热,腰酸腿软	熟地黄、山茱萸(制)、牡丹皮、山药、茯苓、泽泻
			③杞菊地黄丸:本药具有滋肾养肝的功效,用于肝肾阴亏,眩晕耳鸣,羞明畏光,迎风流泪,视物昏花	枸杞子、菊花、熟地黄、山茱萸(制)、牡丹皮、山药、茯苓、泽泻
			④大补阴丸:本药具有滋阴降火的功效,用于阴虚火旺,潮热盗汗,咳嗽咯血,耳鸣遗精	熟地黄、知母(盐炒)、黄柏(盐炒)、龟甲(醋制)、猪脊髓
阳虚	畏寒肢冷,精神萎靡,神疲乏力,头晕目眩,腰膝酸软,大便泄泻,阳痿早泄,宫寒不孕。舌淡胖,苔白,脉沉迟	补肾壮阳	①桂附地黄丸:本药具有温补肾阳的功效,用于肾阳不足,腰膝酸冷,小便不利或反多,痰饮喘咳	肉桂、附子(制)、熟地黄、山茱萸(制)、牡丹皮、山药、茯苓、泽泻
			②五子衍宗丸:本药具有补肾益精的功效,用于腰酸腿软,遗精早泄,阳痿不育	枸杞子、菟丝子(炒)、覆盆子、五味子(蒸)、车前子(盐炒)
			③全鹿丸:本药具有补肾填精的功效,用于老年阳虚,腰膝酸软,畏寒肢冷,肾虚尿频	全鹿干、锁阳(酒炒)、党参、地黄、牛膝、熟地黄、楮实子、菟丝子、山药、补骨脂(盐水炒)、枸杞

续表

证型	症　状	治　法	方　药	主要成分
阳虚				子(盐水炒)、川芎(酒炒)、肉苁蓉、当归(酒炒)、巴戟天、甘草(炙)、天冬、五味子(蒸)、麦冬、白术(炒)、覆盆子、杜仲(盐水炒)、芡实、花椒、茯苓、陈皮、黄芪(炙)、小茴香(酒炒)、续断(盐水炒)、大青盐、胡芦巴(酒炒)、沉香
阴阳两虚	畏寒肢冷,眩晕耳鸣,神疲乏力,腰膝酸软,自汗盗汗,阳痿遗精,舌淡少津,脉弱	阴阳并补	二仙膏:本药具有滋阴助阳,益气养血的功效,用于阴阳两虚,神疲乏力,体倦等	人参、枸杞子、鹿角胶、龟板胶、牛鞭(干)、黄芪(蜜炙)、熟地黄(砂仁拌)、制何首乌、五味子(酒制)、沙苑子(盐炒)、牛膝、核桃仁、黑芝麻(炒)、山药(炒)、远志(制)、丹参

第十节　失眠的病证用药

失眠是指不能获得正常睡眠为特征的一类病证,主要表现为入睡难、早醒、睡眠深度不够,睡后不能消除疲劳等。很多原因都能导致失眠的发生,如环境改变、工作压力过大、饮食不当、情绪变化、精神性疾病、呼吸系统疾患、心血管系统疾患、胃肠系统疾患以及一些药物等。中医学将失眠称为"不寐",认为其多由情志所伤、饮食不节、病后体虚、年老、禀赋不足、心虚胆怯等导致的心神失养、心神不安而引发。

治疗失眠首先要辨脏腑。如伴急躁易怒得失眠,多是由肝火上扰心神导致;伴脘腹胀满的失眠,主要是由于脾胃宿食停滞、子盗母气导致;伴心烦心悸、五心烦热、头晕耳鸣的失眠,则多由阴虚火旺、心肾不交导致。其次要辨虚实。实证失眠多由心火亢盛或肝火扰心导致,表现为心烦易怒、口苦咽干、便秘溲赤。虚证失眠则多因脾失运化、肝不藏血、肾不藏精导致。表现为体质瘦弱、面色无华、神疲乏力等。治疗上实证泻其有余,如疏肝解郁、清泻心火、消导化痰等。治疗虚证要补其不足,如养心安神、健脾安神、补肝肾安神等。在辨证的基础上配合使用安神药,并辅以精神治疗,以达到良好的效果。可辨证选择"不寐类"中药非处方药治疗，也可辨证选药（表4-10）。

表4-10　失眠的中成药辨证应用

证型	症　状	治　法	方　药	主要成分
心火炽盛	心烦不寐，躁扰不宁，口干舌燥，小便短赤，口舌生疮，舌尖红，苔薄黄，脉数有力或细数	清心安神	①朱砂安神丸：本药具有镇心安神，清心养血的功效，用于心烦失眠，心悸怔忡，夜寐多梦，记忆力减退等病症	朱砂、黄连、当归、生地黄、炙甘草
			②宁心安神胶囊：本药具有镇惊安神，宽胸宁心的功效，用于更年期综合征，神经衰弱症	黄连、琥珀、石菖蒲、远志（制）、茯苓、丹参、甘草、红枣、小麦、磁石（煅）、珍珠母
肝郁化火	急躁易怒，多梦不寐，甚者彻夜不眠，头晕脑胀，目赤耳鸣，口干口苦，便秘溲赤，舌红苔黄，脉弦数	清肝泻火镇心安神	①加味逍遥丸：本药具有疏肝清热，健脾养血的功效，用于肝郁血虚，肝脾不和，两胁胀痛，头晕目眩，倦怠食少，月经不调，脐腹胀痛	柴胡、当归、白芍、白术（麸炒）、茯苓、甘草、牡丹皮、栀子（姜炙）、薄荷、生姜
			②泻肝安神丸：本药具有清肝泻火，重镇安神的功效，用于失眠，心烦，惊悸，神经衰弱	龙胆、黄芩、栀子（姜炙）、珍珠母、牡蛎、龙骨、柏子仁、酸枣仁（炒）、远志（去心甘草炙）、当归、地黄、麦冬、蒺藜（去刺盐炙）、茯苓、车前子（盐炙）、泽泻（盐炙）、甘草
			③解郁安神颗粒：本药具有疏肝解郁，安神定志的功效，用于情志不舒，肝郁气滞等精神刺激所致的心烦，焦虑，失眠，健忘，更年期症候群，神经官能症等	柴胡、郁金、栀子（炒）、半夏（制）、炒白术、胆南星、茯苓、大枣、石菖蒲、远志（制）、百合、酸枣仁、龙齿、浮小麦、甘草（炙）、当归
痰热内扰	胸脘痞闷，心烦不寐，恶心嗳气，头沉目眩，口苦，舌红苔黄腻，脉滑数	清热化痰宁心安神	①神安胶囊：本药具有清热化痰，安神定惊的功效，用于痰热扰心之失眠，口干，口苦等	酸枣仁、百合、牡蛎、莲子、枸杞子、茯苓、甘草、白果、山药
			②复方柴胡安神颗粒：本药具有交通心肾，化痰安神的功效，用于神经衰弱属痰浊扰心，心肾不交者，症见失眠多梦，心烦易怒等	桂枝、白芍、牡蛎、龙骨、柴胡、半夏、五味子、竹茹、丹参、炒枣仁、炙甘草、大枣、黄连、生姜、大黄

证型	症状	治法	方药	主要成分
心气虚寒	失眠头晕，气短乏力，健忘怕冷，心慌气短，面色淡白，舌淡胖，苔薄白，脉细弱	补养心气养心安神	①柏子养心丸：本药具有补气养血安神的功效，用于心气虚寒，心悸易惊，失眠多梦，健忘	柏子仁、党参、炙黄芪、川芎、当归、茯苓、远志（制）、酸枣仁、肉桂、五味子（蒸）、半夏曲、炙甘草、朱砂
			②七叶神安片：本药具有益气安神，活血止痛，止血的功效，用于心气不足，失眠心悸，胸痹心痛等	三七叶总皂苷
心血亏虚	失眠多梦，头晕健忘，神疲乏力，唇甲色淡，面色㿠白，舌淡，苔薄白。脉细。甚则血虚生热，虚烦不眠	补养心血养心安神	①枣仁安神液：本药具有补心安神的功效，用于健忘，头晕，失眠	酸枣仁（炒）、丹参、五味子（醋制）
			②琥珀安神丸：本药具有育阴养血，补心安神的功效，用于心血不足，怔忡健忘，心悸失眠，虚烦不安	地黄、当归、柏子仁霜、炒酸枣仁、天冬、麦冬、五味子、大枣（去核）、人参、茯苓、丹参、远志、玄参、炙甘草、南蛇藤果、桔梗、琥珀、龙骨
			③同仁安神丸：本药具有养血益气，镇惊安神的功效，用于心血不足引起的心烦体倦，怔忡健忘，少眠多梦，心神不安	黄连、甘草、熟地黄、地黄、当归、黄芪、酸枣仁（炒）、龙齿、茯苓、柏子仁、远志（甘草炙）、朱砂
			④养血安神片：本药具有养血安神的功效，用于阴虚血少，头眩心悸，失眠健忘	首乌藤、鸡血藤、熟地黄、地黄、合欢皮、墨旱莲、仙鹤草
			⑤安神补心丸：本药具有养心安神的功效，用于心血不足，虚火内扰所致的心悸失眠，头晕耳鸣	丹参、五味子（蒸）、石菖蒲、安神膏
阴虚及阴虚火旺	心悸不安，心烦不寐，腰膝酸软，头晕耳鸣，健忘遗精，口干津少，五心烦热，舌红少苔，脉细数	滋阴降火清心安神	①天王补心丸：本药具有滋阴养血，补心安神的功效，用于心阴不足，心悸健忘，失眠多梦，大便干燥	丹参、当归、石菖蒲、党参、茯苓、五味子、麦冬、天冬、地黄、玄参、远志（制）、酸枣仁（炒）、柏子仁、桔梗、甘草、朱砂
			②知柏地黄丸：本药具有滋阴清热的功效，用于阴虚火旺，潮热盗汗，耳鸣遗精，小便短少，口干舌燥	知母、黄柏、熟地黄、山茱萸（制）、牡丹皮、山药、茯苓、泽泻

续表

证型	症 状	治 法	方 药	主要成分
阴虚及阴虚火旺			③养心安神丸:本药具有补肾益智,养心安神的功效,用于心肾不交引起的少眠多梦,头晕心悸,耳鸣健忘,倦怠无力	五味子(醋炙)、首乌藤、合欢花、黄精(酒炙)、当归、丹参、酸枣仁(炒)、远志(去心甘草炙)、知母、磁石
			④乌灵胶囊:本药具有补肾健脑,养心安神的功效,适用于神经衰弱的心肾不交症。症见失眠,健忘,神疲乏力,腰膝酸软,脉细或沉无力等	乌灵菌粉
			⑤百乐眠胶囊:本药具有滋阴清热,养心安神的功效,用于肝郁阴虚型失眠症,症见入睡困难,多梦易醒,醒后不眠,头晕乏力,烦躁易怒,心悸不安等	百合、刺五加(生)、首乌藤、合欢花、珍珠母、石膏、酸枣仁、茯苓、远志、玄参、地黄(生)、麦冬、五味子、灯心草、丹参
心脾两虚	多梦易醒,心悸健忘,神疲乏力,食少纳呆,头晕目眩,四肢倦怠,面色萎黄,舌淡苔薄,脉细无力	补益心脾养心安神	人参归脾丸:本药具有益气补血,健脾养心的功效,用于气血不足,心悸,失眠等	人参、白术(麸炒),茯苓,甘草(蜜炙)。黄芪(蜜炙)、当归、木香、远志(去心甘草炙)、龙眼肉、酸枣仁(炒)
心胆气虚	心烦不寐,多梦易醒,心悸胆怯,气短自汗,倦怠乏力,舌淡,脉弦细	益气镇惊安神定志	安神定志丸:本药具有镇惊安神,益气宁心的功效,用于心气虚,易惊,心悸失眠,多梦,气怯神疲,舌质淡,脉细弱	远志、石菖蒲、茯神、茯苓、朱砂、龙齿、党参

第十一节 消渴的病证用药

"消渴"分为上消、中消和下消。上消表现为口渴多饮,中消表现为消谷善饥,下消表现为多尿。本病主要与先天禀赋不足,饮食不节、情志失调以及劳欲过度有关。类似于现代的糖尿病。

本病的主要病机在于阴虚为本,燥热为标。两者可互为因果。病变主要在肺脾肾三脏而以肾为重。如消渴日久,可转为阴阳两虚证,而使变证蜂起。

肾阴不足，肝失所养，可导致目疾如雀盲、云翳等。营阴亏损，热度内蕴可导致痈疽疮毒。血虚肺燥，皮肤失养，可导致皮肤瘙痒等。治疗上首辨消渴的病位，区别肺燥、胃热或肾亏。其次辨别阴虚与燥热的程度区别。清热润燥，养阴生津是本病的治疗大法。血瘀可贯穿消渴病的始终，故而活血药的配伍也是必不可少的。

目前治疗消渴病的中成药不多，而且以处方药为主，其原因主要是消渴病病机复杂，很难有单一的证型，一般都有很多兼杂证。现将主要证型和主要治疗用药介绍如下（表4-11）：

表4-11　消渴的辨证论治

证型	症　状	治　法	方　药	主　要　成　分
气阴两虚	烦渴多饮，口干舌燥，乏力气短，潮热汗出，尿量多，舌边尖红，或胖淡，苔薄或少，脉细	益气养阴	①参芪降糖片（处方药）：本药具有益气养阴，滋补脾肾的作用，主治消渴证，用于2型糖尿病	人参茎叶皂苷、五味子、黄芪、山药、地黄、覆盆子、麦冬、茯苓、天花粉、泽泻、枸杞子
			②益津降糖胶囊（处方药）：本药具有益气健脾，生津止渴的功效，用于气阴两虚型消渴病	人参、白术、茯苓、仙人掌、甘草
			③消渴丸（处方药）：本药具有滋肾养阴，益气生津的功效，用于气阴两虚型消渴病	葛根、南五味子、山药、黄芪、地黄、天花粉、格列本脲
气虚内热	口渴易饥，神疲乏力，心烦急躁，小便黄浊，大便干燥。舌淡苔黄，脉濡数	清热益气	金芪降糖胶囊（处方药）：本药具有清热益气的功效，主治气虚内热之消渴病	黄芪、金银花、黄连
肾阴亏损	尿频量多，浑浊如脂膏，或尿甜，腰膝酸软，头晕耳鸣，五心烦热，皮肤瘙痒，苔少，脉细数	滋阴补肾	六味地黄丸：本药具有滋补肾阴的功效，用于治疗肾阴虚引起的腰膝酸软，头晕耳鸣等症	熟地黄、山茱萸（制）、牡丹皮、山药、茯苓、泽泻

第十二节　淋证的病证用药

淋证可分为石淋、热淋、劳淋、膏淋、血淋、气淋等，是因肾、膀胱气化失司、水道不利而导致的以小便频急、淋沥不尽、尿道涩痛、小腹拘急、痛引腰腹为主要表现的一类病证。多由过食肥甘厚腻辛辣之品、饮酒过多、脾肾不足、肝郁气滞等原因导致。本病类似于西医"尿路感染"范畴。

淋证表现很多，所以在治疗中，首先要分清虚实，实证多初期或起病急骤，以膀胱湿热为主，虚证多为久病，以脾肾两虚为主。把握急则治标，缓则治本的原则。实则清利，虚则补益（表4-12）。

表4-12 淋证的辨证论治

证型	症状	治法	方药	主要成分
膀胱湿热	起病多急骤，小便频数，炽热灼痛。少腹拘急胀痛，或发寒热，腰痛拒按，口苦，或大便秘结，舌红苔黄腻，脉滑数	清热利湿通淋	①正胶囊:本药具有清热、利尿、通淋的功效,用于湿热下注,小便短赤,淋沥涩痛,口干咽燥等	栀子、车前子（炒）、瞿麦、萹蓄、滑石、大黄、川木通、灯心草、甘草
			②三金片:本药具有清热解毒,利湿通淋,益肾的功效。用于下焦湿热,热淋,小便短赤,淋沥涩痛;急、慢性肾盂肾炎,膀胱炎,尿路感染属肾虚湿热下注证者	金樱根、菝葜、羊开口、金沙藤、积雪草
			③尿感宁冲剂:本药具有清热解毒,通淋利尿的功效。用于急性尿路感染、急性膀胱炎、急性肾盂肾炎、慢性膀胱炎和慢性肾盂肾炎出现尿频、尿急、尿痛者	海金沙藤、连钱草、凤尾草、犁草、紫花地丁
			④癃清片:本药具有清热解毒,凉血通淋的功效。用于热淋所致的尿频、尿急、尿痛、尿短、腰痛、小腹坠胀等症	金银花、黄连、黄柏、白花蛇舌草、败酱草、牡丹皮、赤芍、泽泻、车前子、仙鹤草
热灼阴伤	小便频数,艰涩疼痛,尿色淡红,腰膝酸软,头晕耳鸣,口燥咽干,五心烦热,舌红,苔少,脉细数	滋阴补肾,清热通淋	知柏地黄丸:本药具有滋阴清热的功效,用于阴虚火旺,潮热盗汗,耳鸣遗精,小便短少,口干舌燥	知母、黄柏、熟地黄、山药、山茱萸（制）、牡丹皮、茯苓、泽泻
脾肾两虚	小便淋沥,时作时止,遇劳则发,小便灼热,或疼痛,神疲乏力,少气懒言,腰膝酸软,纳呆食少。舌淡或胖而有齿痕,苔薄白,脉沉细	健脾补肾	无比山药丸:本药具有健脾补肾的功效,用于脾肾两虚,食少肌瘦,腰膝酸软,目眩耳鸣	山茱萸、泽泻、熟地、茯苓、巴戟天、牛膝、赤石脂、山药、杜仲、菟丝子、肉苁蓉、五味子

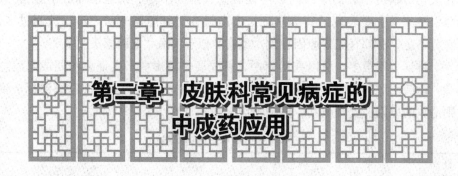

第三章 皮肤科常见病症的中成药应用

第一节 湿疹的病证用药

湿疹是一种常见的过敏性炎症性皮肤病。以皮疹多样性、对称分布、剧烈瘙痒、反复发作、易演变成慢性为特征。可发生于任何年龄，任何部位，任何季节，但常在冬季复发或加剧。湿疹的发病与遗传因素、过敏体质、胃肠功能紊乱、神经功能障碍、内分泌失调、体内有感染病灶、肠道寄生虫、日晒、风吹、寒冷、搔抓以及接触肥皂、化妆品或辛辣刺激性食物有关。本病类似于中医学的"浸淫疮"、"旋耳疮"、"绣球风"、"四弯风"、"奶癣"等病。主要与禀赋或风、湿、热、毒之邪郁于皮肤有关。近年来，湿疹的发病呈上升趋势，这可能与环境和气候的异常变化、大量化学制品在生活中的应用、精神紧张、工作生活节奏加快、饮食结构改变等有一定关系。

治疗湿疹首先考虑邪气的性质及程度，如湿热浸淫，邪以湿、热为主，且还要考虑湿和热孰轻孰重。其次考虑是否有体虚或特殊禀赋的存在。同时要了解诱发本病的原因。可辨证选择"湿疹类"中药非处方药治疗，也可辨证选药（表4-13）。

表4-13 湿疹的中成药辨证应用

证型	症 状	治 法	方 药	主 要 成 分
湿热浸淫	皮肤可见红斑，肿胀，丘疹，水疱，脓疱，糜烂，渗液较多，浸淫	清热利湿祛风止痒	①二妙丸：本药具有燥湿清热的功效，用于湿热下注，白带，阴囊湿痒	苍术(炒)、黄柏(炒)

续表

证型	症　状	治　法	方　药	主要成分
湿热浸淫	成片,瘙痒较剧烈。可伴有发热,疲乏倦怠,或有腹痛,便秘或腹泻,小便短赤。舌质红,苔黄腻,脉滑数或弦滑数		②皮肤病血毒丸:本药具有清血解毒,消肿止痒的功效,用于经络不和,湿热血燥引起的风疹,湿疹,皮肤刺痒,雀斑,粉刺,面赤鼻齄,疮疡肿毒,脚气疥癣,头目眩晕,大便燥结	茜草、桃仁、荆芥穗(炭)、蛇蜕(酒炙)、赤芍、当归、白茅根、地肤子、苍耳子(炒)、地黄、连翘、金银花、苦地丁、土茯苓、黄柏、皂角刺、桔梗、益母草、苦杏仁(去皮炒)、防风、赤茯苓、白芍、蝉蜕、牛蒡子(炒)、牡丹皮、白鲜皮、熟地黄、大黄(酒炒)、忍冬藤、紫草、土贝母、川芎(酒炙)、甘草、白芷、天葵子、紫荆皮、鸡血藤、浮萍、红花
			③皮肤康洗液(外用):本药具有清热解毒,凉血除湿,杀虫止痒的功效,皮肤湿疹,皮炎见有红斑,瘙痒,丘疹,渗出,脓疱,糜烂,汗疹,尿布疹,二阴湿疹;细菌性阴道炎,霉菌性阴道炎,滴虫性阴道炎,衣原体阴道炎,宫颈炎,外阴瘙痒,带下异常等	金银花、蒲公英、马齿苋、土茯苓、大黄、赤芍、地榆、蛇床子、白鲜皮、甘草
血虚风燥	患部皮肤增厚,表面粗糙,或呈苔藓样变,色素沉着,脱屑,或见头晕乏力,腰酸肢软。舌质淡红,苔薄白,脉缓或濡细	养血祛风化湿止痒	①湿毒清片:本药具有养血润燥,化湿解毒,祛风止痒的功效,用于皮肤瘙痒症属血虚湿蕴皮肤证者	地黄、当归、丹参、蝉蜕、苦参、黄芩、白鲜皮、土茯苓、甘草
			②肤痒颗粒:本药具有祛风活血,除湿止痒的功效,用于皮肤瘙痒病,荨麻疹	苍耳子(炒、去刺)、地肤子、川芎、红花、白英
			③乌蛇止痒丸:本药具有养血祛风,燥湿止痒的功效,用于皮肤瘙痒,荨麻疹	乌梢蛇、防风、蛇床子、苦参、黄柏、苍术、人参须、牡丹皮、蛇胆汁、人工牛黄、当归
脾虚湿盛	皮损淡红或色较暗,搔抓后有少量流水,瘙痒不重,伴纳差便溏,神疲乏力,舌淡胖,苔白腻,脉缓	健脾除湿	①香砂六君丸:本药具有益气健脾化痰的功效,用于脾虚气滞,痰湿蕴脾	木香、砂仁、党参、炒白术、茯苓、炙甘草、陈皮、姜半夏、生姜、大枣

第二节 痤疮的病证用药

痤疮俗称青春痘，是一种青春期常见的毛囊皮脂腺的慢性炎症性疾病，表现为粉刺、丘疹、脓疱、结节、囊肿和瘢痕，好发于面、背、胸等富含皮脂腺的部位。该病为临床常见的皮肤病，病程缓慢，易于复发。西医认为痤疮的病因相当复杂，是多种因素综合作用所致的毛囊皮脂腺疾病，与内分泌、皮脂、遗传、感染、微生物、免疫学、气候变化、精神、营养等因素有关。外涂化妆品刺激引起毛囊口堵塞是也本病的重要诱因。痤疮相当于中医学"痤"、"粉刺"、"面粉皶"、"面皶"、"粉花疮"、"酒刺"等范畴。中医认为，痤疮的病因是由于体内热蒸或正虚导致肌体汗出，同时外受或风邪、或寒邪、或湿邪、汗被外邪所郁于肌表，导致表郁，或化热，或不化热，发于颜面而成痤疮。

治疗痤疮首先要分清新病久病。新病多属实热，而久病则可能变为虚证。而临床上虚实夹杂者也并不少见。其次要分清病邪性质和发病脏腑。可辨证选择"痤疮类"中药非处方药治疗，也可辨证选药（表 4-14）。

表 4-14 痤疮的中成药辨证应用

证型	症　状	治　法	方　药	主要成分
肺经风热	病变多以丘疹为主，丘疹色红，或痒或痛。可伴见白头粉刺，颜面多油脂，口干口渴，大便秘结。舌红，苔薄黄，脉浮数	疏风清肺	①清肺抑火丸：本药具有清肺止咳，化痰通便的功效，用于肺热咳嗽，痰黄稠黏，口干咽痛，大便干燥	黄芩、栀子、知母、浙贝母、黄柏、苦参、桔梗、前胡、天花粉、大黄
			②牛黄上清丸：本药具有清热泻火，散风止痛的功效，用于头痛眩晕，目赤耳鸣，咽喉肿痛，口舌生疮，牙龈肿痛，大便燥结	人工牛黄、薄荷、菊花、荆芥穗、白芷、川芎、栀子、黄连、黄柏、黄芩、大黄、连翘、赤芍、当归、地黄、桔梗、甘草、石膏、冰片
脾胃湿热	皮损多以丘疹，脓疱为主，皮疹红肿疼痛，与肤色相同或呈红色，顶端可见黑头，能挤压出黄白色粉渣样脂质。口	清热利湿	①当归苦参丸：本药具有活血化瘀，清热除湿的功效，用于血燥湿热引起的头面生疮，粉刺疙瘩，湿疹刺痒，酒糟鼻赤	当归、苦参
			②丹参酮胶囊：本药具有抗菌消炎的功效，用于痤疮，扁桃体炎，疖	丹参乙醇提取物

续表

证型	症　状	治　法	方　药	主要成分
脾胃湿热	臭,便秘,尿黄,舌红,苔黄腻,脉滑数		③新肤螨灵软膏(外用):本药具有杀螨止痒的功效,用于治疗痤疮	
热毒炽盛	痤疮色红,热痛,或有脓包,口渴咽干,身热,便秘尿黄,舌苔黄糙,脉洪数	清热解毒	①金花消痤丸:本药具有清热泻火,解毒消肿的功效,用于肺胃热盛所致的痤疮(粉刺),口舌生疮,胃火牙痛,咽喉肿痛,目赤,便秘,尿黄赤等症	栀子(炒)、山银花、黄芩(炒)、大黄(酒炙)、黄连、桔梗、薄荷、黄柏、甘草
			②清热暗疮片:本药具有清热解毒,凉血散瘀的功效,用于治疗痤疮(粉刺)	金银花、大黄浸膏、穿心莲浸膏、人工牛黄、蒲公英浸膏、珍珠层粉、山豆根浸膏、甘草、栀子浸膏
痰瘀互结	本证型患者皮损较重,以结节、囊肿为典型皮疹。皮疹密集或散在分布,有些患者皮疹可扩大成黄豆或蚕豆大小,部分皮损消退后会形成瘢痕。皮疹形成囊肿,或有纳呆,便溏。舌淡胖,苔薄,脉滑	化痰散瘀	血府逐瘀口服液:本药具有活血化瘀,行气止痛的功效,用于瘀血内阻,头痛或胸痛,内热瞀闷,失眠多梦,心悸怔忡,急躁善怒	桃仁、红花、当归、川芎、地黄、赤芍、牛膝、柴胡、枳壳、桔梗、甘草

第三节　疖肿的病证用药

　　疖肿一种化脓性毛囊及毛囊深部周围组织的感染。多由金黄色葡萄球菌、溶血性链球菌等感染引起。与免疫力低下、毛囊皮脂腺分泌过旺、皮肤破损和患有湿疹、痱子、瘙痒等皮肤病原因有关。皮肤疖肿发生于肌肤浅表部位,如于头、面、颈、背、臀等。以局部红肿、灼热、疼痛、易脓、易溃、易敛为主要症状。本病多发于夏秋季节。中医认为本病多因内郁湿火,外感风邪,两相搏结,蕴阻肌肤而成;或在夏秋季节感受暑湿热毒,蕴蒸肌肤所致。属于疮疡热证。

本病多为实证，大多为热毒蕴结和暑热浸淫两种类型，伴发热、口渴、便干溲赤、舌红苔黄者多属热毒蕴结，治以清热解毒；皮肤见红肿结块、灼热疼痛者多属暑热浸淫，治以清暑、化湿、解毒。本病可选择皮肤疖肿类中药非处方药或处方药治疗（表 4-15）。

表 4-15　疖肿的中医用药

通用名	主要成分	功　效	适　应　证	用　法　用　量
片仔癀胶囊（处方药）	片仔癀	清热解毒，凉血化瘀，消肿止痛	用于热毒血瘀所致急慢性病毒性肝炎，痈疽疔疮，无名肿毒，跌打损伤及各种炎症	口服，一次 2 粒，一至五岁儿童一次 1 粒；一日 3 次，或遵医嘱
西黄丸（处方药）	牛黄、麝香、乳香（醋制）、没药（醋制）	清热解毒，和营消肿	用于痈疽疔毒，瘰疬，流注，癌肿等	口服，一次 3g，一日 2 次
六神丸（处方药）	珍珠粉、犀牛黄、天然麝香、雄黄、蟾酥、冰片	清凉解毒，消炎止痛	用于烂喉丹痧，咽喉肿痛，喉风喉痈，单双乳蛾，小儿热疖，痈疡疔疮，乳痈发背，无名肿毒	口服，一日 3 次，温开水吞服；一岁每服 1 粒，二岁每服 2 粒，三岁每服 3～4 粒，四岁至八岁每服 5～6 粒，九岁至十岁每服 8～9 粒，成年每服 10 粒。另可外敷在皮肤红肿处，取丸十数粒，用冷开水或米醋少许，盛食匙中化散，数搽四周，每日数次常保潮润，直至肿退为止。如红肿已将出脓或已穿烂，切勿再敷
蒲地蓝消炎片	黄芩、板蓝根、苦地丁、蒲公英	清热解毒，抗炎消肿	用于疖肿、咽炎、腮腺炎、淋巴结炎、扁桃体炎等	口服，每片 0.3g：一次 5～8 片；每片 0.6g：一次 3～4 片，一日 4 次
拔毒膏（处方药，外用药）	金银花、连翘、大黄、桔梗、地黄、栀子、黄柏、黄芩、赤芍、当归、川芎、白芷、白蔹、木鳖子、蓖麻子、玄参、穿山甲、苍术、蜈蚣、樟脑、没药、儿茶、乳香、红粉、血竭、轻粉	清热解毒，活血消肿	多用于治疗疖疔痈发、有头疽之初期或化脓期等	加热软化，贴于患处，隔日换药一次，溃脓时每日换药一次
马应龙龙珠软膏（外用药）	人工麝香、硼砂、炉甘石、礞砂、冰片、人工牛黄、珍珠、琥珀	清热解毒，消肿止痛，祛腐生肌	适用于疮疖、红、肿、热、痛及轻度烫伤	外用。一日 1 次，涂于患处

通用名	主要成分	功　效	适　应　证	用法用量
老鹳草软膏（外用药）	老鹳草	除湿解毒，收敛生肌	用于湿毒蕴结所致的湿疹，痈、疔、疮、疖及小面积水、火烫伤	外用，涂敷患处，一日1次

第四节　风、瘾疹的病证用药

　　风、瘾疹，俗称"风疙瘩、风疹块、风疹"等。系多种不同原因所致的一种皮肤黏膜血管反应性疾病。主要表现为边缘清楚的红色或者苍白色的瘙痒性皮损、风团，以发无定处，边缘清楚，骤起骤退，时隐时现为临床主要特征。有的可伴麻木肿胀。一年四季都可发病。可由自身免疫、药物、饮食、感染、物理刺激、蚊虫叮咬等原因引起。多因禀赋不耐，卫外不固，风寒、风热之邪客于肌表；或因肠胃湿热郁于肌肤；或因气血不足，虚风内生；或因情志内伤，冲任不调，肝肾不足，而致风邪搏结于肌肤而发病。本病类似于西医"荨麻疹"的范畴。

　　本病首先需要辨别属表证还是里证，另外还需要辨别寒热和虚实。表证可分为风寒束表和风热犯表两种类型，属风寒束表者，治以疏风散寒；属风热犯表者，治以疏风清热；里证之实证可分为胃肠湿热和血瘀经络，虚证可分为气虚卫外不固和血虚风燥，属胃肠湿热者，治以清热燥湿，散风止痒，属血瘀经络者，治以理气活血通络，属卫外不固者，治以固表御风，属血虚风燥者，治以养血祛风，润燥止痒。本病可辨证选择"荨麻疹"类中药非处方药治疗，也可辨证选药（表4-16）。

表 4-16　风、瘾疹的辨证论治

证型	症　状	治　法	方　药	主要成分
风热犯表	风团色鲜红，相互融合成片，灼热剧痒，遇热加剧，遇冷则缓，伴微热恶风，心烦口渴，咽弓充血，舌质红，苔薄白或薄黄，脉浮数	疏风清热	银翘片：本药具有辛凉解表，清热解毒的功效。用于风热感冒，发热头痛，咳嗽口干，咽喉疼痛	金银花、连翘、薄荷、荆芥、淡豆豉、牛蒡子、桔梗、淡竹叶、芦根、甘草、滑石粉

续表

证型	症状	治法	方药	主要成分
风寒外束	风团色白或淡红,瘙痒,遇冷当风加重,得暖则减,伴恶风畏寒,口不渴,舌淡苔白,脉浮紧	疏风散寒	九味羌活丸:本药具有解表,散寒,除湿的功效。用于外感风寒挟湿导致的恶寒发热无汗,头痛且重,肢体酸痛	羌活、防风、苍术、细辛、川芎、白芷、黄芩、甘草、地黄
血虚风燥	风团反复发作,迁延日久,午后或夜间加剧,伴心烦易怒,口干,手足心热,舌红少津,脉沉细	养血祛风,润燥止痒	①润燥止痒胶囊:本药具有养血滋阴,祛风止痒,润肠通便的功效。用于血虚风燥所致的皮肤瘙痒,痤疮,便秘	生地黄、何首乌、制何首乌、桑叶、苦参、红活麻
			②湿毒清胶囊:本药具有养血润燥,化湿解毒,祛风止痒的功效。用于皮肤瘙痒症属血虚湿蕴皮肤证者	地黄、当归、丹参、苦参、蝉蜕、黄芩、白鲜皮、土茯苓、甘草
卫外不固	风团成片,疹色较淡,伴恶风自汗,舌质淡红,苔薄白或少苔,脉沉细	固表御风	芪风颗粒:本药具有益气固表,祛风除湿,消疹止痒的功效。用于表虚湿盛之慢性荨麻疹	黄芪、防风、白术、茯苓、陈皮、桂枝、大腹皮、桑白皮
胃肠湿热	风团色鲜红,搔抓之后更甚,自觉有热,头晕头昏,恶心呕吐,舌淡苔腻,脉滑数	疏风解表,通腑泻热	①防风通圣丸:本药具有解表通里,清热解毒的功效。用于外寒内热,表里俱实,恶寒壮热,头痛咽干,小便短赤,大便秘结,瘰疬初起,风疹湿疮	防风、荆芥穗、薄荷、麻黄、大黄、芒硝、栀子、滑石、桔梗、石膏、川芎、当归、白芍、黄芩、连翘、甘草、白术(炒)
			②肤痒颗粒:本药具有祛风活血,除湿止痒的功效。用于皮肤瘙痒病,荨麻疹	苍耳子(炒、去刺)、地肤子、川芎、红花、白英
			③皮敏消胶囊:本药具有祛风除湿,清热解毒,凉血止痒的功效。用于急、慢性荨麻疹	苦参、苍术、防风、荆芥、白鲜皮、蛇床子
血瘀经络	风团遍布全身,色红成片,时起时消,瘙痒,烦躁,便秘。舌体或可见瘀斑,苔薄黄,脉弦细	理气活血,通宣经络	血府逐瘀口服液:本药具有活血化瘀,行气止痛的功效。用于瘀血内阻,头痛或胸痛,内热瞀闷,失眠多梦,心悸怔忡,急躁善怒	桃仁、红花、当归、赤芍、生地黄、川芎、枳壳、桔梗、柴胡、牛膝、甘草

第五节　痔疮的病证用药

痔疮包括内痔、外痔、混合痔，是肛门直肠底部及肛门黏膜的静脉丛发生曲张而形成的一个或多个柔软的静脉团的一种慢性疾病。痔疮是以肛门坠胀不适、脱出、肛周湿疹、疼痛、便血、便秘为主要症状的疾病。在肛门齿线以上，直肠末端黏膜下的痔内静脉丛发生的扩大曲张的柔软静脉团，称为内痔。外痔是指齿状线以下的痔外静脉丛发生的扩大曲张的柔软团块。混合痔是指内、外痔静脉丛扩大曲张，相互沟通吻合形成整体的痔疮。在古代，痔为突出之意，九窍中凡有小肉突出者，皆曰痔，现在痔即特指肛门痔。内痔多因饮食不节、过食辛辣，或因久坐久蹲，负重远行，或长期便秘等因素导致气血瘀阻所致。外痔多不易出血，但有肛门坠胀、疼痛、异物感。可由肛门撕裂、邪毒外侵、湿热下注、或经产、负重、气血瘀结所致。混合痔多因内痔未及时治疗，反复脱出，或因妊娠分娩，负重远行所致。

本病中医称之为"痔"。本病应首先辨虚实，实证多见风热肠燥、气滞血瘀以及湿热下注，分别治以清热凉血祛风、活血行气、清利湿热；虚证多为脾虚气陷，治以补中益气、升阳举陷，可辨证选择"痔疮类"中药非处方药治疗，也可辨证选药（表4-17）。

表4-17　痔疮的辨证论治

证型	症状	治法	方药	主要成分
风热肠燥	大便带血或喷射状出血，血色鲜红，便秘或肛门瘙痒，舌质红苔薄黄，脉数	清热凉血祛风	①地榆槐角丸：本药具有疏风润燥，凉血泻热的功效。用于痔疮便血，发炎肿痛	地榆(炭)、槐角(蜜炙)、槐花(炒)、大黄、黄芩、地黄、当归、赤芍、红花、防风、荆芥穗、枳壳(麸炒)
			②痔康片：本药具有清热凉血，泻热通便的功效。用于热毒风盛或湿热下注所致的便血、肛门肿痛、下坠感，一、二期内痔见上述证候者	豨莶草、金银花、槐花、地榆、黄芩、大黄
			③消痔丸：本药具有消肿生肌，清热润便，补气固脱，止血，止痛的功效。用于痔疾肿痛，便秘出血，脱肛不收以及肠风下血，积滞不化等症	地榆、牡丹皮、三颗针皮、大黄、黄芪、白及、槐角、防己、白术、当归、火麻仁(炒黄)、动物大肠

续表

证型	症　状	治　法	方　药	主要成分
湿热下注	便血色鲜红，量较多，肛门灼热，重坠不适，肛内肿物外脱，或可自行回纳，苔黄腻，脉弦数	清热利湿止血	①九味痔疮胶囊：本药具有清热解毒，燥湿消肿，凉血止血的功效。用于湿热蕴结所致内痔出血，外痔肿痛	三月泡、地榆、虎杖、黄连、柳寄生、无花果叶、大黄、菊花、鸡子白
			②化痔灵片：本药具有凉血，收敛，消炎的功效。用于内外痔疮。（处方药）	黄连、琥珀、苦地胆、三七、五倍子、猪胆汁膏、石榴皮、枯矾、雄黄（水飞）、槐花、乌梅（去核）、诃子
			③痔炎消胶囊：本药具有清热解毒，润肠通便，止血，止痛，消肿的功效。用于痔疮发炎肿痛、肛裂疼痛及痔疮手术后大便困难、便血等及老年人便秘	火麻仁、紫珠叶、槐花、金银花、地榆、白芍、三七、茅根、茵陈、枳壳
			④马应龙麝香痔疮膏：本药具有清热解毒，去腐生肌的功效。用于痔疮肿痛，肛裂疼痛。（外用药）	麝香、人工牛黄、珍珠、琥珀、硼砂、冰片、炉甘石
			⑤熊胆痔灵膏：本药具有清热解毒，消肿止痛，敛疮生肌，止痒，止血的功效。用于内外痔。痔漏，肠风下血，直肠炎，肛窦炎及内痔手术止血等（外用药）	熊胆、炉甘石、冰片、蛋黄油、珍珠母、胆糖膏、凡士林
			⑥肛泰：本药具有凉血止血，清热解毒，燥湿敛疮，消肿止痛的功效。用于内痔、外痔、混合痔等出现的便血、肿胀、疼痛。（外用贴剂）	地榆（炭）、盐酸小檗碱、五倍子、盐酸罂粟碱、冰片
			⑦九华痔疮栓：本药具有清热解毒，燥湿消肿，凉血止血的功效。用于湿热蕴结所致的内痔少量出血，外痔肿痛。（外用药）	大黄、浙贝母、侧柏叶（炒）、厚朴、白及、冰片、紫草
			⑧化痔栓：本药具有止血，止痛，消炎，解毒，收敛的功效。用于内外痔疮，混合痔疮。（外用药）	苦参、黄柏、洋金花、冰片、次没食子酸铋

证型	症状	治法	方药	主要成分
气滞血瘀	肛门坠胀疼痛,肛管紧缩,肛内肿物脱出,甚或嵌顿,肛缘水肿,触痛明显,舌质红,苔白,脉弦细涩	清热利湿,行气活血	云南白药痔疮膏:本药具有化瘀止血,活血止痛,解毒消肿的功效。用于内痔Ⅰ、Ⅱ、Ⅲ期及其混合痔之便血、痔黏膜改变,炎性外痔之红肿及痔疮之肛门肿痛等	云南白药
脾虚气陷	大便带血,鲜红或淡,肛门松弛,内痔脱出不能自行回纳,伴面色不华,头晕气短,神疲自汗,食少便溏;舌淡苔薄白,脉细弱	补中益气,升阳举陷	补中益气丸:本药具有补中益气,升阳举陷的功效,用于脾胃虚弱,中气下陷,体倦乏力,食少腹胀,久泻脱肛,子宫脱垂	黄芪(蜜炙)、党参、甘草(蜜炙)、白术(炒)、当归、升麻、柴胡、陈皮

第六节 烧烫伤的病证用药

烧伤是指由火焰、高温固体和强辐射热引起的损伤。烫伤是指由高温液体（热油、沸水）、高温固体或高温蒸气等所致的损伤。烧烫伤后轻则局部红斑，水疱，重则皮肉焦黑或筋骨外露，甚至损及脏腑危及生命。本处只讨论轻度的烧烫伤。本病中医称为"火烧疮"、"火疮"，由于强热作用于人体，热毒入侵，气血瘀滞，轻者皮肉腐烂，重者热毒炽盛，伤及体内阴液，或热毒内攻脏腑，以致脏腑失和，阴阳失调。

烧烫伤中医古籍称为"火烧疮""火疮"，属"水火烫伤"的范畴。小面积的轻度烧烫伤可单用外治法。大面积的重创必须内外兼治，中西结合。内治以清热解毒、益气养阴为主要原则，外治则需要保持清洁，控制感染，促进愈合。对于小面积的轻度的水火烫伤可辨证选择"烧烫伤类"中药非处方药治疗（表 4-18）。

表 4-18　烧烫伤的中医用药

通用名	主要成分	功　效	适　应　证	用法用量
湿润烧伤膏（处方药）	黄连,黄柏,黄芩,地龙,罂粟壳	清热解毒,止痛生肌	用于各种烧、烫、灼伤	每4～6小时更换新药。换药前,须将残留在创面上的药物及液化物拭去。暴露创面用药
京万红软膏	地榆、地黄、罂粟壳、当归、桃仁、黄连、木鳖子、血余炭、棕榈、半边莲、土鳖虫、穿山甲、白蔹、黄柏、紫草、金银花、红花、大黄、苦参、五倍子、槐米、木瓜、苍术、白芷、赤芍、黄芩、胡黄连、川芎、栀子、乌梅、冰片、血竭、乳香、没药	活血解毒,消肿止痛,去腐生肌	用于轻度水、火烫伤,疮疡肿痛,创面溃烂	生理盐水清理创面,涂敷本品。或将本品涂于消毒纱布上,敷盖创面,消毒纱布包扎,每日换药1次
烧伤净喷雾剂	五倍子、诃子、北刘寄奴、苦参、桉叶	解毒止痛,利湿消肿	用于轻度水、火烫伤	用时振摇,倒置,距伤处15～30厘米,揿压喷头,喷涂患处,一日3～4次
烧烫伤膏	獾油、地榆、大黄、冰片、虫白蜡、无水羊毛脂、蜂蜡	清热解毒,消肿止痛	用于轻度水、火烫伤	涂敷患处
烫伤油	马尾连、紫草、黄芩、冰片、地榆、大黄	清热解毒,凉血祛腐止痛	用于Ⅰ、Ⅱ度烧烫伤和酸碱灼伤	伤面经常规处理后,用棉球蘸药涂于患处,日3～4次。一般采取暴露疗法,特殊部位,必要时可用本药浸过的纱布覆盖伤面包扎

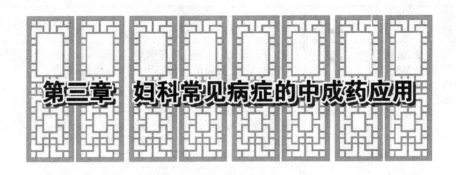

第三章 妇科常见病症的中成药应用

第一节 痛经的病证用药

痛经是指经前后或月经期出现的下腹疼痛、坠胀、伴腰酸或其他不适。是女性常见症状。痛经可分为原发性和继发性。原发性痛经多见于青少年女性，是指无器质性病变的痛经，主要与子宫发育不良、子宫颈狭窄等导致的经血流出不畅，刺激子宫收缩、内分泌紊乱导致前列腺素释放过多刺激子宫或精神因素有关。本病中医称之为"经行腹痛"，与善抑郁恼怒、感受寒邪、素体虚弱、或感受湿热等因素有关。

治疗痛经首先应辨别疼痛发生的时间、部位、性质、疼痛程度等。月经初疼痛多为实，月经将净疼痛多为虚。痛在少腹多为肝气郁滞，痛在小腹多为子宫瘀滞，痛在腰脊多为肾虚。隐痛、坠痛、喜温喜按多为虚；绞痛、灼痛、剧痛、刺痛据按多为实。痛甚于胀多为血瘀，胀甚于痛多为气滞。总体来讲，痛经的治疗要以调理子宫、冲任气血为主。疼痛时治标，缓解时治本，不可顾标不顾本。可辨证选择"痛经类"中药非处方药治疗，也可辨证选药（表4-19）。

表 4-19 痛经的中成药辨证应用

证型	症 状	治 法	方 药	主 要 成 分
气滞血瘀	经前或经期小腹胀痛据按，经血量少，行而不畅，血色紫暗	行气活血，化瘀止痛	①血府逐瘀口服液：本药具有活血化瘀，行气止痛的功效，用于瘀血内阻，头痛或胸痛，内热瞀闷，失眠多梦，心悸怔忡，急躁善怒	桃仁、红花、当归、川芎、地黄、赤芍、牛膝、柴胡、枳壳、桔梗、甘草

续表

证型	症　状	治　法	方　药	主要成分
气滞血瘀	有块,血块下则痛暂减,乳房胀痛,胸闷不舒,舌紫暗有瘀斑,脉弦		②复方益母草膏:本药具有调经养血,化瘀生新的功效,用于血瘀气滞引起的月经不调,行经腹痛,量少色暗	益母草、当归、川芎、白芍,地黄、木香
			③妇女痛经丸:本药具有活血,调经,止痛的功效,用于气血凝滞,小腹胀痛,经期腹痛	延胡索(醋制)、五灵脂(醋炒)、丹参、蒲黄(炭)
			④痛经口服液:本药具有行气活血,调经止痛的功效,用于气滞血瘀引起的痛经	当归、香附(制)、川芎、乌药、白芍
			⑤益母颗粒:本药具有活血调经,行气止痛的功效,用于气滞血瘀所致月经不调,痛经,产后瘀血腹痛	益母草、当归、川芎、木香
			⑥痛经宝颗粒:本药具有温经化瘀,理气止痛的功效,用于寒凝气滞血瘀,妇女痛经,少腹冷痛,月经不调,经色暗淡	当归、红花、肉桂、三棱、莪术、丹参、五灵脂、木香、延胡索(醋制)
寒凝血瘀	经前或经期小腹冷痛据按,得热痛减,月经或推后,量少,经色暗而有瘀块,面色青白,畏寒肢冷,舌暗苔白,脉沉紧	温经散寒,化瘀止痛	①少腹逐瘀颗粒:本药具有活血逐瘀,祛寒止痛的功效,用于血瘀有寒引起的月经不调,小腹胀痛,腰痛,白带增多	当归、蒲黄、五灵脂、赤芍、小茴香、延胡索、没药、川芎、肉桂、炮姜
			②艾附暖宫丸:本药具有理气补血,暖宫调经的功效,用于子宫虚寒,月经不调,经来腹痛,腰酸带下	艾叶(炭)、香附(醋炙)、吴茱萸(制)、肉桂、当归、川芎、白芍(酒炒)、地黄、黄芪(蜜炙)、续断
			③温经养血合剂:本药具有温经散寒,养血祛瘀的功效,用于冲任虚寒,瘀血阻滞引起的少腹冷痛,月经不调,经色暗淡	吴茱萸、当归、川芎、白芍、阿胶、牡丹皮、党参、桂枝、麦冬、半夏(姜制)、甘草、生姜
			④暖宫七味丸:本药具有调经养血,温经散寒的功效,用于月经不调,小腹冷痛,痛经,白带过多,宫冷不孕	白豆蔻、天冬、手掌参、沉香、肉豆蔻、黄精、丁香
湿热瘀阻	经前或经期小腹痛或胀痛不舒,有灼热感,或痛连腰骶;或平时	清热除湿,化瘀止痛	①花红片:本药具有清热利湿,祛瘀止痛的功效,用于湿热型妇女带下,月经量少或伴痛经	一点红、白花蛇舌草、地桃花、白背叶根、鸡血藤、桃金娘根、菥蓂

证型	症状	治法	方药	主要成分
湿热瘀阻	小腹疼痛,经前加剧;经血量多或经期长,色暗红,质稠或夹较多黏液;带下黄稠有异味,小便黄赤,舌红苔黄腻,脉滑数或弦数		②康妇炎胶囊:本药具有清热解毒,化瘀行滞,除湿止带的功效,用于湿热内蕴所致带下量多,月经量少,后错,痛经	蒲公英、败酱草、赤芍、薏苡仁、苍术、当归、川芎、香附、泽泻、白花蛇舌草、延胡索
			③妇炎康复胶囊:本药具有清热利湿,化瘀止痛的功效,用于湿热瘀阻所致的妇女带下,色黄质黏稠,或如豆渣状,气臭,少腹,腰骶疼痛	败酱草、薏苡仁、川楝子、柴胡、黄芩、赤芍、陈皮
气血虚弱	经期或经后小腹隐隐作痛,喜按或小腹及阴部空坠不适,月经量少,色淡,质清稀,面色不华,头晕心悸,神疲乏力,舌淡脉细无力	益气养血,调经止痛	①八珍益母丸:本药具有补气血,调月经的功效,用于妇女气血两虚,体弱无力,月经量少,后错	益母草、党参、白术(炒)、茯苓、甘草、当归、白芍(酒炒)、川芎、熟地黄
			②调经止痛片:本药具有补气活血,调经止痛的功效,用于月经后错,量少,经期腹痛	当归、党参、川芎、香附(炒)、益母草、泽兰叶、大红袍
			③妇宝金丸:本药具有养血调经,舒郁化滞的功效,用于气虚血寒,肝郁不舒引起的经期不准,行经腹痛,赤白带下,两胁胀痛,倦怠少食	当归、川芎、白芍、地黄、熟地黄、益母草、黄芪(蜜炙)、党参、白术(麸炒)、苍术、茯苓、阿胶(蛤粉烫)、何首乌(黑豆酒炙)、补骨脂(盐炙)、桂枝、益智仁(盐炙)
			④妇康宁片:本药具有调经养血,理气止痛的功效,用于气血两亏,经期腹痛	白芍、益母草、当归、香附、三七、党参、麦冬、艾叶(炭)
肾气亏损	经期或经后1～2天内小腹绵绵作痛,伴腰骶酸痛,经色暗淡,量少质稀薄,头晕耳鸣,面色晦暗,健忘失眠,舌淡红苔薄,脉沉细	补肾益精,养血止痛	①鹿胎膏:本药具有补气养血,调经散寒的功效,用于气血不足所致虚弱消瘦,月经量少,后错,经期腹痛及寒湿所致的白带量多	红参、当归、益母草、熟地黄、丹参、香附(醋制)、龟甲、地骨皮、延胡索(醋制)、莱菔子(炒)、白术(麸炒)、肉桂、木香、赤芍、甘草、小茴香(盐制)、续断、蒲黄、川芎、牛膝、鹿茸(去毛)、茯苓、鹿胎粉、阿胶、红糖
			②壮腰补肾丸:本药具有壮腰补肾,益气养血的功效,用于心悸少寐,健忘征忡,腰膝酸痛,肢体羸弱	熟地黄、山药、泽泻、茯苓、肉苁蓉(制)、红参、麦冬、菟丝子(炒)、车前子(炒)、菊花、远志(制)、

证型	症　状	治　法	方　药	主要成分
肾气亏损				白术(炒)、龙骨(煅)、牡蛎(煅)、续断、当归、黄芪、首乌藤、滕合欢、五味子(制)
			③无比山药丸:本药具有健脾补肾的功效,用于脾肾两虚,食少肌瘦,腰膝酸软,目眩耳鸣	熟地黄、山茱萸(蒸)、山药、菟丝子、肉苁蓉、杜仲(姜汁炒)、巴戟天、五味子(蒸)、牛膝、茯苓、泽泻、赤石脂(煅)

第二节　经行乳房胀痛的病证用药

经行乳房胀痛是指每于行经前后或正值经期、出现乳房作胀、或乳头痒胀疼痛、甚至不能触衣。月经来潮后症状自然消失、且连续两个月经周期以上。属于经前期综合征范畴。经行乳房胀痛与精神社会因素、卵巢激素失调等有一定关系。在情绪紧张时症状会加重。中医也称其为"经行乳房胀痛"、多由于郁怒忧思、肝失条达、肝气郁结、肝肾亏虚所致。

治疗经行乳房胀痛应首先辨虚实,一般实证多痛于经前,乳房按之胀满,触之即痛,经后胀痛明显减退。虚证多痛于行经之后,按之乳房柔软无块。辨证时要结合其发病时间、程度、伴随症状和舌脉综合判断。可辨证选择"经前紧张综合征"类中药非处方药治疗,也可辨证选药(表4-20)。

表4-20　经行乳房胀痛的中成药辨证应用

证型	症　状	治　法	方　药	主要成分
肝气郁结	经前或经行乳房胀满疼痛,或乳头痒痛,甚则不可触衣。经行不畅,血色暗红,小腹胀痛,胸闷胁胀,精神抑郁,善太息,苔薄白,脉弦	疏肝理气,和胃通络	①红花逍遥胶囊:本药具有疏肝理气活血的功效,用于肝气不舒所致的胸胁胀痛,头晕目眩,食欲减退,月经不调,乳房胀痛	竹叶柴胡、白芍、当归、白术、茯苓、薄荷、甘草、皂角刺、红花
			②乳核散结片(处方药):本药具有疏肝解郁,软坚散结,理气活血的功效,用于治疗乳腺囊性增生,乳痛症,乳腺纤维腺瘤和男性乳房发育等	柴胡、当归、黄芪、郁金、光慈菇、漏芦、昆布、海藻、淫羊藿、鹿衔草

续表

证型	症状	治法	方药	主要成分
肝气郁结			③乳宁颗粒(处方药):本药具有疏肝养血,理气解郁的功效,用于两胁胀痛,乳房结节压痛,经前乳房疼痛,月经不调;乳腺增生	柴胡、当归、香附(醋制)、丹参、白芍(炒)、王不留行、赤芍、白术(炒)、茯苓、青皮、陈皮、薄荷
			④乳块消片(处方药):本药具有疏肝理气,活血化瘀,消散乳块的功效,用于肝气郁结,气滞血瘀,乳腺增生,乳房胀痛	橘叶、丹参、皂角刺、王不留行、川楝子、地龙
			⑤乳核内消液:本药具有疏肝活血,软坚散结的功效,用于气滞痰凝所致的乳癖,经行乳胀,月经不调,量少色紫成块,情志抑郁,心烦易怒等症	浙贝母、当归、赤芍、漏芦、茜草、香附、柴胡、橘核、夏枯草、丝瓜络、郁金、甘草
肝郁化火	经前或经行乳房胀满疼痛,急躁易怒,多梦不寐,甚者彻夜不眠,头晕脑胀,目赤耳鸣,口干口苦,便秘溲赤,舌红苔黄,脉弦数	疏肝清热	加味逍遥丸:本药具有疏肝清热,健脾养血的功效,用于肝郁血虚,肝脾不和,两胁胀痛,头晕目眩,倦怠食少,月经不调,脐腹胀痛	柴胡、当归、白芍、白术(麸炒)、茯苓、甘草、牡丹皮、栀子(姜炙)、薄荷、生姜
肝肾阴虚	经行或经后两乳作胀作痛,乳房按之柔软无块,月经量少色淡,两目干涩,口燥咽干,五心烦热,舌淡或舌红少苔,脉细数	滋肾养肝,和胃通络	坤月安颗粒:本药具有滋阴养血,疏肝解郁的功效,用于血虚肝郁,阴虚肝旺导致的经行眩晕,头痛,乳房胀痛,身痛,心烦易怒等以及经前期综合征见上述症状者	白芍、酸枣仁(炒)、桑寄生、续断、麦冬、石斛、菊花、蒺藜、黄芩(炒)、栀子(炒)、龙胆(炒)、青皮、郁金、合欢皮、丝瓜络

第三节　带下的病证用药

带下病指带下量明显增多或减少、色、质、味发生异常,或伴有全身或局部症状者。本节主要论述带下过多。除了病理情况外，某些生理情况也可出现带下过多，如女性在月经期前后、排卵期、妊娠期带下量增多而无其他不适者，为生理性带下。生理性带下属于一种阴液，为润泽阴道的色白或透明、无特殊气味的黏液，其量不多。是在月经初潮的同时开始分泌的。带下病是妇产科常见病和多发病，常常合并有月经不调、闭经、阴痒、阴痛、不孕、癥瘕等。多由素体脾虚、禀赋不足、感受湿邪、热毒等导致。本病类似于西医学当中的各类型阴道炎、宫颈炎、盆腔炎、内分泌失调等引起的阴道分泌物异常范畴，可由各种病原微生物感染、性传播疾病等导致。

治疗带下应根据带下的量、色、质、味的异常来判断证型。一般带下色淡、质稀多为虚寒；带下色黄、质稠、有臭味多为实热。本病以去湿为基本原则，可辨证选择"带下类"中药非处方药治疗，也可辨证选药（表4-21）。

表4-21 带下病的中成药辨证应用

证型	症状	治法	方药	主要成分
脾虚湿盛	带下量多，色白或淡黄，质稀薄，或如涕如唾，绵绵不断，无臭，面色萎黄，倦怠乏力，脘闷，纳少便溏，或四肢浮肿，舌淡胖，苔薄白，脉细缓	健脾益气，升阳除湿	①参苓白术丸：本药具有健脾，益气的功效，用于体倦乏力，食少便溏	人参、白术（麸炒）、茯苓、山药、薏苡仁（炒）、莲子、白扁豆（炒）、砂仁、桔梗、甘草
			②除湿白带丸：本药具有去湿健脾的功效，用于脾虚湿盛，白带量多	党参、炒白术、山药、白芍、芡实、车前子（炒）、当归、苍术、陈皮、白果仁、荆芥炭、柴胡、黄柏炭、茜草、海螵蛸、煅牡蛎
			③妇科白带胶囊：本药具有健脾疏肝，除湿止带的功效，用于脾虚湿盛，白带连绵，腰腿酸痛	白术（炒）、苍术、党参、山药、柴胡、白芍（炒）、陈皮、荆芥、车前子（炒）、甘草
肾阳不足	带下量多，绵绵不断，质清稀如水，腰酸如折，畏寒肢冷，小腹冷感，面色晦暗，小便清长，或夜尿频繁，大便溏薄，舌淡苔白，脉沉迟	温肾培元，固涩止带	①金凤丸：本药具有温肾益阳，活血和血的功效，用于肾阳虚引起的畏寒肢冷，月经量少，后错，带下量多，虚汗痛经	淫羊藿、仙茅、益母草、阿胶、何首乌、肉桂、女贞子、鹿茸、人参
			②金锁固精丸：本药具有固肾涩精的功效，用于肾虚不固而引起的遗精滑泄，神疲乏力，四肢酸软，腰痛耳鸣，失眠多梦等	沙苑子（炒）、芡实（蒸）、莲须、龙骨（煅）、牡蛎（煅）、莲子

续表

证型	症　状	治　法	方　药	主要成分
肾阳不足			③复方乌鸡口服液:本药具有补气血,益肝肾的功效,用于妇女气血两虚或肝肾两虚所致面色无华,五心烦热,腰膝酸软,月经量少,后错,脾虚或肾虚带下	乌鸡、黄芪(蜜炙)、山药、党参、白术、川芎、茯苓、当归、熟地黄、白芍(酒炒)、牡丹皮、五味子(酒制)
			④千金止带丸:本药具有补虚止带,和血调经的功效,用于脾肾不足,冲任失调,湿热下注所致赤白带下,月经不调,腰酸腹痛	党参、白术(炒)、当归、白芍、川芎、香附(醋炙)、木香、砂仁、小茴香(盐炒)、延胡索(醋炙)、杜仲(盐炒)、续断、补骨脂(盐炒)、鸡冠花、青黛、椿皮(炒)、牡蛎(煅)
湿热下注	带下量多,色黄或脓性,质黏稠,有臭味,或带下色白质黏,呈豆腐渣样,外阴瘙痒,小腹作痛,口苦口腻,胸闷纳呆,小便短赤,舌红苔黄腻,脉滑数	清利湿热,解毒杀虫	①龙胆泻肝丸:本药具有清肝胆,利湿热的功效,用于肝胆湿热,头晕目赤,耳鸣耳聋,耳肿疼痛,胁痛口苦,尿赤涩痛,湿热带下	龙胆、柴胡、黄芩、栀子(炒)、泽泻、木通、车前子(盐炒)、当归(酒炒)、地黄、炙甘草
			②花红片:本药具有清热解毒,燥湿止带,祛瘀止痛的功效,用于湿热下注,带下黄稠,月经不调,痛经等症;附件炎见上述证候者	一点红、白花蛇舌草、鸡血藤、桃金娘根、白背叶根、地桃花、菥蓂
			③金鸡胶囊:本药具有清热解毒,健脾去湿,通络活血的功效,用于附件炎,子宫内膜炎,盆腔炎属湿热下注证者	金樱根、鸡血藤、千斤拔、功劳木、两面针、穿心莲
			④妇科千金片:本药具有清热除湿,补益气血的功效,用于湿热下注,气血不足所致带下量多	千斤拔、单面针、金樱根、穿心莲、功劳木、党参、鸡血藤、当归
			⑤盆炎净片:本药具有清热利湿,和血通络,调经止带的功效,用于湿热下注,白带过多,盆腔炎见以上证候者	忍冬藤、鸡血藤、狗脊、蒲公英、益母草、车前草、赤芍、川芎
			⑥抗宫炎片:本药具有清湿热,止带下的功效,用于因慢性宫颈炎引起的湿热下注,赤白带下,宫颈糜烂,出血等症	广东紫珠干浸膏、益母草干浸膏、乌药干浸膏

证型	症　状	治　法	方　药	主要成分
湿热下注			⑦洁尔阴洗液（外用）：本药具有清热燥湿，杀虫止痒的功效，1. 主治妇女湿热带下。症见阴部瘙痒红肿，带下量多，色黄或如豆渣状，口苦口干，尿黄便结。适用于霉菌性、滴虫性阴道炎见上述症状者。2. 用于下述皮肤病：湿疹（湿热型），接触性皮炎（热毒夹湿型），体股癣（风湿热型）	蛇床子、艾叶、独活、石菖蒲、苍术、薄荷、黄柏、苦参、地肤子、茵陈、土荆皮、栀子、山银花
			⑧苦柏止痒洗液（外用）：本药具有清热解毒，除湿止痒的功效，用于湿热下注所致的阴痒，带下量多	苦参、黄柏、土茯苓、蛇床子、茵陈、金银花
阴虚夹湿	带下量多，色黄或赤白相间，质稠，有气味，阴部灼热感，或阴部瘙痒，腰酸腿软，头晕耳鸣，五心烦热，口燥咽干，或烘热汗出，失眠多梦，舌红苔少或黄腻，脉细数	滋肾养阴，清热利湿	知柏地黄丸：本药具有滋阴清热的功效，用于阴虚火旺，潮热盗汗，耳鸣遗精，小便短少，口干舌燥	知母、黄柏、熟地黄、山药、山茱萸（制）、牡丹皮、茯苓、泽泻

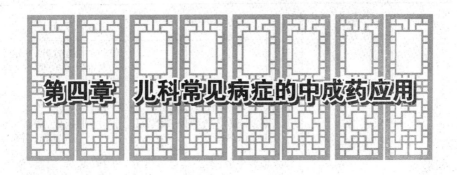

第四章 儿科常见病症的中成药应用

第一节 小儿感冒的病证用药

  小儿形气不足，卫外防御功能不足，容易感受外邪，小儿感冒是儿科的常见病和多发病，一年四季均可发生，冬春两季尤为明显。相当于中医"感冒"范畴。发病机制与成人类似。在气候变化，冷热失常，沐浴着凉，调护不当的情况下容易发病。

  本病属于中医"感冒"范畴，本病重在辨别风热、暑湿、表里、虚实、夹杂等。治疗感冒以疏风解表为基本原则，根据具体证型分别治疗。但小儿为稚阴稚阳之体，故而发汗不应太过。小儿感冒化热迅速，寒热夹杂居多，故而常常辛凉辛温并用。可辨证选择"小儿感冒类"中药非处方药治疗，也可辨证选药（表 4-22）。

表 4-22 小儿感冒的辨证论治

证型	症状	治法	方药	主要成分
风热感冒	发热重，恶风，有汗或汗少，头痛，鼻塞，流浊涕，喷嚏，咳嗽，痰稠色白或黄，咽红肿痛，口干口渴，舌红苔薄黄。脉浮数或指纹浮紫	辛凉清解	①小儿感冒颗粒：本药具有清热解表的功效，用于风热感冒	广藿香、菊花、连翘、大青叶、板蓝根、地黄、地骨皮、白薇、薄荷、石膏
			②小儿热速清口服液：本药具有清热解毒利咽的功效，用于风热感冒	柴胡、黄芩、板蓝根、葛根、金银花、水牛角、连翘、大黄
			③小儿风热合剂：本药具有辛凉解表，清热解毒，止咳利咽的功效，用于小儿风热感冒	金银花、连翘、板蓝根、薄荷、柴胡、牛蒡子、荆芥穗、石膏、黄芩、栀子、桔梗、赤芍、芦根、苦杏

续表

证型	症状	治法	方药	主要成分
风热感冒				仁(炒)、淡竹叶、枳壳、六神曲(炒)、僵蚕、防风、甘草
			④小儿退热口服液：本药具有疏风解表，解毒利咽的功效，用于小儿风热感冒	广藿香、菊花、连翘、大青叶、板蓝根、地黄、地骨皮、白薇、薄荷、石膏
			⑤珠珀猴枣散：本药具有清热定惊的功效，用于小儿风热引起的发热，咳嗽痰鸣，不思饮食，烦躁易惊，舌质红，苔黄，脉浮数等症	茯神、薄荷、钩藤、金银花、防风、神柚、麦芽、竺黄、甘草、梅片、真珠、琥珀、猴枣
暑湿感冒	发热，无汗或汗出热不解，头晕头痛，鼻塞，身重困倦，胸闷恶心，口渴心烦，食欲不振，或呕吐腹泻，小便短黄，舌红苔黄腻，脉数或指纹紫滞	清暑解表	①金银花露：本药具有清热解毒的功效，用于小儿痱毒，暑热，口渴	金银花
			②小儿暑感宁糖浆：本药具有清暑解表，退热的功效，用于小儿暑季外感发烧，头痛少汗，咽喉肿痛，食欲不振，二便不畅	香薷、佩兰、扁豆花、黄连、黄芩、厚朴、青蒿、芦根、滑石粉、甘草、苦杏仁、薄荷、荆芥穗
			③藿香正气滴丸：本药具有解表化湿，理气和中的功效，用于外感风寒，内伤湿滞，头痛昏重，脘腹胀痛，呕吐泄泻，胃肠型感冒。用于头痛昏重，脘腹胀痛，呕吐泄泻，胃肠型感冒	广藿香、紫苏叶、白芷、白术、陈皮、半夏、厚朴、茯苓、桔梗、甘草、大腹皮、生姜、大枣
气虚感冒	反复外感，体温不高，汗多，面色淡白，怕冷恶风，鼻塞流清涕，肢软乏力，纳食不香，舌淡苔薄白，脉细弱	益气解表	馥感啉口服液：本药具有清热解毒，平喘止咳，益气疏表的功效，用于小儿气虚感冒引起的发热，咳嗽，气喘，咽喉肿痛	鬼针草、野菊花、西洋参、黄芪、板蓝根、香菇、浙贝母、麻黄、前胡、甘草

第二节　小儿咳嗽的病证用药

小儿咳嗽是小儿常见的呼吸体统疾患。当刺激性气体、呼吸道内分泌物、异物等刺激呼吸道黏膜里的感受器时，冲动通过传入神经传至位于延髓咳嗽中枢，引起咳嗽。常为呼吸道感染、过敏等导致。是人体的自我保护反应。小儿脏腑娇嫩，外感、内伤均能伤肺而导致咳嗽。小儿咳嗽一年四季均可发生，冬春两季尤为明显。相当于中医"咳嗽"范畴。发病机制与成人类似。在气候变化，冷热失常，沐浴着凉，喂养不当的情况下容易发病。但由于小儿为稚阴稚阳之体，因此，邪入体内化热迅速。临床多见热证。小儿咳嗽的中药治疗效果安全且可靠。

　　本病属于中医"咳嗽"范畴，本病重在辨别风热、痰热、食积等。治疗感冒以恢复肺之宣降为基本原则，根据具体证型分别治疗。但小儿为稚阴稚阳之体，化热迅速，因此治疗上以寒凉为主，有痰可参以化痰、食积者参以消食导滞。可辨证选择"小儿咳嗽类"中药非处方药治疗，也可辨证选药（表 4-23）。

表 4-23　小儿咳嗽的辨证论治

证型	症　状	治　法	方　药	主要成分
风热犯肺	咳声不爽，痰黄黏稠，不易咯出，口渴咽痛，鼻塞流浊涕，或有发热，头痛，微汗，舌苔薄黄，脉浮数或指纹浮紧	辛凉清解，肃肺止咳	①小儿肺热咳喘口服液：本药具有清热解毒，宣肺化痰的功效，用于热邪犯于肺卫所致发热汗出，微恶风寒，咳嗽，痰黄，或兼喘息，口干而渴等症	麻黄、苦杏仁、生石膏、甘草、金银花、连翘、知母、黄芩、板蓝根、麦冬、鱼腥草
			②小儿清肺化痰颗粒：本药具有清热化痰，止咳平喘的功效，用于小儿肺热感冒引起的呼吸气促，咳嗽痰喘，喉中作响	麻黄、石膏、苦杏仁、前胡、黄芩、紫苏子（炒）、葶苈子、竹茹
			③儿童清肺口服液：本药具有清肺，化痰，止咳的功效，用于面赤身热，咳嗽，痰多，咽痛	麻黄、苦杏仁（去皮炒）、石膏、甘草、桑白皮（蜜炙）、瓜蒌皮、黄芩、板蓝根、法半夏、浙贝母、橘红、紫苏子（炒）、葶苈子、紫苏叶、细辛、薄荷、枇杷叶（蜜炙）、白前、前胡、石菖蒲、天花粉、青礞石（煅）
			④珠珀猴枣散：本药具有清热定惊的功效，用于小儿风热引起的发热，咳嗽痰鸣，不思饮食，烦躁易惊，舌质红，苔黄，脉浮数等症	茯神、薄荷、钩藤、金银花、防风、神曲、麦芽、竺黄、甘草、梅片、真珠、琥珀、猴枣

续表

证型	症　状	治　法	方　药	主要成分
风热犯肺			⑤健儿清解液:本药具有清热解毒,祛痰止咳,消滞和中的功效,用于口腔糜烂,咳嗽咽痛,食欲不振,脘腹胀满等症	金银花、菊花、连翘、山楂、苦杏仁、陈皮
痰热壅肺	咳嗽痰多,色黄黏稠,难以咯出,甚则喉间痰鸣,发热口渴,烦躁不宁,尿少色黄,大便干结,舌质红,苔黄腻,脉滑数或指纹紫	清热宣肺,化痰止咳	①小儿热咳口服液:本药具有清热宣肺,化痰止咳的功效,用于痰热壅肺证所致的咳嗽,痰黄或喉中痰鸣,发热,咽痛,口渴,大便干;小儿急性支气管炎见上述证候者	麻黄(蜜炙)、生石膏、苦杏仁、连翘、大黄、瓜蒌、桑白皮、败酱草、红花、炙甘草
			②小儿宣肺止咳颗粒:本药具有宣肺解表,清热化痰的功效,用于小儿外感咳嗽,痰热壅肺所致的咳嗽痰多、痰黄黏稠、咳痰不爽	麻黄、竹叶防风、西南黄芩、桔梗、芥子、苦杏仁、葶苈子、马兰、黄芪、山药、山楂、甘草
			③儿童清肺丸:本药具有清肺,化痰,止嗽的功效,用于小儿风寒外束,肺经痰热,面赤身热,咳嗽气促,痰多黏稠,咽痛声哑	麻黄、苦杏仁(去皮炒)、石膏、甘草、桑白皮(蜜炙)、瓜蒌皮、黄芩、板蓝根、法半夏、浙贝母、橘红、紫苏子(炒)、葶苈子、紫苏叶、细辛、薄荷、枇杷叶(蜜炙)、白前、前胡、石菖蒲、天花粉、青礞石(煅)
食积咳嗽	咳嗽夜重,喉间痰鸣,腹胀,口臭、便秘等。舌黄苔厚腻,脉浮滑或指纹紫滞	清热疏肺,化痰消食	①小儿消积止咳口服液:本药具有清热疏肺、消积止咳的功效,用于小儿食积咳嗽,属痰热证,症见:咳嗽,以夜重,喉间痰鸣,腹胀,口臭等	山楂(炒)、槟榔、枳实、枇杷叶(蜜炙)、瓜蒌、莱菔子(炒)、葶苈子(炒)、桔梗、连翘、蝉蜕
			②小儿葫芦散:本药具有化痰消食,镇惊祛风的功效,用于痰喘咳嗽,脘腹胀满,胸膈不利,吐乳不食,小儿惊风	橘红、茯苓、朱砂、鸡内金(炒)、天竺黄、僵蚕(麸炒)、半夏曲、琥珀、全蝎、天麻、川贝母、冰片、葫芦蛾

第三节　小儿泄泻的病证用药

小儿腹泻是以大便次数增多,粪质稀薄,或如水样为特征的一种小儿常见病。分为感染性和非感染性两类，感染性腹泻多由病原微生物通过食入污染的水、食物或通过污染的手传播而进入消化道所致。非感染性腹泻主要由于饮食不当导致。比如牛奶过敏，胰腺功能障碍，胰液缺乏等均可致非感染性腹泻。本病一年四季均可发生，以夏秋季节发病率最高。2岁以下发病率高。中医认为，小儿易感外邪，且易伤乳，或脾肾阳气不足，均可导致小儿腹泻。如久泄迁延不愈，还可导致小儿疳积。

本病属于中医"泄泻"范畴，应以八纲辨证为基本，重在辨别寒热虚实。泄泻治疗以健脾化湿，为基本原则。可辨证选择小儿"泄泻类"中药非处方药治疗，也可辨证选药（表4-24）。

表4-24　小儿泄泻的辨证论治

证型	症状	治法	方药	主要成分
风寒泄泻	大便清稀，夹有泡沫，臭气不甚，肠鸣腹痛，或伴有恶寒发热，鼻流清涕，咳嗽，舌质淡，苔薄白，脉浮紧，指纹淡红	疏风散寒，化湿和中	①藿香正气滴丸：本药具有解表化湿，理气和中的功效。用于外感风寒，内伤湿滞，头痛昏重，脘腹胀痛，呕吐泄泻，胃肠型感冒	广藿香、紫苏叶、白芷、白术、陈皮、半夏、厚朴、茯苓、桔梗、甘草、大腹皮、生姜、大枣
			②儿泻康贴膜：本药具有温中散寒止泻的功效。适用于小儿非感染性腹泻，中医辨证属风寒泄泻者。症见泄泻、腹痛、肠鸣	丁香、白胡椒、吴茱萸、肉桂
湿热泄泻	大便水样，或如蛋花汤，泻下急迫，量多次频，气味臭秽，或见少许黏液，腹痛时作，食欲不振，或伴呕恶，神疲乏力，或发热烦恼，口渴，小便短黄，舌红苔黄腻，脉滑数，指纹紫	清肠解热，化湿止泻	①儿泻停颗粒：本药具有清热燥湿，固肠止泻的功效，用于湿热内蕴型小儿腹泻	茜草藤、乌梅、甘草
			②双苓止泻口服液：本药具有清热化湿，健脾止泻的功效，用于湿热内蕴，脾失健运导致的小儿腹泻	猪苓、茯苓、黄芩
			③葛根芩连微丸：本药具有解肌，清热，止泻止痢的功效。用于泄泻痢疾、身热烦渴、下痢臭秽；菌痢、肠炎	葛根、黄芩、黄连、甘草（蜜炙）

续表

证型	症 状	治 法	方 药	主要成分
脾虚泄泻	大便稀溏,色淡不臭,多在食后作泻,时轻时重,面色萎黄,形体消瘦,神疲倦怠,舌淡苔白,脉缓弱,指纹淡	健脾益气,健运止泻	①泻痢保童丸:本药具有健脾化湿,温中止泻的功效,用于小儿脾胃虚弱引起的慢性腹泻,腹中作痛,神疲食少	人参、白术(麸炒)、茯苓、白扁豆、苍术、广藿香、木香、丁香、檀香、砂仁、肉豆蔻(煨)、肉桂、吴茱萸、芡实(麸炒)、薏苡仁(麸炒)、车前子(盐炙)、滑石、黄连、诃子肉、天冬、麦冬、槟榔
			②丁桂儿脐贴:本药具有健脾温中,散寒止泻的功效,用于小儿泄泻、腹痛的辅助治疗	丁香、肉桂、荜茇
			③小儿腹泻贴:本药具有温中健脾,散寒止泻的功效,用于小儿脾胃虚寒轻证,症见腹痛,便溏,纳差,神疲(注:本品为器械类)	备长碳、磁性火山岩发热微粉、基质、储膏芯
			④纯阳正气丸:本药具有温中散寒的功效。用于暑天感寒受湿,腹痛吐泻,胸膈胀满,头痛恶寒,肢体酸重	广藿香、半夏、青木香、陈皮、丁香、肉桂、苍术、白术、茯苓、朱砂、硝石(精制)、硼砂、雄黄、金礞石(煅)、麝香、冰片
			⑤健脾八珍糕:本药具有健脾益胃的功效。用于老年、小儿及病后脾胃虚弱,消化不良,面色萎黄,腹胀便溏	党参(炒)、白术(炒)、茯苓、山药(炒)、薏苡仁(炒)、莲子、芡实(炒)、白扁豆(炒)、陈皮
伤食泄泻	大便稀溏,夹有乳块,或不消化食物,气味酸腐,脘腹胀满,便前腹痛,泻后痛减,腹痛拒按,嗳气酸臭,或伴呕吐,不思乳食,夜卧不安,舌苔厚腻,或微黄,脉滑实,指纹滞	运脾和胃,消食导滞	婴儿健脾颗粒:本药具有健脾、消食、止泻的功效,用于婴儿非感染性腹泻属脾虚夹滞证候者,症见大便次数增多,粪质稀,气味臭,粪中含有未消化的食物,面色无华,乳食少进,腹胀腹痛,睡眠不宁	白扁豆(炒)、山药(炒)、白术(炒)、鸡内金(炒)、川贝母、木香、碳酸氢钠、人工牛黄

第四节　小儿厌食的病证用药

厌食是小儿时期的一种常见病症，临床以较长时期厌恶进食，食量减少为特征。多由于喂养不当，饮食不节导致。另外，缺乏铁、锌等微量元素也会导致本病的发生。本病可发生于任何季节，但夏季可使症状加重各年龄段儿童均可发病，1～6周岁儿童多见。城市儿童发病率较高。患儿除了厌食之外，一般无其他明显不适感。预后良好。但当厌食长期不愈者，可能导致患儿抵抗力低下，营养不良，或者影响生长发育。

本病属于中医"厌食证"范畴。治疗上应以脏腑辨证为基础，主要辨别脾胃运化失常和脾胃气阴不足。本病治疗以运脾开胃为基本大法，灵活配合理气宽中，开胃消食，醒脾化湿药。可辨证选择"小儿厌食类"中药非处方药治疗，也可辨证选药（表4-25）。

表4-25　小儿厌食的辨证论治

证型	症　状	治　法	方　药	主要成分
脾胃不和	厌食或拒食，面色少华，精神尚可，大便偏干，舌淡，苔薄白，脉弱	健脾和胃，消食导滞	①小儿消食片：本药具有消食化滞，健脾和胃的功效，用于脾胃不和，消化不良，食欲不振，便秘，食滞，疳积	山楂、六神曲(炒)、麦芽(炒)、鸡内金(炒)、槟榔、陈皮
			②肥儿散：本药具有健脾、消食、化积的功效，用于脾胃不和引起的脾虚泄泻，消化不良，面黄肌瘦，疳积腹胀	白术(麸炒)、山药、茯苓、甘草(蜜炙)、鸡内金(醋炙)、南山楂
			③小儿增食颗粒：本药具有消食化滞，健脾和胃的功效，用于食欲不振，停食停乳，嗳气胀满，消化不良	山楂、麦芽、六神曲、茯苓、三棱、陈皮、肉豆蔻、香附、枳壳、槟榔、大黄、甘草
			④开胃消食口服液：本药具有消食导滞、运脾开胃的功效，用于小儿厌食症属脾胃不和者（注：本品为保健食品）	山药、陈皮、麦芽、山楂、葡萄糖酸锌、复合氨基酸
脾胃气虚	不思进食，食而不化，大便偏稀，夹杂不消化的食物，面色少华，形体偏瘦，乏力	健脾益气	①儿康宁糖浆：本药具有益气健脾，和中开胃的功效，用于儿童身体瘦弱，消化不良，食欲不佳	党参、黄芪、白术、茯苓、山药、薏苡仁、麦冬、制何首乌、大枣、焦山楂、炒麦芽、桑枝

续表

证型	症　状	治　法	方　　药	主要成分
脾胃气虚	倦怠,舌淡苔薄白,脉缓无力		②健胃消食片:本药具有健胃消食的功效,用于脾胃虚弱,消化不良	太子参、陈皮、山药、炒麦芽、山楂
			③小儿启脾丸:本药具有和胃、健脾、止泻的功效,用于脾胃虚弱,食欲不振,消化不良,腹胀便溏	人参、白术(炒)、茯苓、甘草、陈皮、山药、莲子(炒)、山楂(炒)、六神曲(炒)、麦芽(炒)、泽泻
脾胃阴虚	不思饮食,食少饮多,皮肤失润,大便偏干,小便短黄,甚或烦躁少寐,手足心热,舌红少津,苔少或花剥,脉细数	滋脾养胃	①小儿健胃糖浆:本药具有健胃消食,清热养阴的功效,用于脾胃阴虚,厌食或拒食,面色萎黄,体瘦,口干,食少饮多	沙参、稻芽、白芍、玉竹、麦芽(炒)、山楂、麦冬、陈皮、荷叶、牡丹皮、山药
			②儿宝颗粒:本药具有健脾益气,生津开胃的功效,用于小儿面黄体弱,纳呆厌食,精神不振,口干燥渴等	太子参、北沙参、茯苓、山药、山楂(炒)、麦芽(炒)、陈皮、白芍(炒)、白扁豆(炒)、麦冬、葛根(煨)
肝旺脾虚	厌食或拒食,急躁易怒,好动多啼,夜卧不安,咬齿磨牙,大便时干时稀,小溲赤,舌尖边红,苔少,脉弦细	抑肝扶脾	①健儿乐颗粒:本药具有清热平肝,清心除烦,健脾消食的功效,用于儿童烦躁不安,夜惊夜啼,夜寐不宁,消化不良	山楂、白芍、竹叶卷心、甜叶菊、钩藤、鸡内金
			②小儿肠胃康颗粒:本药具有清热平肝,调理脾胃的功效,用于小儿营养紊乱引起的食欲不振,面色无华,精神烦扰,夜哭夜啼,腹泻腹胀	鸡眼草、地胆草、谷精草、夜明砂、蚕砂、蝉蜕、谷芽、盐酸小檗碱、木香、党参、麦冬、玉竹、赤芍、甘草

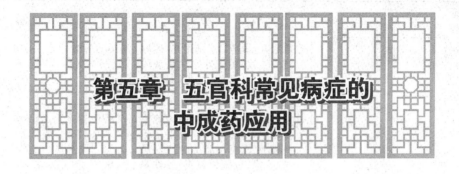

第五章 五官科常见病症的中成药应用

第一节 过敏性鼻炎的病证用药

本病是发生在鼻黏膜的变态反应性疾病，表现为充血或者水肿，又称为花粉病。多由于花粉、螨虫、粉尘、霉菌、动物毛发等诱发。患者经常会出现鼻塞，流清水涕，鼻痒，喉部不适，咳嗽等症状。可引起多种并发症。本病可分为常见发作型和季节发作型。多见于春季，多见于中青年，多有家族过敏遗传史，常见于过敏体质的人。此外，近年由于工业化进程的不断加快，城市大气污染加剧，过敏性鼻炎的发病率也大幅增加。本病与中医之"鼻鼽"相类似，多由风热犯肺、风寒袭肺、湿热蕴鼻、肺气亏虚、胆经郁热导致，以发作性鼻塞、流清涕、打喷嚏、鼻痒、咽痒为主要表现。

本病属于中医"鼻鼽"范畴。治疗上应先区别正虚邪实。正虚多为肺气亏虚，抗邪能力下降；邪实多为风、寒、热、湿邪侵犯肺、肝所致。治疗肺气亏虚型"鼻鼽"以补益肺气，宣通鼻窍为主，治疗邪实型"鼻鼽"，则分别治以祛风、散寒、清热、祛湿。可辨证选择"鼻病类"中药非处方药治疗，也可辨证选药（表 4-26）。

表 4-26 过敏性鼻炎的辨证论治

证型	症　状	治　法	方　　药	主要成分
风热犯肺	鼻塞较重，喷嚏，黄涕量多，或伴发热，恶风，头痛，口干口渴。苔薄黄，脉浮数	散风清热，通利鼻窍	①香菊片：本药具有辛散祛风，清热通窍的功效，用于治疗急、慢性鼻窦炎、鼻炎等	化香树果序、夏枯草、野菊花、生黄芪、辛夷、防风、白芷、甘草、川芎

证型	症　状	治　法	方　药	主要成分
风热犯肺			②鼻通丸:本药具有清风热,通鼻窍的功效,用于外感风热或风寒化热,鼻塞流涕,头痛流泪,慢性鼻炎	苍耳子(炒)、辛荑、白芷、鹅不食草、薄荷、黄芩、甘草
			③防芷鼻炎片:本药具有清热消炎,祛风通窍的功效,用于治疗慢性鼻炎引起的喷嚏、鼻塞、头痛、过敏性鼻炎、慢性鼻窦炎	苍耳子、野菊药、鹅不食草、白芷、防风、墨旱莲、白芍、胆南星、甘草、蒺藜
			④辛芳鼻炎胶囊:本药具有发表散风,清热解毒,宣肺通窍的功效,用于慢性鼻炎,鼻窦炎	辛夷、白芷、黄芩、柴胡、川芎、桔梗、薄荷、菊花、荆芥穗、枳壳(炒)、防风、细辛、蔓荆子(炒)、龙胆、水牛角浓缩粉
湿热蕴鼻	鼻塞,多涕,色黄稠,病情缠绵难愈,伴口渴不欲饮水,大便不畅。舌红苔白或黄腻,脉沉数或滑	清热利湿,宣通鼻窍	①千柏鼻炎片:本药具有清热解毒,活血祛风,宣肺通窍的功效,用于风热犯肺,内郁化火,凝滞气血所致的伤风鼻塞,时轻时重,鼻痒气热,流涕黄稠,或鼻塞无歇,嗅觉迟钝;急、慢性鼻炎,鼻窦炎见上述证候者	千里光、卷柏、羌活、决明子、麻黄、川芎、白芷
			②鼻炎康片:本药具有清热解毒,宣肺通窍,消肿止痛的功效,用于急慢性鼻炎,过敏性鼻炎	广藿香、苍耳子、鹅不食草、野菊花、黄芩、麻黄、当归、猪胆粉、薄荷油、马来酸氯苯那敏
			③鼻炎宁颗粒:本药具有清湿热,通鼻窍,疏肝气,健脾胃的功效,用于慢性鼻炎,慢性副鼻窦炎,过敏性鼻炎,也用于急性传染性肝炎,慢性肝炎,迁延性肝炎	蜜蜂巢脾
胆经郁热	鼻塞、流清涕或浊涕、前额头痛,伴口苦、咽干,目眩,心烦。舌红,边赤,脉弦数	清肝胆,利湿热	霍胆丸:本药具有芳香化浊,清热通窍的功效,用于湿浊内蕴、胆经郁火所致的鼻塞、流清涕或浊涕、前额头痛	广藿香叶、猪胆粉

续表

证型	症　状	治　法	方　药	主要成分
风寒袭肺	鼻塞重,喷嚏,清涕,量多,或伴恶寒发热,头痛。苔薄白,脉浮紧	发汗解表,宣肺通窍	益鼻喷雾剂:本药具有辛温散寒,通利鼻窍的功效,用于鼻塞不通,或因鼻塞所致的嗅觉障碍,头昏,头痛等症状的改善	辛夷、苍耳子、麻黄、白芷、威灵仙、冰片
肺气亏虚	鼻塞,流清涕或白黏涕,病情长久,鼻痒,喷嚏,或伴气短、乏力,懒言,舌淡,脉虚	补益肺气,宣通鼻窍	通窍鼻炎片:本药具有散风消炎,宣通鼻窍的功效,用于鼻渊,鼻塞,流涕,前额头痛;鼻炎,鼻窦炎及过敏性鼻炎和体虚自汗,反复感冒,益气,通窍	苍耳子(炒)、防风、黄芪、白芷、辛夷、白术(炒)、薄荷

第二节　慢性咽炎的病证用药

慢性咽炎是指为咽黏膜、黏膜下及淋巴组织的慢性炎症。以异物感,咽部痒痛,干燥灼热、干咳、恶心,咽部充血呈暗红色,咽后壁可见淋巴滤泡等为主要临床表现。多发生于成年人。慢性咽炎常伴有其他上呼吸道疾病。是一种常见的呼吸道感染疾病。常因急性咽炎反复发作、鼻炎、鼻窦炎的脓液刺激咽部,或鼻塞而张口呼吸,慢性扁桃体炎、空气污染、吸烟、嗜食辛辣刺激性食物等导致慢性咽炎的发生。慢性咽炎属中医的"喉痹"范畴。以咽喉红肿疼痛、吞咽困难、咽部异物感、痒感为临床主要特征。多由急性咽炎反复发作致阴液耗损,虚火上炎或冷热失宜,屡受风邪;或过食辛辣,胃腑积热所致。

慢性咽炎主要有阴虚火旺、肝郁痰阻、气滞血瘀三种证型。阴虚火旺型慢性咽炎多见咽干灼痛,微痒,异物感,恶心,口干便干。或哽咽不利、干咳少痰,伴手足心热,舌红少津苔少或光剥,脉细数,治以滋养阴液,降火利咽;肝郁痰阻型慢性咽炎多见咽干隐痛,咽中似有异物,伴颈部作胀,胸胁胀痛,痰多黏稠,恶心,遇怒加重。舌淡苔薄腻,脉弦滑,治以疏肝理气,化痰利咽;气滞血瘀型慢性咽炎多见咽部刺痛,干燥灼热,喉间梗塞,但吞咽如常,可伴头痛胸痛,舌质紫暗或有瘀点,脉沉涩,治以活血化瘀、散结利咽。临床上以阴虚火旺型多见。本病可辨证选择咽喉病类中药非处方药治疗，也可辨证选药（表 4-27）。

表 4-27 慢性咽炎的辨证论治

证型	症 状	治 法	方 药	主 要 成 分
阴虚火旺	咽干灼痛，微痒，异物感，恶心，口干便干。或哽咽不利，干咳少痰，伴手足心热，舌红少津苔少或光剥，脉细数	养阴生津利咽	①咽炎片：本药具有养阴润肺，清热解毒，清利咽喉，镇咳止痒的功效。用于慢性咽炎引起的咽干，咽痒，刺激性咳嗽	玄参、板蓝根、天冬、麦冬、牡丹皮、百部（制）、青果、款冬花（制）、木蝴蝶、地黄、蝉蜕、薄荷油
			②金嗓清音丸：本药具有滋养阴液，降火利咽的功效。适用于慢性咽炎、慢性喉炎	玄参、地黄、麦冬、黄芩、丹皮、赤芍、川贝母、泽泻、薏苡仁（炒）、石斛、僵蚕（麸炒）、薄荷、胖大海、蝉蜕、木蝴蝶、甘草
			③清喉利咽颗粒：本药具有清热利咽，宽胸润喉的功效。用于外感风热所致咽喉发干，声音嘶哑；急慢性咽炎，扁桃体炎见上述证候者，常用有保护声带作用	黄芩、西青果、桔梗、竹茹、胖大海、橘红、枳壳、桑叶、香附（醋制）、紫苏子、紫苏梗、沉香
			④百合固金丸：本药具有养阴润肺，化痰止咳的功效。用于肺肾阴虚，燥咳少痰，咽干喉痛	百合、地黄、熟地黄、麦冬、玄参、川贝母、当归、白芍、桔梗、甘草
			⑤藏青果喉片：本药具有能清热，利咽，生津的功效。用于慢性咽炎，慢性喉炎，慢性扁桃体炎	西青果
			⑥景天虫草含片：本药具有补肺益肾，养阴润喉的功效。用于气阴不足所致的咽干，灼热，咽痛，声音嘶哑；慢性咽炎见上述证候者	红景天、青果、麦冬、冬虫夏草、黄芪、人参
肝郁痰阻	咽干隐痛，咽中似有异物，伴颈部作胀，胸胁胀痛，痰多黏稠，恶心，遇怒加重。舌淡苔薄腻，脉弦滑	疏肝理气化痰	鼻咽灵片：本药具有清热解毒，软坚散结，益气养阴的功效。用于胸膈风热，痰火郁结，热毒上攻，耗气伤津之证。其症状常见口干，咽痛，咽喉干燥灼热，声嘶头痛，鼻塞，流脓涕或涕中带血。也用于治疗急慢性咽炎、口腔炎，鼻咽炎及鼻咽癌放疗、化疗辅助治疗。（处方药）	山豆根，茯苓，天花粉，蛇泡簕，麦冬，半枝莲，玄参，石上柏，党参，白花蛇舌草

续表

证型	症　状	治　法	方　药	主要成分
气滞血瘀	咽部刺痛,干燥灼热,喉间梗塞,但吞咽如常,可伴头痛胸痛,舌质紫暗或有瘀点,脉沉涩	活血化瘀利咽	①龙血竭片:本药具有活血通血、消肿止痛、祛瘀生肌、收敛止血。用于治疗各种出血病,如鼻衄、肌衄、舌衄、久泻、便下脓血(肠炎)、慢性咽炎、脓疮久不收口、水火烫伤及各种理化灼伤、妇女崩中漏下、大小便出血等(处方药)	龙血竭

第三节　口腔溃疡的病证用药

口腔溃疡,是发生在口腔黏膜上的表浅性溃疡,大小可从米粒至黄豆大小、成圆形或卵圆形,溃疡面为凹、周围充血,灼热疼痛。好发于唇、颊、舌缘等。溃疡具有周期性、复发性及自限性等特点,严重者可并发口臭、慢性咽炎、便秘、乏力、烦躁、发热、头痛、淋巴结肿大等全身症状。口腔溃疡的病因及机制仍不明确。可能与精神紧张、食物、药物、激素水平改变及维生素或微量元素缺乏有关。本病中医称作"口疮",多由心脾积热,阴虚火旺导致。与饮食过于辛辣油腻,情绪急躁易怒,精神紧张,失眠,脾胃不和等有关。

本病属于中医"口疮"范畴。通常有心脾积热和阴虚火旺两种类型。治疗上首先分清虚实。心脾积热为实证,阴虚火旺为虚实夹杂证。轻证多用外用药治疗,重症多配合口服药治疗。可辨证选择"口疮类"中药非处方药治疗,也可辨证选药(表 4-28)。

表 4-28　口腔溃疡的辨证论治

证型	症　状	治　法	方　药	主要成分
心脾积热	口舌生疮,疼痛明显,口臭便秘,小便短赤,舌红苔黄,脉数	清热敛疮	①口腔溃疡散:本药具有清热敛疮的功效,用于口腔溃疡	青黛、白矾、冰片
			②双料喉风散:本药具有清热解毒,消肿利咽的功效,用于热毒所引起的咽喉红肿、口腔糜烂、牙龈肿痛、中耳化脓、皮肤溃破、宫颈糜烂等症	牛黄、珍珠、冰片、川黄连、豆根、青黛、甘草

续表

证型	症状	治法	方　药	主要成分
心脾积热			③八味锡类散：本药具有清热解毒，消肿止痛的功效，用于内有蕴热，外感时邪引起的瘟疫白喉，咽喉肿痛，喉闭乳蛾，兼治结肠溃疡	西瓜霜、寒水石、人工牛、珍珠（豆腐炙）、青黛、硼、硇砂（炙）、冰片
			④桂林西瓜霜含片：本药具有清热解毒，消肿止痛的功效，用于咽喉肿痛，口舌生疮，牙龈肿痛或出血，乳蛾口疮，小儿鹅口疮；急、慢性咽喉炎，扁桃体炎，口腔炎，口腔溃疡见上述证候者	西瓜霜、硼砂（煅）、黄柏、黄连、山豆根、射干、浙贝母、青黛、冰片、无患子果（炭）、大黄、黄芩、甘草、薄荷脑
			⑤蜂胶口腔贴膜：本药具有清热止痛的功效，用于复发性口疮	蜂胶膏、薄荷脑
阴虚火旺	口舌生疮，疼痛较心脾积热为轻。口干，五心烦热，舌红少苔，脉细数	滋阴降火	①余麦口咽合剂：彝医：中医：滋阴降火。用于阴虚火旺、虚火上炎所致的口疮灼热、疼痛，局部红肿、心烦、口干，小便黄赤，以及复发性口腔溃疡见以上症状者	余甘子、地黄、赤芍、甘草、橄榄、麦冬
			②口炎清颗粒：本药具有滋阴清热，解毒消肿的功效，用于阴虚火旺所致的口腔炎症	天冬、麦冬、玄参、金银花、甘草

第四节　结膜炎、沙眼、麦粒肿的病证用药

结膜炎是结膜组织在外界和机体自身因素的作用下而发生的炎性反应的统称。以结膜充血和分泌物增多为主要表现。可分为由病原微生物导致的感染性和由变态反应或外界理化因素引起的非感染性两类。结膜炎在中医学中属"天行赤热"、"暴发火眼"、"目赤"、"金疮"的范畴。多具有传染性。多由火热毒邪引起。

沙眼是由病原性衣原体侵入结膜和角膜引起的慢性传染结膜炎，以双眼痒痛，羞明流泪，或眵多胶黏，睑内红赤颗粒等为主要表现。潜伏期5～14天，双眼患病，多发生于少年儿童。主要由接触沙眼病人的分泌物所导致。中医将沙眼称为"椒疮"、"粟疮"等。多因脾胃积热、风邪外束致气血瘀滞，

邪毒瘀积而发。

麦粒肿俗称"针眼"，现称作睑腺炎，是睑缘皮脂腺或睑板腺出现的急性化脓性炎症。多由葡萄球菌感染所导致。中医学上又称为"土疳"、"土疡"。多因过食辛辣燥热致脾胃湿热内蕴又感受风热邪毒致其上攻所发。

急性结膜炎是多因肺经郁热，加之感染疫毒所致。慢性多由急性转化而来。或因湿邪闭阻所致。治以疏风清热，泻火解毒。

沙眼可分为风热客睑、热毒壅盛、血热瘀滞三型，风热客睑型可见睑内红赤，颗粒不多，伴风热表证，舌红苔黄，治以疏风清热；热毒壅盛型可见眼睛红肿痒痛明显，且颗粒较多，伴口干咽痛，便秘溲赤，舌红苔黄等症，治以清热祛湿；血热瘀滞型可见涩痛明显，睑内红赤，颗粒成片，治以凉血散瘀。

麦粒肿可分为三种证型。一是风热客睑型，痒感明显，微红肿胀，治以疏风清热，消肿散结；二是脾胃积热型，红肿热痛明显，伴口渴、便秘溲赤，治以清热解毒、消肿止痛；三是脾虚夹湿型，伴面色五华、神疲乏力等脾气虚弱之症，治以健脾益气，扶正祛邪（表4-29）。

表4-29　结膜炎、沙眼、麦粒肿的辨证论治

通用名	主要成分	功　效	适　应　证	用法用量
清心明目上清丸	黄连、黄芩、栀子(姜炙)、熟大黄、连翘、石膏、菊花、天花粉、薄荷、荆芥、蒺藜(去刺盐炙)、桔梗、赤芍、当归、麦冬、玄参、车前子(盐炙)、蝉蜕、陈皮、枳壳(麸炒)、甘草	清热散风，明目止痛	用于上焦火盛引起的;暴发火眼,红肿痛痒,热泪昏花,去翳遮睛,头痛目眩,烦躁口渴,大便燥结	水丸。口服,1次6克,1日2次
黄连上清丸	黄连、栀子(姜制)、连翘、蔓荆子(炒)、防风、荆芥穗、白芷、黄芩、菊花、薄荷、酒大黄、黄柏(酒炒)、桔梗、川芎、石膏、旋覆花、甘草	清热通便，散风止痛	用于上焦风热,头晕脑胀,牙龈肿痛,口舌生疮,咽喉红肿,耳痛耳鸣,暴发火眼,大便干燥,小便黄赤	口服,一次1~2丸,一日2次
黄连羊肝丸	黄连、胡黄连、黄芩、黄柏、龙胆、柴胡、青皮(醋炒)、木贼、密蒙花、茺蔚子、决明子(炒)、石决明(煅)、夜明砂、鲜羊肝	泻火明目	用于肝火旺盛,目赤肿痛,视物昏暗,羞明流泪,胬肉攀睛	口服,一次1丸,一日1~2次

通用名	主要成分	功　效	适 应 证	用法用量
牛黄解毒丸(处方药)	牛黄、雄黄、石膏、大黄、黄芩、桔梗、冰片、甘草	清热解毒	用于火热内盛,咽喉肿痛,牙龈肿痛,口舌生疮,目赤肿痛	口服,一次1丸,一日2~3次
明目蒺藜丸	黄连、川芎、白芷、蒺藜(盐水炙)、地黄、荆芥、旋覆花、菊花、薄荷、蔓荆子(微炒)、黄柏、连翘、密蒙花、防风、赤芍、栀子(姜水炙)、当归、甘草、决明子(炒)、黄芩、蝉蜕、石决明、木贼	清热散风,明目退翳	用于上焦火盛引起的暴发火眼,云蒙障翳、羞明多眵、眼边赤烂,红肿痛痒,迎风流泪	口服,一次9克(约180粒),一日2次
熊胆粉(处方药)	熊胆粉	清 热,平肝,明目	用于目赤肿痛,咽喉肿痛	外用适量,研末或水调涂敷患处
熊胆黄芩滴眼液(处方药)	熊胆粉、黄芩苷	清热解毒	用于急、慢性结膜炎	滴入眼睑内。一次1滴,一日6~8次
珍珠明目滴眼液	珍珠液、冰片	清热泻火,养肝明目	用于视力疲劳症和慢性结膜炎	滴入眼睑内,一次1~2滴,一日3~5次
拨云锭	炉甘石(煅)、冰片、龙胆浸膏、没药(制)、麝香、硼砂(煅)、芒硝、玄明粉、乳香(制)、明矾(煅)	明目退翳,解毒散结,消肿止痛	用于暴发火眼,目赤肿痛,痧眼刺痛,目痒流泪,翼状胬肉,牙龈肿痛,喉舌红肿	外用,临用时,取本品2锭,加入滴眼用溶剂中,振摇使之溶解,摇匀后即可滴入眼睑内,一日2~4次。牙龈肿痛,喉舌炎症可含服,一次1锭,一日3次
鱼腥草滴眼液	鲜鱼腥草	清 热,解毒,利湿	用于风热疫毒上所致的暴风客热、天行赤眼、天行赤眼暴翳,症见两眼刺痛、目痒、流泪(急性卡他性结膜炎,流行性角结膜炎)	滴入眼睑内。一次一滴,一日6次。治疗急性卡他性结膜炎,7天为一疗程;治疗流行性角结膜炎,10天为一疗程